Anogenitale Hautkrankheiten

Walter Krause
Isaak Effendy
(Hrsg.)

Anogenitale Hautkrankheiten

Erkennen, Befunden, Behandeln

Mit 163 Abbildungen

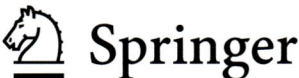

Herausgeber
Prof. Dr. med. Walter Krause
Standort Marburg
Universitätsklinikum Gießen u. Marburg
(UKGM)

Prof. Dr. med. Isaak Effendy
Klinikum Bielefeld Rosenhöhe
Bielefeld
Deutschland

ISBN 978-3-662-45330-8 ISBN 978-3-662-45331-5 (eBook)
DOI 10.1007/978-3-662-45331-5

Die Deutsche Nationalbibliothek verzeichnet diese Publikation in der Deutschen Nationalbibliografie; detaillierte bibliografische Daten sind im Internet über ▶ http://dnb.d-nb.de abrufbar.

© Springer-Verlag Berlin Heidelberg 2016

Das Werk einschließlich aller seiner Teile ist urheberrechtlich geschützt. Jede Verwertung, die nicht ausdrücklich vom Urheberrechtsgesetz zugelassen ist, bedarf der vorherigen Zustimmung des Verlags. Das gilt insbesondere für Vervielfältigungen, Bearbeitungen, Übersetzungen, Mikroverfilmungen und die Einspeicherung und Verarbeitung in elektronischen Systemen.
Die Wiedergabe von Gebrauchsnamen, Handelsnamen, Warenbezeichnungen usw. in diesem Werk berechtigt auch ohne besondere Kennzeichnung nicht zu der Annahme, dass solche Namen im Sinne der Warenzeichen- und Markenschutz-Gesetzgebung als frei zu betrachten wären und daher von jedermann benutzt werden dürften.
Der Verlag, die Autoren und die Herausgeber gehen davon aus, dass die Angaben und Informationen in diesem Werk zum Zeitpunkt der Veröffentlichung vollständig und korrekt sind. Weder der Verlag noch die Autoren oder die Herausgeber übernehmen, ausdrücklich oder implizit, Gewähr für den Inhalt des Werkes, etwaige Fehler oder Äußerungen.

Umschlaggestaltung: deblik Berlin
Fotonachweis Umschlag: ©vesilvio, Thinkstock
Satz: Crest Premedia Solutions (P) Ltd., Pune, India

Gedruckt auf säurefreiem und chlorfrei gebleichtem Papier

Springer-Verlag ist Teil der Fachverlagsgruppe Springer Science+Business Media
www.springer.com

Vorwort

Krankheiten der Haut (Dermatosen) betreffen die Anogenitalregion ebenso wie andere Bezirke der Haut. Sie nehmen dort infolge der spezifischen Eigenarten dieser Region – dünne Epidermis, lockeres, dünnes Korium und die Nähe zu den Übergangsschleimhäuten der Orifizien – einen besonderen Charakter an, der ihre Phänomene gegenüber denen an anderen Körperregionen verändern kann. Darüber hinaus gibt es auch zahlreiche Dermatosen, die nur in dieser Region vorkommen. Hinzu kommen die Erscheinungsformen von sexuell übertragenen Infektionen, die vorwiegend, wenn auch nicht ausschließlich, in der Anogenitalregion sichtbar werden.

Im Gegensatz zu Patienten mit Dermatosen an anderen Hautregionen suchen Patienten mit Krankheiten der Anogenitalregion häufiger nicht den Dermatologen auf, sondern stellen ihre Symptome eher einem Gynäkologen, Proktologen oder Urologen vor. Diese Kollegen sind die ersten, die Dermatosen der Anogenitalregion zu sehen bekommen; in der Regel werden sie im Rahmen einer Untersuchung wegen anderer Beschwerden zufällig entdeckt. Natürlich kennt der Facharzt die meisten dieser Hautveränderungen, denen er in seiner Praxis immer wieder begegnet oder die unmittelbare Folge eines von ihm vorgenommenen Eingriffes sind. Ohne Kenntnisse der allgemeinen Dermatologie sind ihm jedoch mögliche Differenzialdiagnosen nicht unbedingt geläufig.

Daher möchte dieses Buch den Fachärzten, die mit Krankheiten der Anogenitalregion umgehen, einige Krankheitsbilder demonstrieren und auf die nosologische Bedeutung und die Parallelen zu anderen Dermatosen hinweisen. Durch die Erweiterung ihrer Kenntnisse auf diesem Gebiet werden sie mehr Sicherheit im Umgang mit den Patienten bekommen. Wir wünschen unserem Buch, dass es in einigen Fällen praktisch wichtige Kenntnisse vermitteln kann.

Walter Krause und Isaak Effendy
Marburg und Bielefeld im Juni 2015

Die Herausgeber

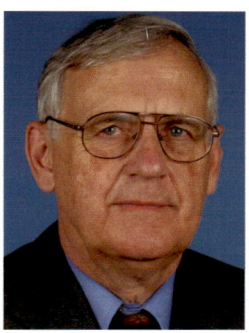

Prof. Dr. med. Walter Krause
Prof. Dr. med. Walter Krause war bis zu seiner Emeritierung langjähriger Leiter der Klinik für Andrologie und Venerologie am Universitätsklinikum Marburg.

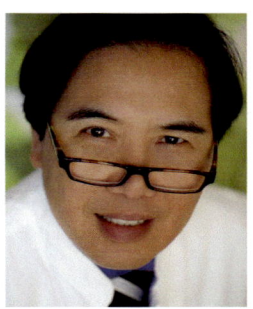

Prof. Dr. med. Isaak Effendy
Prof. Dr. med. Isaak Effendy war langjähriger Leitender Oberarzt der Universitäts-Hautklinik Marburg. Seit 2001 ist er als Chefarzt der Hautklinik der Stadt Bielefeld tätig. Zu seinen klinischen und wissenschaftlichen Schwerpunkten gehören u. a. Infektionen der Haut, irritative Kontaktdermatitis, Nagelerkrankungen sowie operative Dermatologie.

Abkürzungen

AIDS	»acquired immune deficiency syndrome«	TPHA-Test	*Treponema-pallidum*-Hämagglutinationstest
AIN	anale intraepitheliale Neoplasie	TPPA-Test	*Treponema-pallidum*-Partikelagglutinationstest
BMI	Body Mass Index	VIN	vulväre intraepitheliale Neoplasie
BP	bullöses Pemphigoid		
CDC	Centers of Disease Control	VZV	Varicella-Zoster-Virus
CEA	carcinoembryonales Antigen		
CIN	zervikale intraepitheliale Neoplasie		
DNA	»desoxyribonucleic acid«		
ECM	Erythema chronicum migrans		
EEM	Erythema exsudativum multiforme		
ELISA	»enzyme-linked immunosorbent assay«		
FITC	Fluoreszeinisothiocyanat		
GCDFP	»gross cystic disease fluid protein«		
HAART	»highly active anti-retroviral therapy" (hochdosierte antiretrovirale Therapie)		
HE-Färbung	Hämatoxilin-Eosin-Färbung		
HHV	Herpesvirus hominis		
HIV	humanes Immundefizienzvirus		
HLA	humanes Leukozytenantigen		
HPV	humanes Papilomavirus		
LAS	Lymphadenopathiesyndrom		
LGV	Lymphogranuloma venereum		
MSM	»men having sex with men«		
NAAT	»nucleic acid amplification test«		
Nd-YAG-Laser	Neodym-dotierter Yttrium-Aluminium-Granat-Laser		
PAS-Reaktion	»periodic acid Schiff reaction«		
PCOS	polyzystisches Ovarialsyndrom		
PCR	»polymerase chain reaction«		
PIN	penile intraepitheliale Neoplasie		
PUVA	Psoralen plus UV-A-Bestrahlung		
SCC	»squamous cell carcinoma«		
STI	sexuell übertragbare Infektionen		

Inhaltsverzeichnis

1	**Besonderheiten der Anogenitalregion**	1
	Walter Krause	
1.1	Haut und Hautoberfläche	2
1.2	Mikrobiologie und Übertragbarkeit	7
1.3	Allgemeine Symptomatik	8
1.4	Grundlagen der Therapie	9
	Literatur	11

2	**Sexuell übertragbare Krankheiten**	13
	Walter Krause, Isaak Effendy	
2.1	Donovanosis (Granuloma inguinale)	14
2.2	Gonorrhoische Hautkrankheiten	14
2.3	Herpes genitalis	16
2.4	HIV-Infektion	18
2.5	Lymphogranuloma venereum	22
2.6	Molluscum contagiosum	26
2.7	Mykosen	29
2.8	Papillomaviruskrankheiten	34
2.9	Hautkrankheiten durch Parasiten	42
2.9.1	Phthiriasis pubis	42
2.9.2	Skabies	43
2.10	Syphilis	45
2.11	Ulcus molle	50
	Literatur	52

3	**Spezifische anogenitale Hautkrankheiten**	55
	Walter Krause	
3.1	Analkarzinom	56
3.2	Angiokeratoma scroti	57
3.3	Balanitis	59
3.4	Balanitis plasmacellularis Zoon	63
3.5	Chronisches Genitalödem	66
3.6	Fournier-Gangrän	67
3.7	Granuloma gluteale infantum	69
3.8	Heterotope Talgdrüsen	71
3.9	Hydrozystom	72
3.10	Lympangitis des Sulcus coronarius (Kranzfurchenlymphangitis)	72
3.11	Morbus Paget	74
3.12	Papillosis glandis	76
3.13	Peniskarzinom	77
3.14	Phimose und Paraphimose	80
3.15	Pruritus ani	84
3.16	Pruritus genitalis	86
3.17	Steatocystadenomatosis scroti (Calcinosis scroti)	91
3.18	Vulvakarzinom	92
	Literatur	95

4	**Anogenitale Symptomatik allgemeiner Hautkrankheiten**	99
	Isaak Effendy	
4.1	**Acanthosis nigricans**	101
4.2	**Acne inversa (Hidradenitis suppurativa)**	102
4.3	**Artefakte am Genitale**	106
4.4	**Atopisches Ekzem (Neurodermitis)**	109
4.5	**Basalzellkarzinom (Basaliom)**	110
4.6	**Blasenbildende Autoimmundermatosen**	115
4.6.1	Bullöses Pemphigoid	115
4.6.2	Dermatitis herpetiformis Duhring	117
4.6.3	Pemphigus	120
4.7	**Erythema exsudativum multiforme (Kokardenerythem)**	123
4.8	**Erythema chronicum migrans**	126
4.9	**Erythrasma**	127
4.10	**Filariosis**	129
4.11	**Gestationsdermatosen**	131
4.12	**Kavernöses Hämangiom (Blutschwamm, Säuglingshämangiom)**	136
4.13	**Kontaktekzem (Kontaktdermatitis)**	140
4.14	**Lentigines (Pigmentflecken)**	142
4.15	**Lichen ruber planus (Knötchenflechte)**	145
4.16	**Lichen sclerosus**	146
4.17	**Lupus vulgaris (Tuberculosis cutis luposa)**	152
4.18	**Malignes Melanom**	154
4.19	**Morbus Behçet (maligne Aphtose)**	157
4.20	**Klippel-Trenaunay-Weber-Syndrom (Angioosteohypertrophiesyndrom)**	159
4.21	**Morphaea**	159
4.22	**Mycosis fungoides**	162
4.23	**Naevus flammeus (Feuermal, Portweinfleck)**	164
4.24	**Naevus naevocellularis (melanozytärer Nävus, Pigmentnävus)**	165
4.25	**Pemphigus chronicus benignus familiaris (Morbus Hailey-Hailey)**	167
4.26	**Pityriasis rosea (Röschenflechte)**	170
4.27	**Psoriasis vulgaris (Schuppenflechte)**	172
4.28	**Seborrhoisches Ekzem (seborrhoische Dermatitis)**	174
4.29	**Seborrhoische Keratose (Verruca seborrhoica)**	177
4.30	**Urticaria pigmentosa (kutane Mastozytose)**	180
4.31	**Urtikaria**	182
4.32	**Vasculitis allergica (Immunkomplexvaskulitis)**	184
4.33	**Vitiligo (Weißfleckenkrankheit)**	186
4.34	**Xanthoma eruptivum**	188
4.35	**Zoster (Herpes zoster)**	190
	Literatur	194

Serviceteil

Stichwortverzeichnis 198

Autorenverzeichnis

Prof. em. Dr. med. Walter Krause
Klinik für Dermatologie und Allergologie
Universitätsklinikum Gießen und Marburg
Baldinger Straße
35033 Marburg

Prof. Dr. med. Isaak Effendy
Hautklinik
Klinikum der Stadt Bielefeld
An der Rosenhöhe 27
33647 Bielefeld

Besonderheiten der Anogenitalregion

Walter Krause

1.1 Haut und Hautoberfläche – 2

1.2 Mikrobiologie und Übertragbarkeit – 7

1.3 Allgemeine Symptomatik – 8

1.4 Grundlagen der Therapie – 9

Literatur – 11

1.1 Haut und Hautoberfläche

Die Haut am Genitale ist dünner als die Haut anderer Körperregionen und weniger mechanisch belastbar. Mikrodehiszenzen sind häufig und erlauben Infektionserregern die Invasion. Die Epidermis ist überall ein dünnes, keratinisierendes Epithel, es gibt an der Oberfläche keine Schleimhaut; diese findet sich nur in der angrenzenden Urethral- bzw. Rektalöffnung. Die Keratinozyten zeigen im Bereich des Stratum granulosum perinukleäre Vakuolisierungen. Die darunterliegende Dermis ist überall aus einem lockeren Bindegewebe aufgebaut und damit gut verschieblich. Die Reteleisten sind schmaler als an der übrigen Haut, im Bereich des Sulcus coronarius können sie mit plumpen Bindegewebepapillen korrelieren (Abb. 1.1). Bei beiden Geschlechtern ist die Anogenitalregion im Ganzen reich an Melanozyten und somit stark pigmentiert.

Die Hautanhangsgebilde sind ungleich verteilt. In der Haut des **Skrotums** und des Penis finden sich einige dicke Terminalhaare, deren Wurzeln nahezu parallel zur Hautoberfläche verlaufen. Daneben liegen ekkrine und apokrine Drüsen sowie große Talgdrüsen. Die Glans penis und die Vorhaut besitzen keine Haare, wohl aber meist Talgdrüsen (heterotope Talgdrüsen).

Das lockere Korium des **Penis** enthält viele elastische Fasern. Feine Bündel glatter Muskelfasern bilden eine Schicht am Penis, die sich in die kräftigere Tunica dartos des Skrotums fortsetzt. Die Haut der Glans ist durch kollagene Faserbündel unverschieblich mit der Wand der Schwellkörper verbunden. Das Korium des Skrotums ist von zahlreichen Muskelfasern durchsetzt und bildet eine sonst nicht am Integument vorkommende Schicht, die Tunica dartos (Abb. 1.2).

Die **Vorhaut**, eine Doppelung der Haut, bedeckt die Glans komplett. Sie besteht aus zwei Lagen dünner Epidermis mit einem extrem elastischen Korium. Die Haut enthält keine Haare, jedoch einzelne Talgdrüsen, zum Teil auch ohne Ausführungsgang, die makroskopisch als ca. 1 mm große gelbliche Knötchen zu sehen sind (heterotope Talgrüsen) und gelegentlich mit Kondylomen verwechselt werden. Im Frenulum verlaufen auffallend viele Nervenfasern sowie meist eine kleine Arterie.

Die sichtbaren weiblichen externen Genitalorgane werden mit dem alten anatomische Namen »Vulva« bezeichnet (Abb. 1.3). Die **Vulva** setzt sich zusammen aus den Labia minora und majora, dem Mons pubis, der Klitoris, dem Vestibulum vaginae und den Vestibulumdrüsen. Lateral werden die Labia majora von der Leistenbeuge abgesetzt. Der Mons pubis liegt vor der Symphyse, seine Haut ist durch ein charakteristisches Fettpolster unterfüttert. Zwischen den vorderen Enden der Labia majora liegt das Vestibulum. Alle Anteile der Vulva werden von dünner, keratinisierender Epidermis bedeckt, die oft fälschlich als Schleimhaut bezeichnet wird. Unter der Klitoris liegt das Orificium externum urethrae. Die Ausführungsgänge der

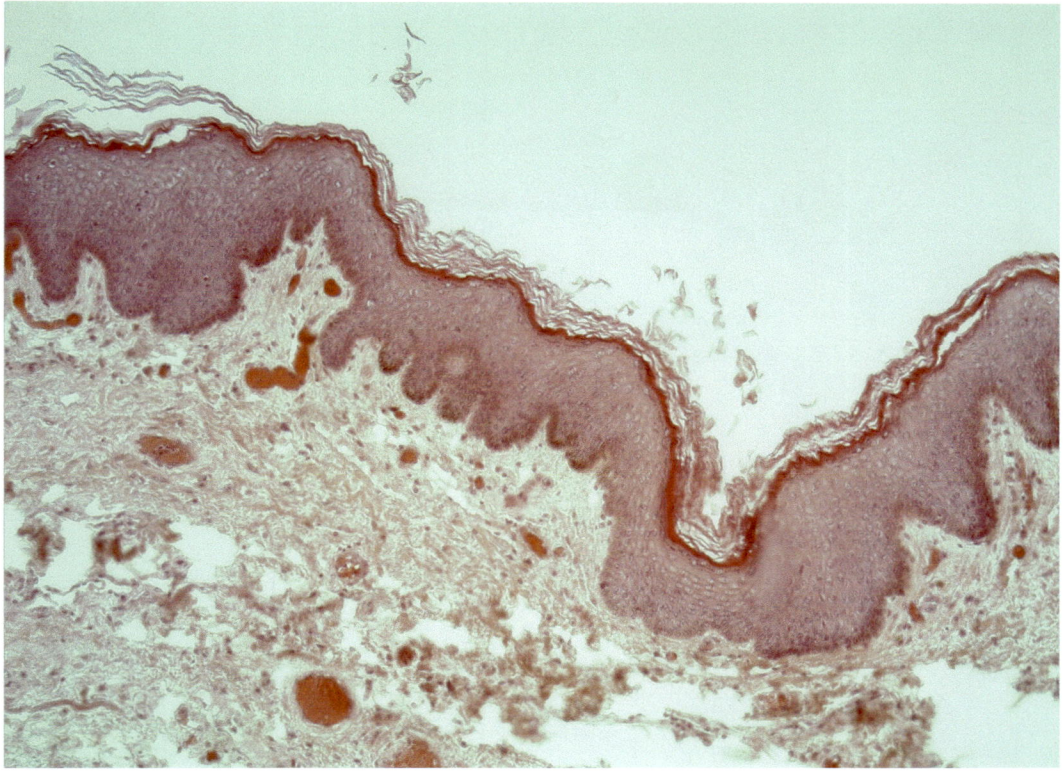

Abb. 1.1 Vorhaut, Histologie: Unter dem dünnen Epithel liegt ein lockeres, gefäßreiches Korium. Die Reteleisten sind schmaler als an der übrigen Haut. Vergr. 10×, Färbung: HE

großen Vestibulardrüsen, die Bartholini-Drüsen, münden zwischen den kleinen Labien und dem Scheideneingang.

Die **Labia majora** sind durch die Behaarung gegen die Leistenbeuge abgesetzt. Die großen Haare werden von dicken Talgdrüsen, aber auch von apokrinen Drüsen begleitet. Das Korium wird von glatten Muskelfasern ähnlich wie die Tunica dartos durchzogen. Deshalb sehen Hautkrankheiten an den großen Labien denen am Skrotum ähnlich (Abb. 1.4).

Die **Labia minora** enthalten nur Talgdrüsen, keine Haare. Sie kommen wie am Penis in größeren Bezirken vor und sind makroskopisch sichtbar (heterotope Talgdrüsen). Die Papillarkörper sind deutlich ausgeprägt und mit kammartigen Papillen versehen.

Im Vestibulum vaginae befinden sind die Harnröhrenöffnung, die auf einer kleinen Erhebung liegt, und die Öffnungen der Bartholini-Drüsen. Die Drüsen selbst liegen unter dem Rand des Vestibulums. Die Scheide ist ebenfalls von einem keratinisierenden Epithel bedeckt; seine Keratinozyten speichern große Mengen von Glykogen und verändern ihr Aussehen mit dem Verlauf des menstruellen Zyklus.

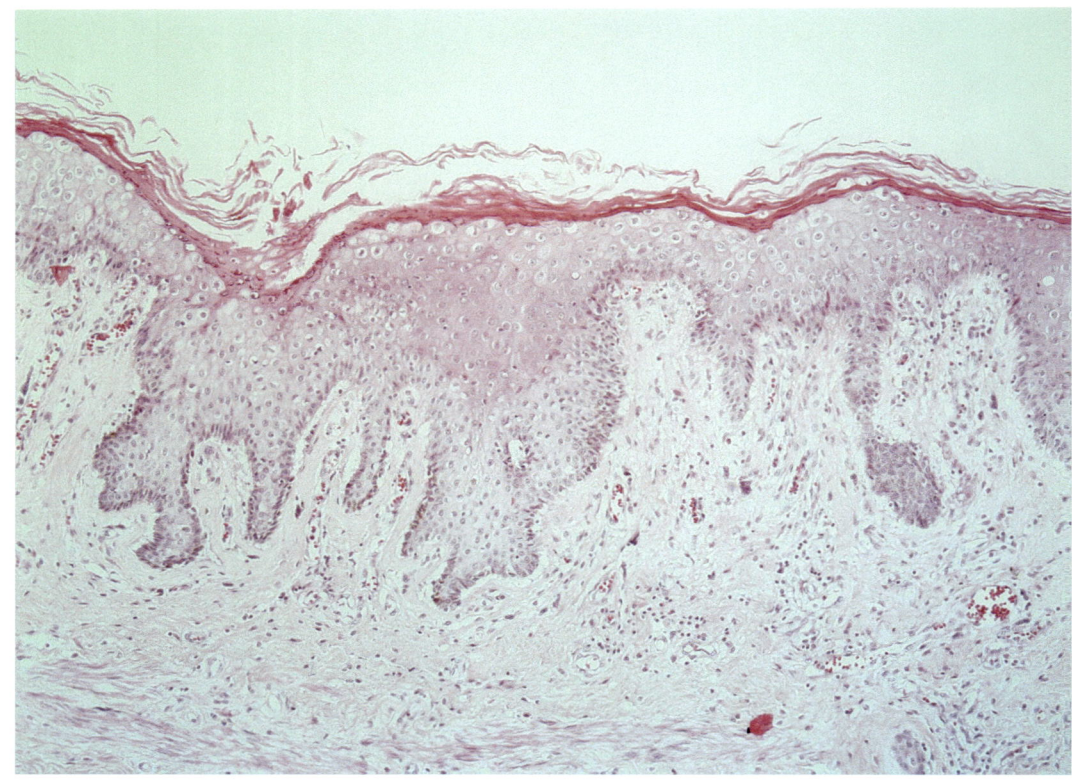

Abb. 1.2 Skrotum, Histologie: Das Korium des Skrotums ist von zahlreichen Muskelfasern durchsetzt und bildet eine sonst nicht am Integument vorkommende Schicht, die Tunica dartos. Vergr. 10×, Färbung: HE

Die **Blutversorgung** der männlichen Genitalregion erfolgt über die A. pudenda, die ein Ast der A. iliaca interna ist. Diese teilt sich in die A. perinealis, die u. a. das Skrotum versorgt, und die A. penis. Anastomosen gibt es zwischen diesen Arterien sowie der A. cremasterica (aus der A. epigastrica) und der A. testicularis. Alle Hautbezirke sind also mit Anastomosen reichlich versorgt.

Das weibliche Genitale wird ganz ähnlich mit Blut versorgt: Von der A. iliaca interna zweigt die A. pudenda ab. Sie ist deutlich kleiner als beim Mann. Sie teilt sich in eine A. perinealis, eine A. labialis posterior und eine A. clitoridis. Auch zwischen diesen Gefäßen gibt es reichlich Anastomosen.

Für den **Lymphabfluss** ist von Bedeutung, dass die Skrotalhaut ein reiches Netz von Lymphgefäßen enthält, die nach kranial ziehen und an der Peniswurzel sich mit den Lymphbahnen der Penishaut und des Präputiums vereinigen. Sie münden in die Nodi lymphatici inguinales superficiales oder die Nodi lymphatici subinguinales. Einige Gefäße können aber auch direkt in die Nodi lymphatici iliaci externi münden.

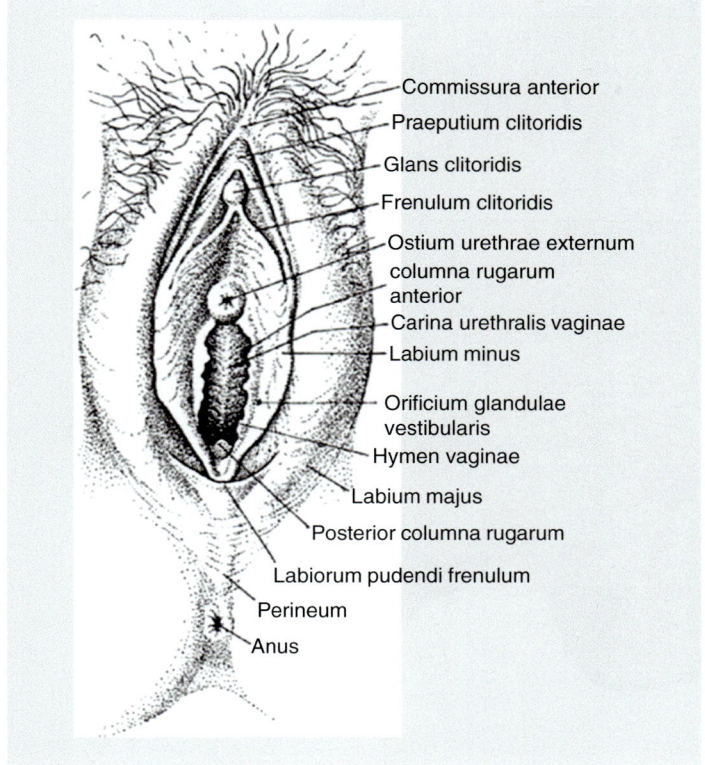

Abb. 1.3 Vulva: sichtbare weibliche externe Genitalorgane (Aus Schiebler u. Korf 2007)

Ähnlich ist das Lymphabflussgebiet des weiblichen Genitale aufgebaut: Die Gefäße der oberflächlichen Haut münden in die Nodi lymphatici epigastrici, die aus Vulva und Labia majora in die Nodi lymphatici inguinales profundi. Einzelne Lymphgefäße können auch direkt an die Nodi lymphatici iliaci angeschlossen sein.

Die dünne Haut sowie die reichliche Blutversorgung der Genitalhaut führen dazu, dass oberflächlich aufgebrachte Substanzen sehr rasch und in großer Menge permeieren und in den allgemeinen Kreislauf resorbiert werden. Die Menge, die aus aufgebrachten Stoffen aufgenommen wird, ist etwa 10- bis 20-mal größer als am Unterarm.

Die Haut der Genitalregion verändert sich im Laufe des Lebens und mit verschiedenen Lebensphasen, dabei spielen in erster Linie hormonelle Einflüsse eine Rolle. Der hier ausgeführte Text beschreibt die Haut des geschlechtsreifen Erwachsenen. Besonders gut untersucht sind die Veränderungen der weiblichen Genitalhaut (Tab. 1.1).

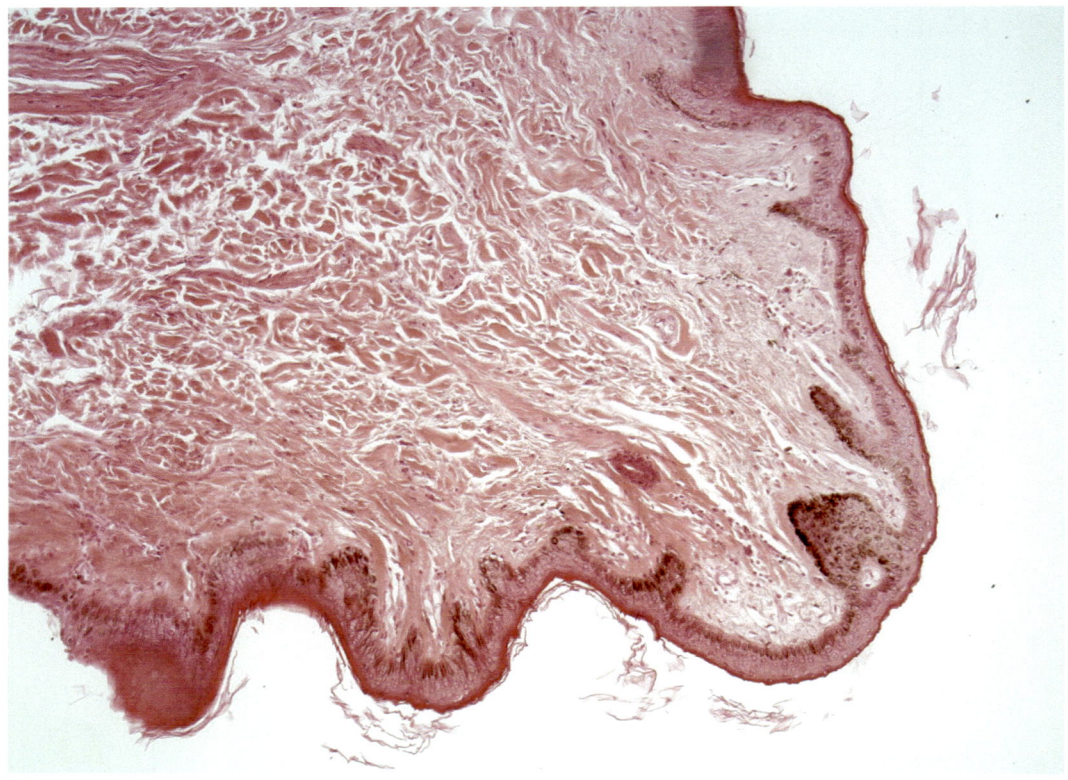

Abb. 1.4 Labium majus, Histologie: Auch die Epidermis der Vulva ist dünn und hat nur eine geringe Hornschicht. Auffallend ist die Pigmentierung der Baselschicht. Das Korium wird ähnlich wie die Tunica dartos von glatten Muskelfasern durchzogen. Vergr. 10×, Färbung: HE

Tab. 1.1 Charakteristische Veränderungen der Haut der Vulva in verschiedenen Lebensaltern. (Adaptiert nach Faragea u. Maibach 2011)

Lebensphase	Eigenschaften der Vulva
Neugeborenes	Plumpe große Labien, unreife Haarfollikel
Kindheit	Mons pubis und Labien verlieren Fett
Pubertät	Fetteinlagerung im Mons pubis, Schamhaare wachsen
Erwachsenenalter	Dicke Epidermis der Vulva, Parakeratose des Stratum corneum
Postmenopause	Verminderung der Schamhaare und des Mons pubis, erhöhte Verletzungsgefahr

Tab. 1.2 Mikrobiologie verschiedener Hautregionen. (Adaptiert nach Elsner 1990)

Mikroorganismen	Vulva [Keime/cm^2]	Unterarm [Keime/cm^2]
Staph. aureus	$4{,}1 \times 10^4$	$1{,}4 \times 10^1$
Staph. albus	$5{,}7 \times 10^4$	$1{,}8 \times 10^2$
Streptokokken	$3{,}7 \times 10^2$	$0{,}5 \times 10^1$
Laktobazillen	$4{,}6 \times 10^5$	$1{,}0 \times 10^1$
Malassezia	$8{,}2 \times 10^1$	$0{,}8 \times 10^1$

1.2 Mikrobiologie und Übertragbarkeit

Mikrobiologisch gehört die Haut der Anogenitalregion zu den sog. Feuchtgebieten, die sich von der übrigen Haut durch eine hohe Keimzahl und großen Artenreichtum der mikrobiologischen Besiedlung unterscheidet. Neben den häufigsten Hautkeimen, *Staphylococcus epidermidis* und den Mikrokokken, findet man hier gramnegative Bakterien (*Escherichia coli, Proteus, Klebsiella*) sowie *Staph. aureus* und hämolytische Streptokokken. Wie an der übrigen Haut sind auch Corynebakterien, *Malassezia*-Arten und andere Hefepilze nachweisbar.

Die Kenntnis des großen Spektrums von Mikroorganismen ist von Bedeutung, wenn man in der Diagnostik von entzündlichen Krankheiten der Anogenitalregion nicht typische Kommensalen oder topische Mikroorganismen für die Erreger der Krankheit halten will. Der bloße Nachweis eines Erregers genügt keineswegs, um diesem eine ätiologische Rolle in der Entzündung zuzuschreiben. Besonders typisch ist diese Fehlinterpretation, wenn der Nachweis von Hefepilzen zur Diagnose »Candidose« führt.

An der Glans penis kommt es infolge der Okklusion durch die Vorhaut zu einer besonderen Mikroökologie. Diese verändert sich durch die Zirkumzision, die insbesondere als Prophylaxe für Infektionen mit dem HI-Virus und dem humanen Papillomavirus (HPV) untersucht worden ist. Für beide Infektionen konnte in großen randomisierten Studien mit mehreren Tausend Teilnehmern eine Verminderung des Risikos durch Zirkumzision nachgewiesen werden (Tobian u. Gray 2011, Rehmeyer et al. 2011, Siegfried et al. 2009). Das HPV kann auf der Glans lange Zeit nachweisbar sein, ohne dass klinische Erscheinungen sichtbar sind.

Auch die Vulva zeigt eine besondere Mikroökologie. Einen Vergleich von Keimbefunden an der Vulva und einer anderen Hautregion zeigt Tab. 1.2.

Genitale Infektionskrankheiten sind infektiöser als andere Hautkrankheiten, da bei sexuellem Verkehr ein sehr viel intensiverer Hautkontakt erfolgt als bei anderen Gelegenheiten. Zudem werden viele Sekrete abgegeben (Ejakulat, Scheidenlubrikation), die den Erregern den Übergang von einem Menschen auf den anderen erleichtern.

Man fasst diese Gruppe als **sexuell übertragbare Infektionen (STI)** zusammen. Zahlreiche Erreger dieser Krankheiten sind sehr empfindlich gegenüber Veränderungen ihrer Umgebung und verlieren außerhalb des menschlichen Organismus ihre Infektionsfähigkeit rasch. Die Übertragung sexueller Infektionen ist häufiger bei Risikopersonen wie MSM (»men having sex with men«), Sexarbeiterinnen und -arbeitern sowie Jugendlichen mit wechselnden Sexualpartnern. Darüber hinaus ist die Übertragung einer zweiten Infektion häufig und zu bedenken. Es gehört deshalb zu den Prinzipien der Diagnostik bei genitalen Hautkrankheiten, den Patienten nach den Möglichkeiten sexueller Infektionen zu fragen.

Fragen zur Anamnese bei sexuell übertragbaren Krankheiten
- Besteht eine feste Partnerschaft?
- Wann war der letzte Geschlechtsverkehr?
- War dieser mit einem festen oder einem wenig bekannten Partner?
- Mit einer/einem Prostituieren?
- Wie lange danach traten die Beschwerden auf?
- Sind ähnliche Beschwerden bei früheren Kontakten aufgetreten?
- Bestanden hetero- oder homosexuelle Kontakte?

Zum anderen muss jeder Patient auf die Möglichkeit der Übertragung bei sexuellen Kontakten aufmerksam gemacht werden, d. h. es ist von ihm zu verlangen, entweder sexuelle Abstinenz bis zur Abheilung zu üben oder aber den Sexualpartner vor der bestehenden Krankheit zu warnen. Dazu ist er durch das Bundesseuchengesetz verpflichtet. Die gesetzliche Meldepflicht von Krankheitsfällen ist sehr begrenzt: Nur eine positive Syphilisdiagnostik und positive HIV-Diagnostik sind als Laborwerte meldepflichtig.

Schließlich ist auch darauf zu drängen, dass der Partner untersucht und ggf. behandelt wird. Eine »blinde« Partnerbehandlung – »Ihr Partner/Ihre Partnerin soll das gleiche Medikament nehmen« – ist jedoch aus ethischen Gründen abzulehnen, auch wenn sie für manche Pharmaka propagiert wird. Für die gleichzeitige Verwendung einer Salbe ist eine solche Empfehlung noch zu tolerieren, nicht aber für systemische Pharmaka wie etwa Tetracycline, da Nebenwirkungen für den Partner nicht vorausgesehen werden können.

1.3 Allgemeine Symptomatik

Subjektive Symptome von anogenitalen Hautkrankheiten können Juckreiz und Schmerzen sein. Ein Juckreiz ist meist besonders abends und in der Bettwärme zu spüren. Er kann auf kleine Regionen beschränkt sein oder diffus die ganze Genitalregion betreffen. Obwohl die Qualität (Brennen, Stechen) kein besonderes pathognomonisches Zeichen ist, kann sein Vorkommen oder Fehlen von Bedeutung sein.

Besonders starker Juckreiz, der zu gezieltem Kratzen verleitet, deutet auf eine Phthiriasis pubis, eine Kontaktdermatitis oder andere Ekzeme hin. Mäßiger Juckreiz, der eher ein »Scheuern« verlangt, findet sich z. B. bei Pilzinfektionen, bei bakteriellen Hautkrankheiten, bei vielen anderen Dermatosen. Ein Fehlen des Juckreizes und anderer Symptome bei deutlich sichtbaren Veränderungen der Haut ist typisch etwa für die Syphilis, aber auch für Tumoren oder andere Hautkrankheiten. Ein Juckreiz ohne sichtbare Hautveränderungen (Pruritus sine materia) sollte an hormonelle Dysregulation und psychosomatische Beschwerden denken lassen.

Schmerzen deuten auf intensive Entzündungen bei bakteriellen Infektionen (Abszessen) und bei Viruskrankheiten wie etwa dem Herpes genitalis hin. Dabei können auch Allgemeinerscheinungen wie Fieber und Abgeschlagenheit auftreten.

Die objektiven Befunde, die bei der Untersuchung erhoben werden, sind die gleichen wie an der übrigen Haut: Rötungen (Erythem), braune Pigmentierungen, Knoten und Schwellungen, oberflächliche Schuppung, die wegen der dünnen Hornschicht geringer als an anderen Hautbezirken ist, Erosionen und Ulzerationen mit nässenden Sekreten oder eingetrockneten Krusten. Besonders typisch für die Genitalregion ist der Austritt von Sekret aus der Harnröhre oder der Scheide (Fluor urethralis bzw. vaginalis) bei entzündlichen Erkrankungen dieser Organe.

1.4 Grundlagen der Therapie

Da die Haut und die hautnahe Schleimhaut in der Anogenitalregion leicht zugänglich sind (Elsner 2011), kommt hauptsächlich eine topische Behandlung zum Einsatz (Frey u. Tirri 2011). Es gilt jedoch zu beachten, dass aufgrund der dünnen Hautbeschaffenheit am Genitale alle dort applizierten Dermatika leicht die Haut penetrieren können. Daher ist eine topische Applikation von stark wirksamen Glukokortikoiden, z. B. an der Haut des Hodens, kaum indiziert (Fistarol u. ltin 2011, Johnson et al. 2012); sie kann zu schweren, irreversiblen atrophischen Veränderungen führen (Abb. 1.5). Je nach der Ätiopathogenese der genitalen Hauterkrankung kommen Antibiotika, Antimykotika, Virustatika sowie entzündungshemmende Dermatika topisch zur Anwendung.

Durch die anatomische Lage wird die Anogenitalregion von intertriginösen Arealen (Leisten) flankiert, ferner herrscht im anogenitalen Bereich eine – durch die Unter- und Oberbekleidung – relativ okklusive Bedingung vor. Diese Besonderheiten verlangen wiederum die Wahl einer geeigneten Formulierung des verwendeten Dermatikums. Topika mit Salbengrundlagen werden kaum eingesetzt, um

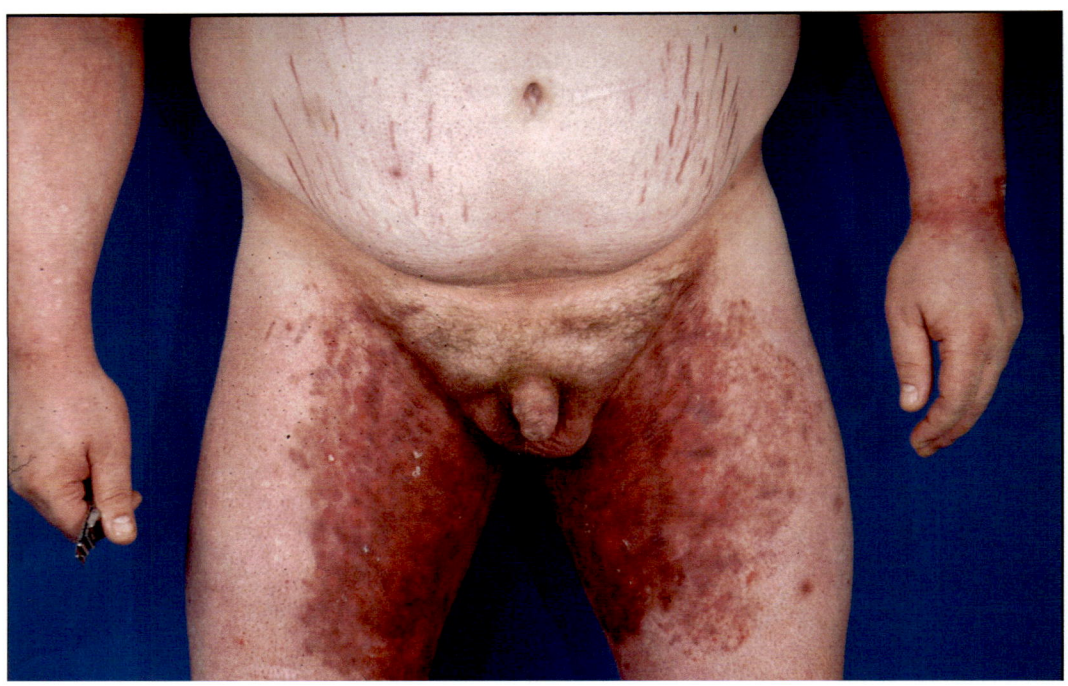

Abb. 1.5 Kortikoidschaden: schwere, irreversible Atrophie der Haut

einen zusätzlichen Okklusiveffekt zu vermeiden. Am ehesten kommen je nach Akuität der Hautveränderungen eine Formulierung als Paste, Creme oder Lotion zur Anwendung. Auch durch die anatomischen Gegebenheiten sind regelmäßige, therapeutische Sitzbäder hilfreich. Eine hautgerechte Pflege im anogenitalen Bereich ist dabei nicht weniger relevant.

Im genitalen und anogenitalen Bereich kommen nicht nur Hautinfektionen durch Bakterien, Pilze und Viren vor, sondern auch kutane Autoimmunerkrankungen, Präkanzerose bzw. Malignome. Nicht zuletzt leiden nicht wenige Menschen an einem chronischen Pruritus – sine materia – in der Genitalregion (Poterucha et al. 2012).

Je nach Ausmaß des klinischen Befunds kommt auch eine systemische Therapie bei anogenitalen Dermatosen zum Einsatz. Darüber hinaus werden in den letzten Jahren moderne Wirksubstanzen sowie Behandlungsmethoden eingesetzt, z. B. Imiquimod, Sinecatechine sowie Laser und photodynamische Therapie (Shimizu et al. 2014, Stockfleth u. Meyer 2014, Gurumurthy u. Cruickshank 2012, Lu et al. 2012, Nucci et al. 2010). Maligne Veränderungen in der Anogenitalregion werden wie an anderen Regionen auch vorwiegend operativ behandelt.

Literatur

Elsner P, Maibach HI (1990) Microbiology of specialized skin: the vulva. Semin Dermatol 9 (4): 300–4

Elsner P (2011) Anatomical and physiological basis of topical therapy of the mucosa. Curr Probl Dermatol 40: 1–8

Faragea MA, Maibach HI (2011) Morphology and physiological changes of genital skin and mucosa. In: Surber C, Elsner P, Farage MA (eds) Topical applications and the mucosa. Curr Probl Dermatol 40: 9–19

Fistarol SK, Itin PH (2011) Anti-inflammatory treatment. Curr Probl Dermatol 40: 58–70

Frey A, Tirri B (2011) Antimicrobial topical agents used in the vagina. Curr Probl Dermatol 40: 36–47

Gurumurthy M, Cruickshank ME (2012) Management of vaginal intraepithelial neoplasia. J Low Genit Tract Dis 3: 306–12

Johnson E, Groben P, Eanes A et al. (2012) Vulvar skin atrophy induced by topical glucocorticoids. J Midwifery Womens Health 3:296–9

Lu YG, Yang YD, Wu JJ et al. (2012) Treatment of perianal condyloma acuminate with topical ALA-PDT combined with curettage: outcome and safety. Photomed Laser Surg 3: 186–90

Nucci V, Torchia D, Cappugi P (2010) Treatment of anogenital condylomata acuminata with topical photodynamic therapy: report of 14 cases and review. Int J Infect Dis 14 Suppl 3: e280–2

Poterucha TJ, Murphy SL, Rho RH et al. (2012) Topical amitriptyline-ketamine for treatment of rectal, genital, and perineal pain and discomfort. Pain Physician 6: 485–8

Rehmeyer CJ (2011) Male circumcision and human papillomavirus studies reviewed by infection stage and virus type. J Am Osteopath Assoc 111 (3 Suppl 2): S11–8

Schiebler TH, Korf H-W (2007) Abdomen und Pelvis. In: Schiebler TH, Korf H-W (Hrsg) Anatomie, 10. Aufl. Steinkopff, Heidelberg

Shimizu A, Kato M, Ishikawa O (2014) Bowenoid papulosis successfully treated with imiquimod 5 % cream. J Dermatol 6: 545–6

Siegfried N, Muller M, Deeks JJ, Volmink J (2009) Male circumcision for prevention of heterosexual acquisition of HIV in men. Cochrane Database Syst Rev 2: CD003362. doi: 10.1002/14651858.CD003362.pub2

Stockfleth E, Meyer T (2014) Sinecatechins (Polyphenon E) ointment for treatment of external genital warts and possible future indications. Expert Opin Biol Ther 7: 1033–43

Tobian AA, Gray RH (2011) Male foreskin and oncogenic human papillomavirus infection in men and their female partners. Future Microbiol 6 (7): 739–45. doi: 10.2217/fmb.11.59

Sexuell übertragbare Krankheiten

Walter Krause, Isaak Effendy

2.1 Donovanosis (Granuloma inguinale) – 14

2.2 Gonorrhoische Hautkrankheiten – 14

2.3 Herpes genitalis – 16

2.4 HIV-Infektion – 18

2.5 Lymphogranuloma venereum – 22

2.6 Molluscum contagiosum – 26

2.7 Mykosen – 29

2.8 Papillomaviruskrankheiten – 34

2.9 Hautkrankheiten durch Parasiten – 42
2.9.1 Phthiriasis pubis – 42
2.9.2 Skabies – 43

2.10 Syphilis – 45

2.11 Ulcus molle – 50

Literatur – 52

2.1 Donovanosis (Granuloma inguinale)

- **Erreger und Übertragung**

Die Donovanosis wird fast ausschließlich in Ostasien beobachtet und ist in den letzten Dekaden seltener geworden. Die Kontagiosität ist gering, deswegen wird eine Zuordnung zu den sexuell übertragenen Infektionen von manchen Autoren bezweifelt.

- **Klinik**

Klinische Erscheinungen sind genitale oder perianale Knoten, die bald ulzerieren. Bei längerem Bestehen können Indurationen entstehen.

- **Diagnose**

In Direktausstrichen kann man abgekapselte Bakterien als sog. Donovan-Körperchen sehen. Die Anzucht des Erregers, *Calymmatobacterium granulomatis*, ist schwierig. Deswegen gelingt der Erregernachweis oft nicht. Differenzialdiagnostisch sind Syphilis, Ulcus molle oder chronische Herpesinfektionen auszuschließen. Auch an extraintestinalen Morbus Crohn ist zu denken.

- **Therapie**

Zur Therapie gibt es keine Leitlinien. Verschiedene Chemotherapeutika und Antibiotika wie Trimethoprim-Sulfamethoxazol, Doxycyclin, Ciprofloxacin oder Erythromycin sind wirksam. Eine Nachbeobachtung bis zum Verschwinden der klinischen Erscheinungen ist sinnvoll.

2.2 Gonorrhoische Hautkrankheiten

- **Erreger und Übertragung**

Neisseria gonorrhoeae ist ein schleimhautpathogener Keim. Die intakte Hornschicht der Epidermis ermöglicht kein Eindringen.

- **Klinik**

Die typischen Krankheiten durch *N. gonorrhoeae* sind deshalb die Erkrankungen der Harnröhre und der angrenzenden Organe beim Mann sowie der Cervix uteri mit Adnexen bei der Frau (»Tripper«; ◘ Abb. 2.1). Im Bereich des äußeren Genitale kommen Hautkrankheiten mit diesem Keim sehr selten vor. Selbst das Handbuch der Dermatologie aus dem Jahre 1930 (Langer) zählt nur wenige Fälle auf. Dort werden die Follikulitis, das gonorrhoische Ulkus (das einen phagedänischen Charakter haben soll) und die Abszesse der Tyson-Drüsen (ektope Talgdrüsen) und der Bartholini-Drüsen beschrieben. Die neuere Literatur kennt ebenfalls nur Einzelbeschreibungen der gleichen Erscheinungen.

2.2 · Gonorrhoische Hautkrankheiten

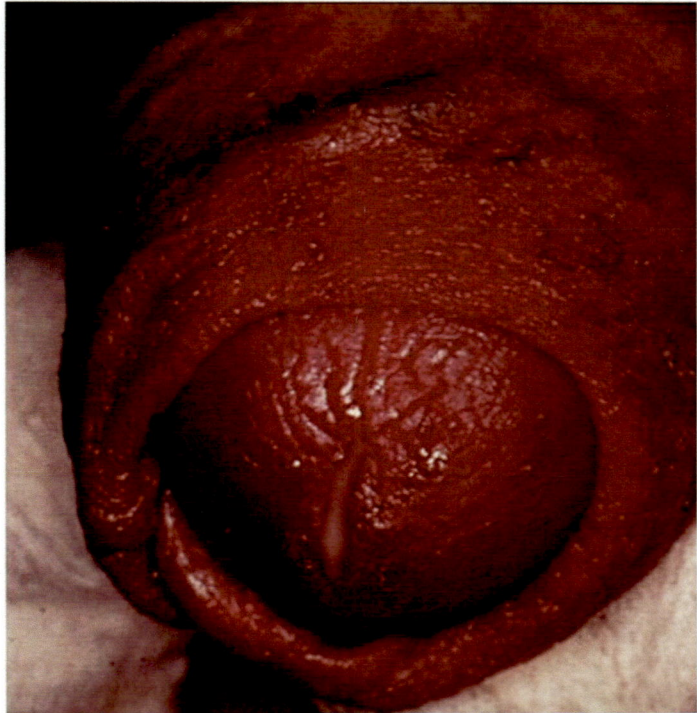

Abb. 2.1 Gonorrhoische Urethritis: Nach der Infektion mit *N. gonorrhoeae* entwickelt sich beim Mann meist eine eitrige Urethritis. Hautkrankheiten sind selten

Bei Immundefekten kann es zur Generalisierung des Erregers kommen (disseminierte gonorrhoische Infektion, DGI). Dann treten papulöse und urtikarielle Exantheme mit Fieber auf.

Diagnose
Der Nachweis der Bakterien ist möglich:
- Im Ausstrich von Eiter: Dort sieht man nach Gram-Färbung in den Leukozyten gelegene, gramnegative Diplokokken.
- In der Kultur: *N. gonorrhoeae* wächst auf vielen Spezialkulturen. Die dort gefundenen Bakterien müssen noch einmal differenziert werden, um sie von anderen, ebenfalls in der Kultur gewachsenen Keimen zu unterscheiden.
- Durch Nachweis der Antigene im Immunoassay oder der DNA mit der PCR: Diese Methoden sind sehr empfindlich, erfordern aber apparativen Aufwand.

Therapie
Die Behandlung der gonorrhoischen Hautkrankheiten erfolgt mit Quinolonen oder Cephalosporinen. Das CDC (2012) empfiehlt eine Kombinationstherapie mit Ceftriaxon 250 mg i.m. und entweder

Azithromycin 1 g oral als Einzeldosis oder Doxycyclin 2-mal 100 mg oral für 7 Tage. Es gibt keine spezifischen Leitlinien für diese Form der gonorrhoischen Erkrankung.

2.3 Herpes genitalis

- **Erreger und Übertragung**

Das Herpesvirus hominis (HHV) ist ein DNA-Virus von 180–200 nm Größe. Die genitalen Krankheiten werden in erster Linie durch das HHV 2 verursacht. Das Virus wird vorwiegend durch direkten Kontakt von Mensch zu Mensch, seltener durch Schmier- oder Tröpfcheninfektion übertragen. Die Inkubationszeit beträgt einige Tage bis zu einer Woche.

Es gibt – wie beim Herpes labialis – neben der akuten Infektion auch rezidivierende Krankheiten, bei denen das Virus in den Ganglien sensibler Nerven überdauert. Die Schübe werden oft durch andere Krankheiten, Stress oder durch die Menstruation ausgelöst, oft bleiben aber auch die Auslöser unbekannt. Solche Schübe können im Abstand von wenigen Tagen aufeinander folgen, aber auch nur einige Male im Leben auftreten. In der Phase des akuten Schubes besteht Infektionsmöglichkeit.

- **Klinik**

Man findet ca. 2–3 mm große Bläschen mit klarem Inhalt, beim Mann an der Glans penis, am inneren Vorhautblatt, bei der Frau an der Innenseite der großen Labien oder an den kleinen Labien, bei beiden Geschlechtern seltener an der sonstigen Haut der Genitalregion (◘ Abb. 2.2). Wegen der dünnen Hornschicht in den beschriebenen Bereichen bestehen die Bläschen nur wenige Stunden; bei der Untersuchung sieht man meist nur noch die verbliebenen, wie ausgestanzt wirkenden Exkoriationen mit gelblichen Belägen oder eingetrockneten Krusten (◘ Abb. 2.3). Die Umgebung ist gerötet und zeigt eine geringe ödematöse Schwellung. Histologisch sieht man die »ballonierende Degeneration« der Keratinozyten und die Ansammlung von Granulozyten in der Blasenflüssigkeit (◘ Abb. 2.4). Bei Auftreten der Bläschen, gelegentlich schon wenige Stunden im Voraus, werden lokal brennende Schmerzen empfunden. Störungen des Allgemeinbefindens können hinzukommen.

Die bei beiden Geschlechtern vorkommenden primären und rezidivierenden Erkrankungen unterscheiden sich geringfügig in ihrer Krankheitsdauer und ihrer Symptomintensität. Bei häufigen Rezidiven erkennen die Patienten oft das Auftreten eines Schubes an vorausgehenden Prodromi.

Bei schwerem Immundefekt im Verlauf einer HIV-Infektion (AIDS) sind ausgedehnte Läsionen möglich. Oft sind regionäre Lymphknoten geschwollen.

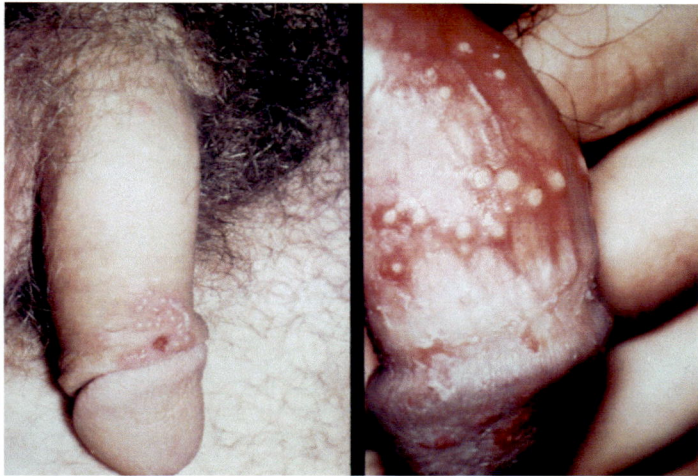

Abb. 2.2 Herpes genitalis: Oftmals treten rezidivierend am Genitale Bläschen auf geröteter Haut auf. Sie sind von Jucken oder Brennen begleitet

Diagnose

Meist ist die Diagnose, insbesondere bei rezidivierenden Erkrankungen, klinisch zu stellen. Die Patienten wissen dann ohnehin, an was sie leiden. In Zweifelsfällen ist der Virusnachweis zu führen. Aus Bläscheninhalt oder frischen Erosionen gelingt der Nachweis der Virus-DNA mithilfe einer Nukleinsäureamplifikation (»nucleic acid amplification test«, NAAT). Auch der immunologische Nachweis von Virusantigenen ist möglich, allerdings mit geringerer Sensitivität, jedoch gleicher Spezifität (Coyle et al. 1999). Der Anstieg der Serumantikörper ist von geringem diagnostischem Nutzen. Im Alter von 25 Jahren haben rund 60 % der Bevölkerung Herpesantikörper im Serum.

Therapie

Die Therapie der Wahl bei allen Formen herpetischer Erkrankungen ist Aciclovir oder eines seiner neueren Analoga. In Form von Salbe (5-mal täglich) empfiehlt es sich bei einzelnen, nicht über 2 cm² großen Effloreszenzen mit geringen subjektiven Beschwerden. Bei ausgedehnteren Erkrankungen ist eine systemische Applikation vorzuziehen. Hierzu bieten sich Valaciclovir (3-mal 1000 mg täglich) oder Famciclovir (3-mal 250 mg täglich) an. Bei schweren Allgemeinerscheinungen kann Aciclovir infundiert werden (3-mal täglich 5 mg/kg Körpergewicht).

Ein therapeutisches Problem sind die rezidivierenden Erkrankungen. Eine sichere Methode zur Vermeidung gibt es bis heute nicht, wohl aber kann die Dauertherapie mit niedriger Dosierung von Aciclovir (200–400 mg pro Tag) die Zahl der Rezidive deutlich vermindern.

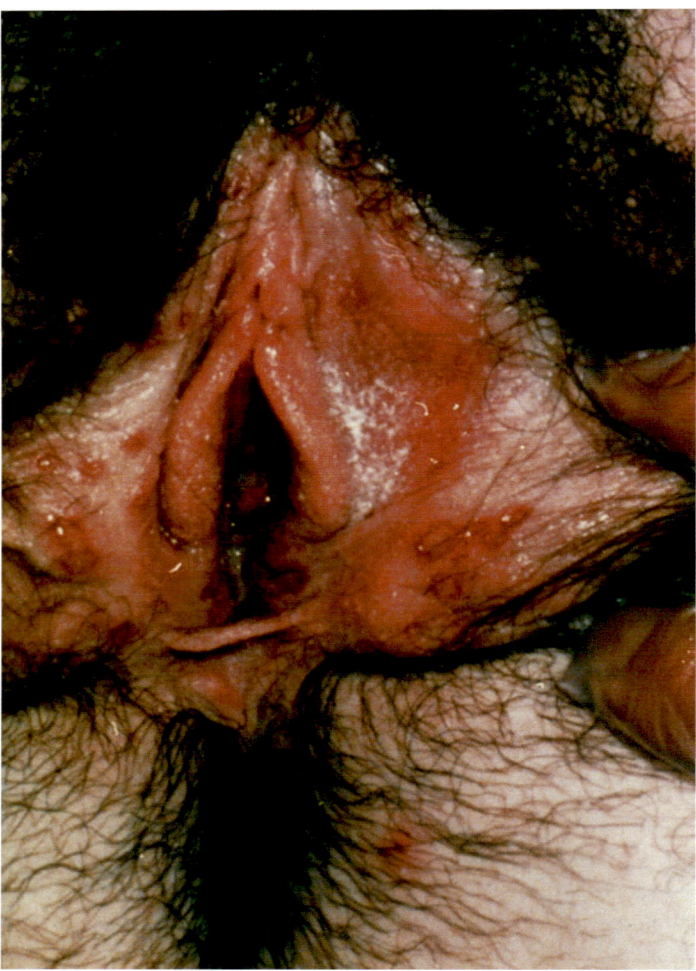

Abb. 2.3 Herpes genitalis: Die sehr dünne Decke der Herpesbläschen und der Genitalhaut ist meist vor der Untersuchung bereits nekrotisch geworden, sodass nur noch flache Erosionen sichtbar sind

2.4 HIV-Infektion

- **Übertragung**

Der häufigste Weg der Übertragung des humanen Immundefizienzvirus (HIV) ist der sexuelle Verkehr zwischen Frau und Mann oder zwischen Männern (MSM), insbesondere dann, wenn der infizierte Partner eine hohe Viruslast hat. Das Risiko der Infektion liegt bei ungeschütztem rezeptivem Vaginalverkehr zwischen 0,05–0,15 % pro sexuellem Ereignis, bei ungeschütztem insertivem Vaginalverkehr zwischen 0,03–5,6 %. Andere Infektionswege wie der gemeinsame Gebrauch von Spritzenutensilien treten zahlenmäßig in den Hintergrund. Infektionen bei pflegerischen Maßnahmen sind ausgespro-

2.4 · HIV-Infektion

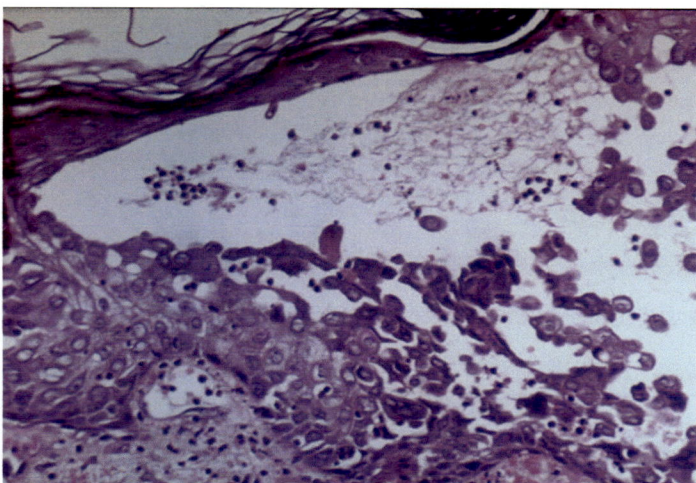

Abb. 2.4 Herpes genitalis: Histologisch erkennt man die typische »ballonierende Degeneration der Keratinozyten und den Austritt von Granulozyten in die Bläschenflüssigkeit. Vergr. 40×, Färbung: HE

chen selten. Die Zirkumzision beim Mann verringert eindeutig das Risiko einer HIV-Infektion bei heterosexuellen Männern.

Klinik

Kurze Zeit nach der Erstinfektion wird bei einigen Patienten ein sog. akutes retrovirales Syndrom mit Lymphknotenschwellung, Fieber, makulopapulösem Exanthem und Myalgien beobachtet. Die grippeartigen Symptome sind unspezifisch und variabel, sie dauern selten länger als 4 Wochen an.

Eine Periode von mehreren Jahren folgt, in denen die meisten Patienten klinisch asymptomatisch sind. Danach können Beschwerden oder Erkrankungen auftreten, die nach der CDC-Klassifikation (Tab. 2.1) der klinischen Kategorie B zugeordnet werden. Diese Erkrankungen weisen auf eine Störung der zellulären Immunabwehr hin.

Noch später treten AIDS-definierende Erkrankungen auf – im Median 8–10 Jahre nach der Erstinfektion. Sie führen ohne hochaktive antiretrovirale Therapie nach individuell unterschiedlich langer Zeit schließlich zum Tod.

Herpes zoster

Der Herpes zoster ist bei HIV-Patienten so häufig, dass er als Indikatorerkrankung für eine HIV-Infektion gelten kann (Abb. 2.5, ▶ Abschn. 4.35). Typisch ist das Auftreten von Bläschen im Ausbreitungsgebiet eines oder mehrerer sensibler Nerven (Dermatom). Sie stehen auf geröteter Haut. Die Krankheit beginnt mit einer Überempfindlichkeit der Haut, die innerhalb weniger Stunden

Tab. 2.1 Klinische Kategorien der CDC-Klassifikation (genannt werden nur Krankheiten der Anogenitalregion)

Kategorie	Beschwerden/Erkrankungen
A	Asymptomatische HIV-Infektion akute, symptomatische (primäre) HIV-Infektion persistierende generalisierte Lymphadenopathie (LAS)
B	Entzündungen des kleinen Beckens bei der Frau Herpes zoster, Befall mehrerer Dermatome vulvovaginale Candidose zervikale Dysplasien oder Carcinoma in situ anale Dysplasien oder Carcinoma in situ periphere Neuropathie
C	AIDS-definierende Erkrankungen Candidose der Bronchien, Trachea oder Lunge langzeitige Herpes-simplex-Infektionen (>1 Monat bestehend) Kaposi-Sarkom

bzw. Tage in Juckreiz und/oder Schmerzen übergeht. Die Schmerzen können den Effloreszenzen einige Tage vorausgehen. Die Bläschen enthalten anfangs ein klares, später oft blutiges Sekret und erodieren rasch. Im Verlauf von 2–3 Wochen heilen die entstandenen Erosionen und Krusten ab.

In etwa 20 % der Fälle bleiben nach der akuten Erkrankung unangenehme Zosterneuralgien zurück. Mit zunehmender Immunschwäche neigt die Erkrankung zur Generalisation auf die gesamte Haut. Die Ausbreitung ähnelt dann einer Windpockenerkrankung.

▪▪ Kaposi-Sarkom

Das Kaposi-Sarkom wird durch eine Infektion mit dem humanen Herpesvirus 8 (HHV 8) mit verursacht. HHV 8 lässt sich stets im Tumorgewebe nachweisen. Die genaue Rolle von HHV 8 in der Entstehung des Kaposi-Sarkoms ist allerdings nicht klar. Eine alleinige Infektion mit HHV 8 führt nicht zwangsläufig zum Kaposi-Sarkom.

Typischerweise zeigen sich anfangs hell- bis lividrote, spindelförmige Flecken oder Knoten, die sich in Richtung der Hautspaltlinien anordnen. Prädilektionsstellen gibt es nicht – jede Lokalisation ist möglich. Der Verlauf variiert stark. Die Tumoren können über Jahre so gut wie unverändert bleiben oder in wenigen Wochen rasch wachsen und sich disseminiert ausbreiten (◘ Abb. 2.6).

Die Diagnose lässt sich meist klinisch stellen und durch eine pathohistologische Untersuchung leicht bestätigen (◘ Abb. 2.7). Bei definitiver Diagnose sollte der Ausbreitungsgrad an anderen Hautbezirken und Schleimhäuten sowie dem Gastrointestinal- und Pulmonaltrakt geklärt werden.

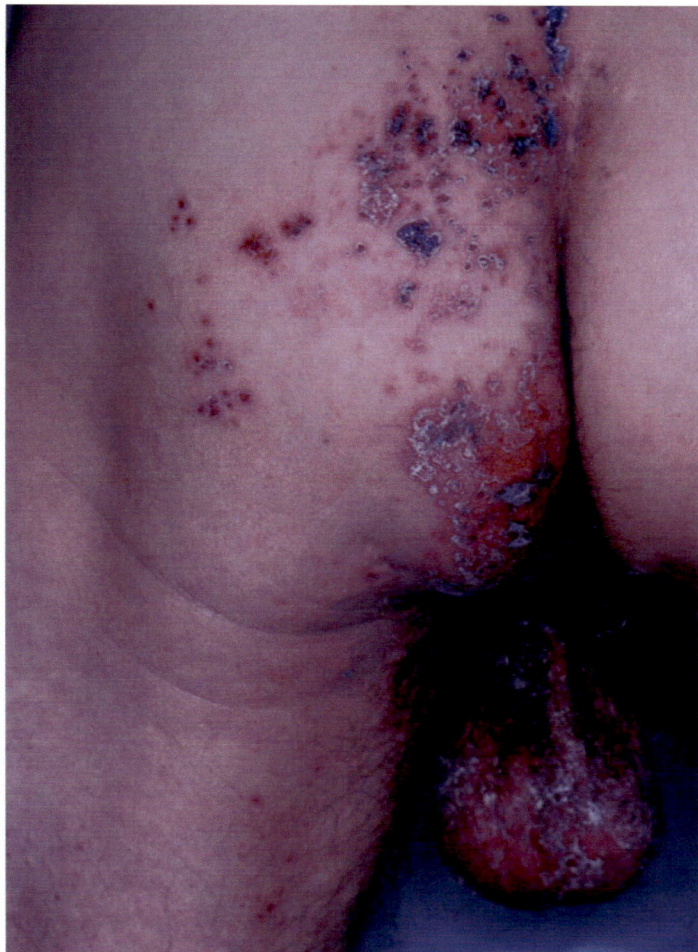

Abb. 2.5 Herpes zoster: Im Ausbreitungsgebiet eines peripheren Nervs finden sich gruppierte Bläschen, die rasch in Erosionen übergehen

- **Therapie**

-- **Herpes zoster**

Therapie der Wahl ist die systemische Gabe von Aciclovir. Bei gutem Allgemeinzustand kann das Medikament oral gegeben werden, sonst sind Infusionen erforderlich. Wichtig ist ein schneller Beginn. Die Läsionen, insbesondere die frischen Erosionen, sind für Personen ohne Windpockenanamnese oder Impfung infektiös!

-- **Kaposi-Sarkom**

Die Therapie ist in verschiedener Weise möglich. Wenn ein Kaposi-Sarkom zur Entdeckung der HIV-Infektion führt, ist eine antivirale

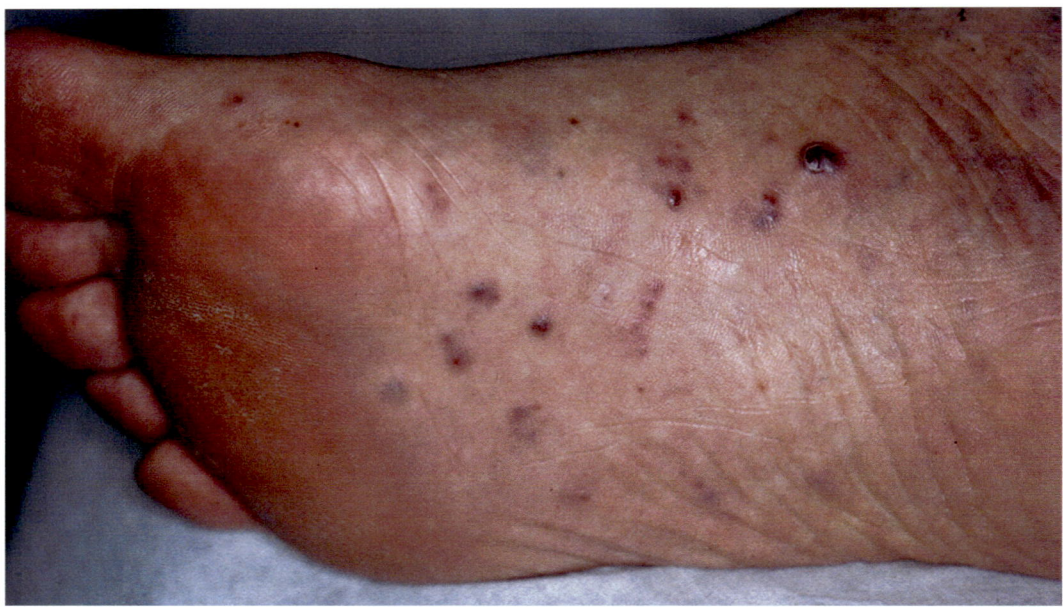

Abb. 2.6 Kaposi-Sarkom bei HIV-Infektion: An zahlreichen Bezirken der Haut sind flache oder knotige, bläulich-bräunliche Tumoren zu sehen

Therapie erforderlich. Gelegentlich kommt es damit allein zur Abheilung. Darüber hinaus stehen Chemotherapien zur Verfügung. Doxorubicin ist Mittel der Wahl. Auch mit Interferon werden gute Remissionsraten erreicht. Lokaltherapien sind ebenfalls möglich, dazu gehören die lokale Kompressionstherapie, aber auch Kryochirurgie, rein intraläsionale zytotoxische Exzisionen oder auch Imiquimod-Creme. Außerdem ist das Kaposi-Sarkom strahlensensibel.

2.5 Lymphogranuloma venereum

▪ Erreger und Übertragung

Das Lymphogranuloma venereum (LGV, syn. Lymphopathia venerea, Lymphogranuloma inguinale) wird durch die Serotypen (Serovare) L1, L2, L3 von *Chlamydia trachomatis* hervorgerufen. Diese Serotypen haben eine besondere Affinität zu lymphoidem Gewebe. Während das LGV in früheren Jahren ausschließlich in tropischen Ländern übertragen und in Europa nur als importierte Infektion beobachtet wurde, sind seit 2003 zuerst in den Niederlanden (Nieuwenhuis et al. 2004), dann in allen europäischen Ländern inländische Infektionen beobachtet worden. Als ursächliches Agens wurde der spezielle Serotyp L2b identifiziert. Von den Erkrankungen waren fast ausschließlich HIV-positive Männer, die Sex mit Männern hatten (MSM), betroffen (Bremer et al. 2006).

2.5 · Lymphogranuloma venereum

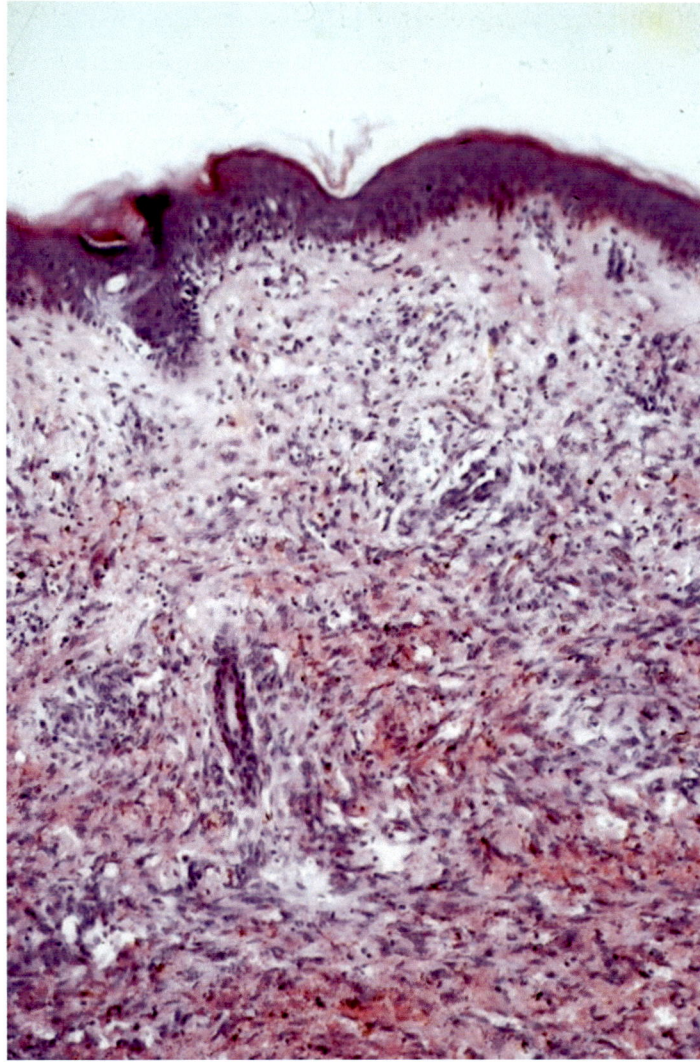

Abb. 2.7 Kaposi-Sarkom: Charakteristisch sind die spindelförmigen, atypischen Fibroblasten, die Gefäßstrukturen nachahmen. Vergr. 63×, Färbung: HE. (Mit freundlicher Genehmigung von Dr. M. Wolter, Frankfurt)

Klinik

Die klinischen Befunde können in frühe und späte Läsionen eingeteilt werden (Tab. 2.2). Nach einer Inkubationszeit von 1–6 Wochen bildet sich eine schmerzlose kleine Papel oder eine primäre Erosion, die rasch zu einem flachen Ulkus wird. Später schwellen die regionären Lymphknoten stark an und bilden große, später fluktuierende, von entzündlicher Hautreaktion umgebene Lymphome (Bubo, Abb. 2.8). Dies sind auch die ersten Erscheinungen, die den Pa-

Tab. 2.2 Symptome des Lymphogranuloma venereum

Frühes LGV, primäre Infektion	Nach 7 Tagen Inkubationszeit 4 Typen von Läsionen: Papeln, erodierte Knoten, herpetiforme Erosionen, Urethritis und Proktitis. Primäre Läsionen fehlen oft oder bleiben unentdeckt; sie können spontan abheilen.
Inguinales Stadium (sekundär)	Folgt den primären Läsionen nach mittlerer Inkubationszeit von 20 Tagen, Auftreten erst 5 Monate später möglich. Typisch ist eine gering schmerzhafte inguinale Lymphknotenschwellung (Bubo) unilateral. Einschmelzung und Ruptur ist möglich, aber meist Ausheilung ohne Ruptur. In 20 % Veränderung der femoralen Lymphknoten, durch das Leistenband von inguinalem Bubo getrennt (Groove-Zeichen).
Anogenitorektales Stadium (sekundär)	Bei Männern: Folge von posterioren urethralen oder rektalen Primärläsionen. Bei Frauen: Folge von posterioren vaginalen, zervikalen oder rektalen Primärläsionen. Frühe Symptome sind Proktokolitis und lymphatische Proliferationen.
Spätes LGV	Persistierenden Schwellungen von Penis und Skrotum, der Vulva und chronischen Ulzerationen. Bei vorausgehender Proktokolitis chronische perianale Ulzerationen und rektale Strikturen möglich.

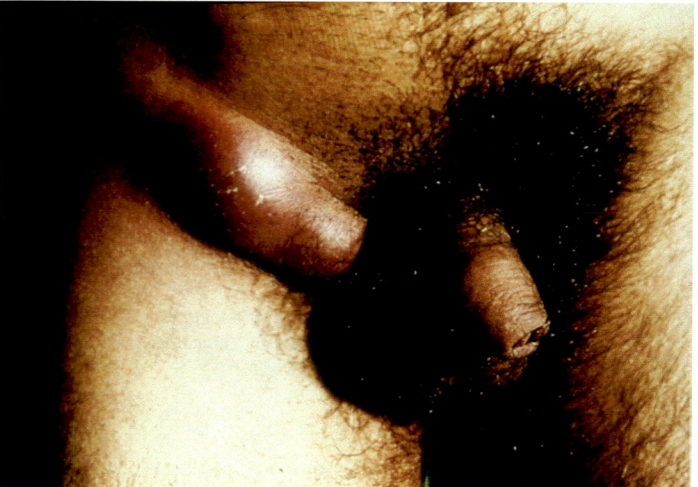

Abb. 2.8 Lymphogranuloma venereum: Nach Eindringen der *C. trachomatis* an der Glans entwickelt sich eine mächtige, abszedierende, aber wenig schmerzhafte Lymphonodulitis inguinalis

2.5 · Lymphogranuloma venereum

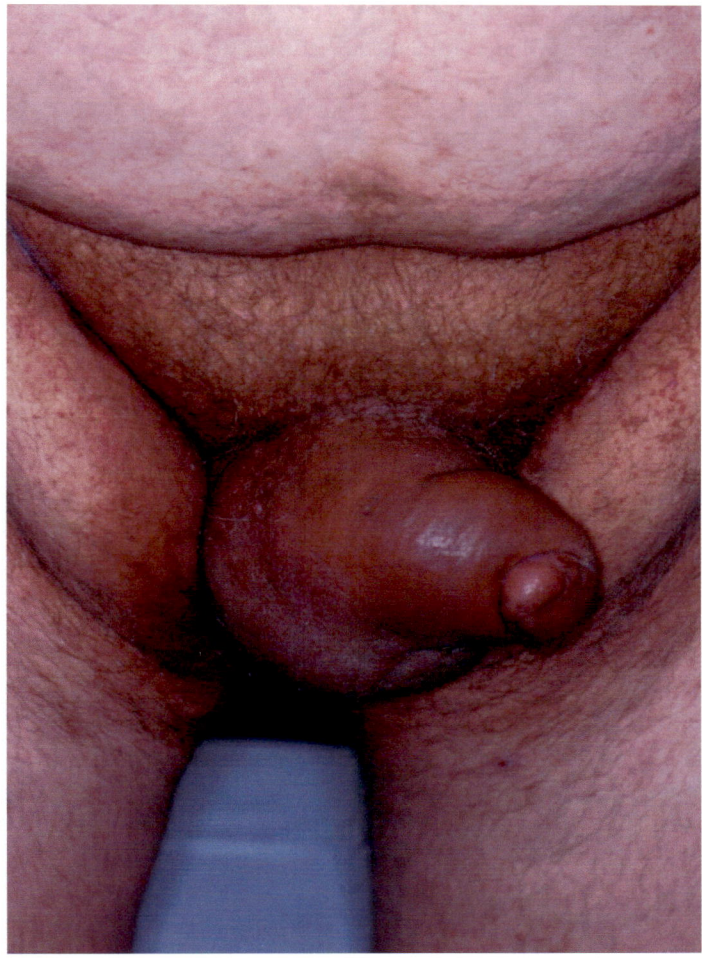

Abb. 2.9 Esthiomène: chronische, derbe Schwellung von Skrotum und Penis

tienten zum Arzt führen; das primäre Ulkus bleibt oft unbeachtet. Die Lymphknoten können innerhalb weniger Tage einschmelzen und nach außen durchbrechen. Diese Fisteln bestehen wochenlang, wenn keine Behandlung einsetzt. Durch Beteiligung immer neuer Lymphknoten entstehen derbe, plattenförmige Infiltrate. Durch Verlegung der zuführenden Lymphwege werden die abhängigen Partien chronisch ödematös und reagieren mit einer Elephantiasis (»esthiomène«; Abb. 2.9).

Die rektalen Infektionen bei MSM durch die Serovare L2b gehen meist mit einer Proktosigmoiditis einher. Differenzialdiagnostisch ist dann die Unterscheidung von einem »inflammatory bowel syndrome« besonders wichtig (Gallegos et al. 2012). Selten kommt das LGV an Lokalisationen außerhalb der Genitoanalregion vor.

- **Diagnose**

Die Diagnose gründet sich auf den Nachweis der Chlamydien-DNA mithilfe von NAAT. Im Blut sind hohe Titer von Chlamydien-IgG und -IgA nachweisbar. Eine typische Histologie der Veränderungen gibt es nicht (Arnold et al. 2013).

- **Therapie**

Die Behandlung führt zur Ausheilung der Infektion und beugt dem Fortschreiten der Gewebezerstörungen vor. Eingeschmolzene Lymphadenome können eine Entleerung notwendig machen. Es können Narben zurück bleiben. Empfohlen wird eine Behandlung mit 2-mal 100 mg Doxycyclin p.o. pro Tag für 21 Tage, alternativ 4-mal 500 mg Erythromycin p.o. pro Tag für 21 Tage. Auch Azithromycin wurde erfolgreich eingesetzt. Die Sexualpartner sollen klinisch untersucht und auf urethrale, rektale oder zervikale Chlamydien untersucht werden (NAAT). Sofern sie innerhalb der letzten 30 Tage mit dem Indexpatienten sexuellen Kontakt hatten, ist eine Behandlung angezeigt (McLean et al. 2007).

2.6 Molluscum contagiosum

- **Erreger und Übertragung**

Ein Virus der Pockengruppe ist Erreger der im deutschen Sprachgebrauch als Dellwarze bezeichneten Hautkrankheit. Mit den vulgären Warzen haben diese die Übertragbarkeit und die hohe Neigung zur Spontanremission gemeinsam. Es erkranken vorwiegend Kinder (an sexuellen Missbrauch denken!) und Patienten mit Immundefekten.

- **Klinik**

Das klinische Bild ist recht charakteristisch und monomorph: Es finden sich disseminiert liegende, ca. 5 mm große Papeln mit zentralem Hornkegel oder zentraler napfartiger Einsenkung. Im Bereich des Genitale sitzen sie eher an der Haut der Oberschenkel und des Unterbauches als am Penis oder an den großen Labien. Meist sind es nur einzelne Papeln, selten kommen sie in großer Zahl vor (Abb. 2.10, Abb. 2.11).

Extragenitale Mollusken bei Erwachsenen weisen auf eine Immundefizienz hin und gelten als Markererkrankung einer fortgeschrittenen HIV-Infektion (CD4-Zellzahl meistens unter 100/µl). Neben der charakteristischen Dellwarze mit zentralem, exprimierbarem, krümeligem Brei finden sich dann auch großknotige Konglomerate oder endophytisches Wachstum.

- **Histologie**

Die Epidermis bildet zahlreiche, läppchenartige Einstülpungen in das Korium. Viele Keratinozyten, nicht jedoch die der Basalschicht,

2.6 · Molluscum contagiosum

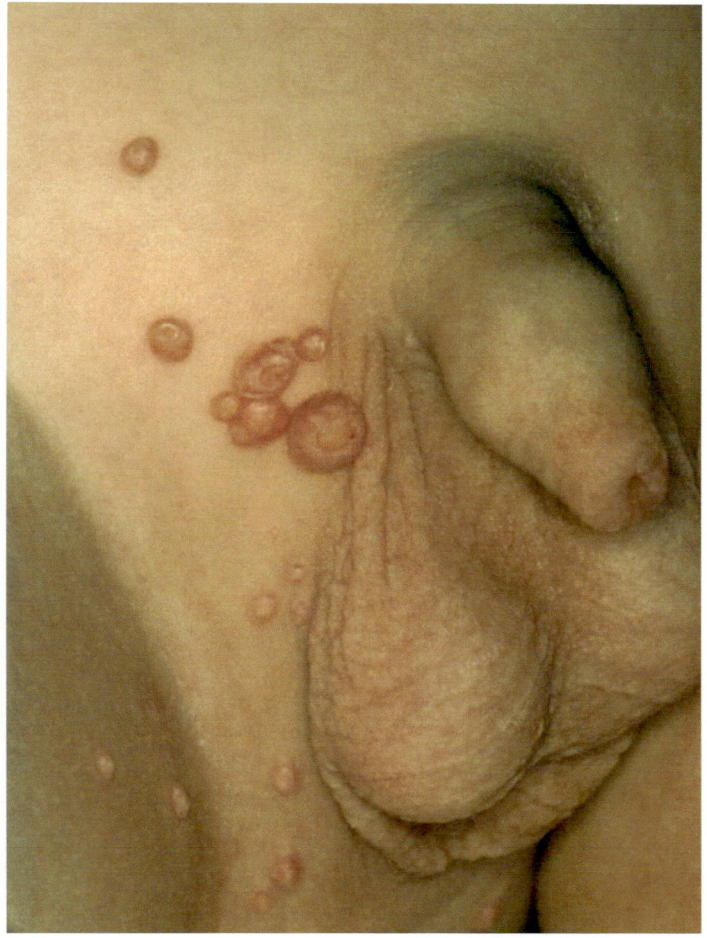

◘ **Abb. 2.10** Mollusca contagiosa: vor allem bei Kindern in der Genitalregion vorkommende Dellwarzen

enthalten zytoplasmatische Einschlüsse, die sog. Molluscum-Körperchen. Diese nehmen mit der Wanderung der Zelle zum Stratum corneum an Größe zu und verdrängen den Zellkern. In der Schicht des Stratum granulosum wird die vorher eosinophile Färbung der Einschlüsse basophil. Bereits in der kleineren Vergrößerung sind zahlreiche Einschlüsse in den Keratinozyten sichtbar (◘ Abb. 2.12). Die Hornschicht besteht vor allem aus Molluscum-Körperchen neben faserartigen Hornzellen. Im Zentrum der Läsion löst sich die Hornschicht auf und setzt die Molluscum-Körperchen frei. Ein periläsionales Infiltrat im Korium fehlt.

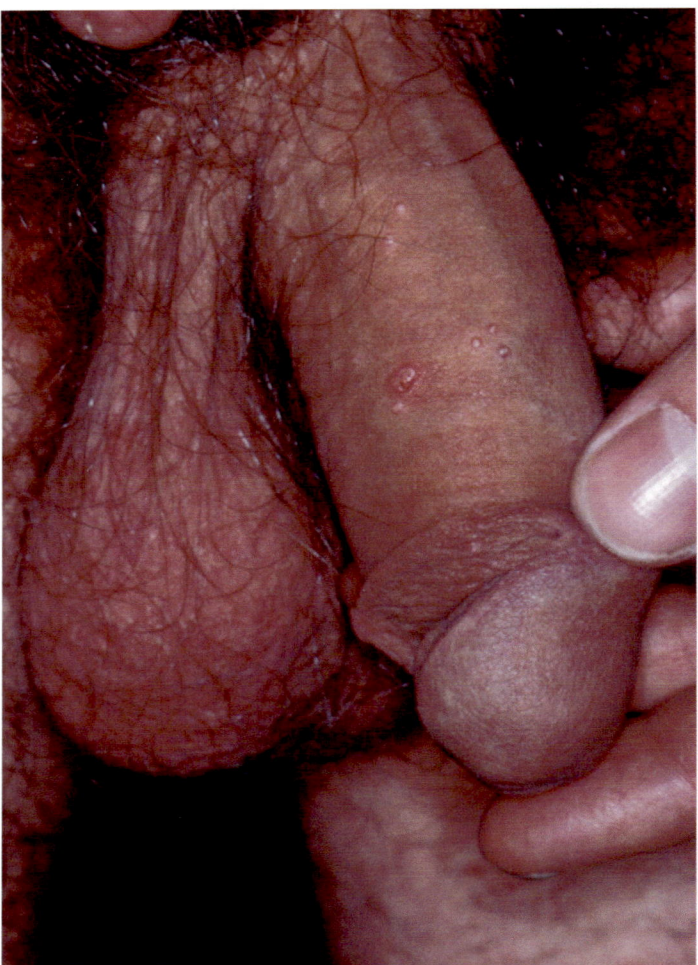

Abb. 2.11 Mollusca contagiosa bei einem Erwachsenen: glasige, perlartige flache Tumoren ohne subjektive Symptome

- **Diagnose**

Sie wird klinisch gestellt. Histologisch sieht man dyskeratotisch verhornende Epithelien bei starker Verbreiterung des Stratum spinosum.

- **Therapie**

Ein wirksames Virustatikum ist nicht bekannt. Wegen der hohen Spontanheilungsrate erübrigt sich meist eine Behandlung. Einzelfallberichte liegen über erfolgreichen Einsatz von Keratolytika, Retinoiden (Adapalen) und Imiquimod vor (Scheinfeld 2007).

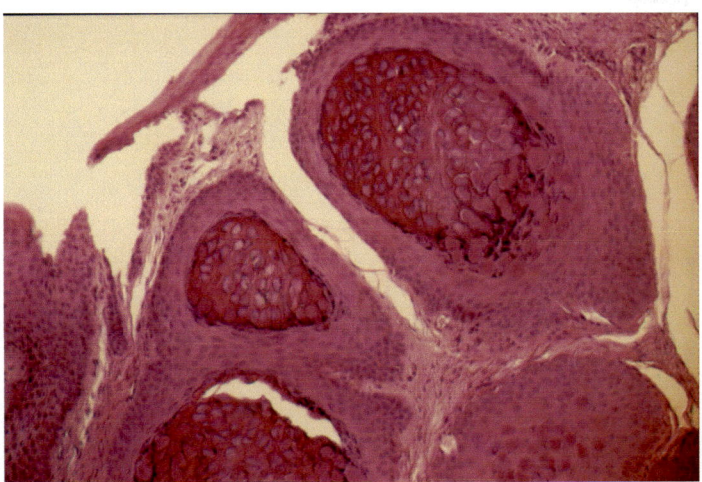

Abb. 2.12 Mollusca contagiosa, Histologie: Die Epidermis bildet zahlreiche, läppchenartige Einstülpungen in das Korium. Viele Keratinozyten, nicht jedoch die der Basalschicht, enthalten zytoplasmatische Einschlüsse, die sog. Molluscum-Körperchen. Vergr. 25×, Färbung: HE

2.7 Mykosen

Ätiologie

In der Anogenitalregion kann sowohl die Haut als auch die Schleimhaut von pathogenen Pilzen befallen sein (Adridogan et al. 2011, Mayser et al. 2005). Für die Hautmykosen an den Leisten, im Schambereich bzw. im perigenitalen Areal sind häufig Dermatophyten (z. B. Tinea inguinalis, Tinea glutealis, Tinea pubis) verantwortlich. Patienten mit einer Pilzinfektion der hautnahen Schleimhäute suchen eher den Arzt auf; diese ist meist durch pathogene Hefepilze verursacht, häufig durch *Candida albicans*, mit Abstand gefolgt von *C. glabrata*.

Fakultativ pathogene Hefepilze kommen bei gesunden Menschen oft in geringer Anzahl auf der gesunden Haut und im Magen-Darm-Trakt vor; sie finden sich auch bei etwa 10 % der gesunden, nicht schwangeren, prämenopausalen Frauen in der Vagina. Durch zahlreiche Veränderungen des Wirtes kann sich das Wachstumsverhalten der *Candida*-Arten ändern und klinische Symptome auslösen. Bei Frauen mit einer Immunabwehrstörung ist nicht selten eine chronisch-rezidivierende Vulvovaginalmykose zu beobachten (Puel et al. 2011, Fidel 2005, Nyirjesy u. Sobel 2013, Pirotta u. Garland 2006, Mendling et al. 2004).

Die sexuelle Übertragung spielt eine geringe Rolle: Untersuchungen an erkrankten Frauen und ihren klinisch gesunden Partnern ergaben, dass in 8 % der Fälle ein gleichzeitiger Pilzbefall beim Partner vorliegt; bei 91 % der untersuchten Paare war der Erreger ausschließlich bei den Frauen nachweisbar (Lisboa et al. 2011).

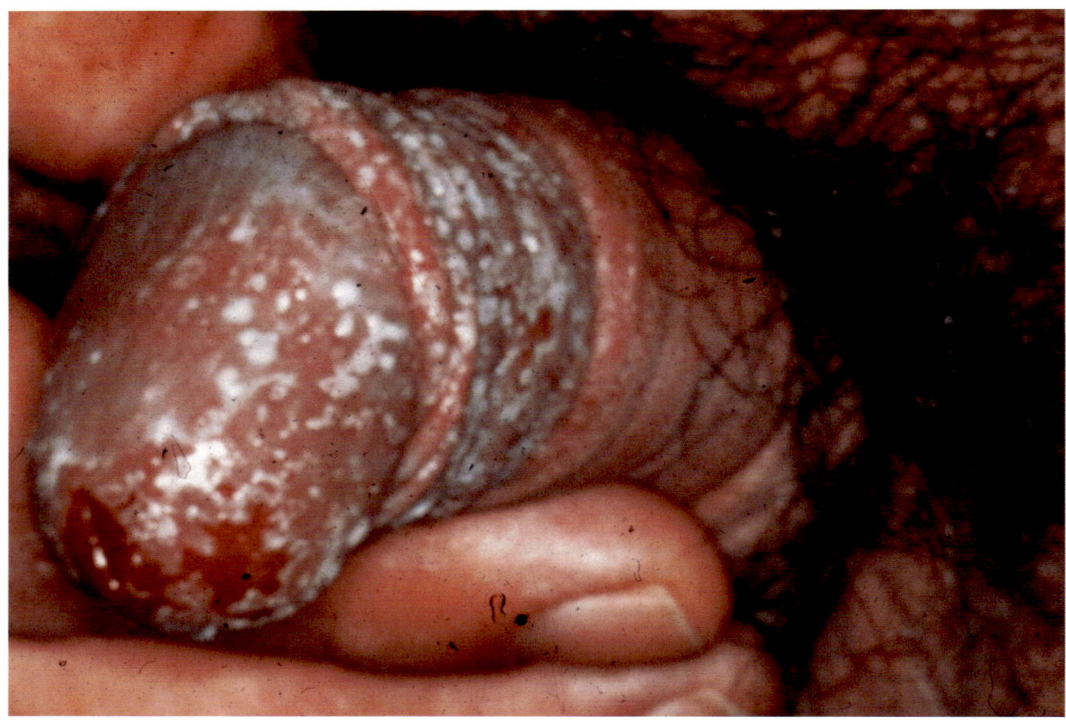

◘ Abb. 2.13 Mykose: Balanoposthitis mycotica mit entzündlicher Schwellung des Vorhautblattes, die zu einer Phimose führen kann

- **Klinik**

Beim Mann wird in erster Linie entweder die Eichel allein (Balanitis) oder mitsamt dem inneren Präputialblatt (Balanoposthitis) befallen (◘ Abb. 2.13). Man sieht oft disseminierte, abstreifbare, grauweißliche Auflagerungen auf gerötetem, teils nässendem Boden. Unter Abwischen der Auflagerungen können Erosionen und Blutungen auftreten. Entzündliche Schwellung des Vorhautblattes kann zu einer Phimose führen.

Viel häufiger sieht man beim Mann eine Hautmykose in der Leistenregion (◘ Abb. 2.14), die hauptsächlich durch Dermatophyten verursacht ist. Oft kommt die Inguinalmykose nur einseitig vor; im proximalen Bereich der Oberschenkelinnenseite fällt ein scharf begrenzter, erythematöser Herd mit randständiger Schuppung auf.

Die klinischen Symptome einer Genitalmykose bei der Frau sind nicht immer einheitlich. Typisch ist aber der weißlich-käsige, eher geruchlose Fluor. Bei Vaginalcandidose ist meist eine flammende oder fleckige Rötung der Vaginalwand und der Portio zu beobachten, gelegentlich mit punktförmigen bzw. flächenhaften, abwischbaren, weißlichen Auflagerungen. Im Fall einer Vulvitis sieht man eine deutliche Rötung mit Ödemen der Vulva (◘ Abb. 2.15). Gelegentlich wird auch die perigenitale Hautregion in Form satellitenartiger schuppender Papeln mit befallen.

2.7 · Mykosen

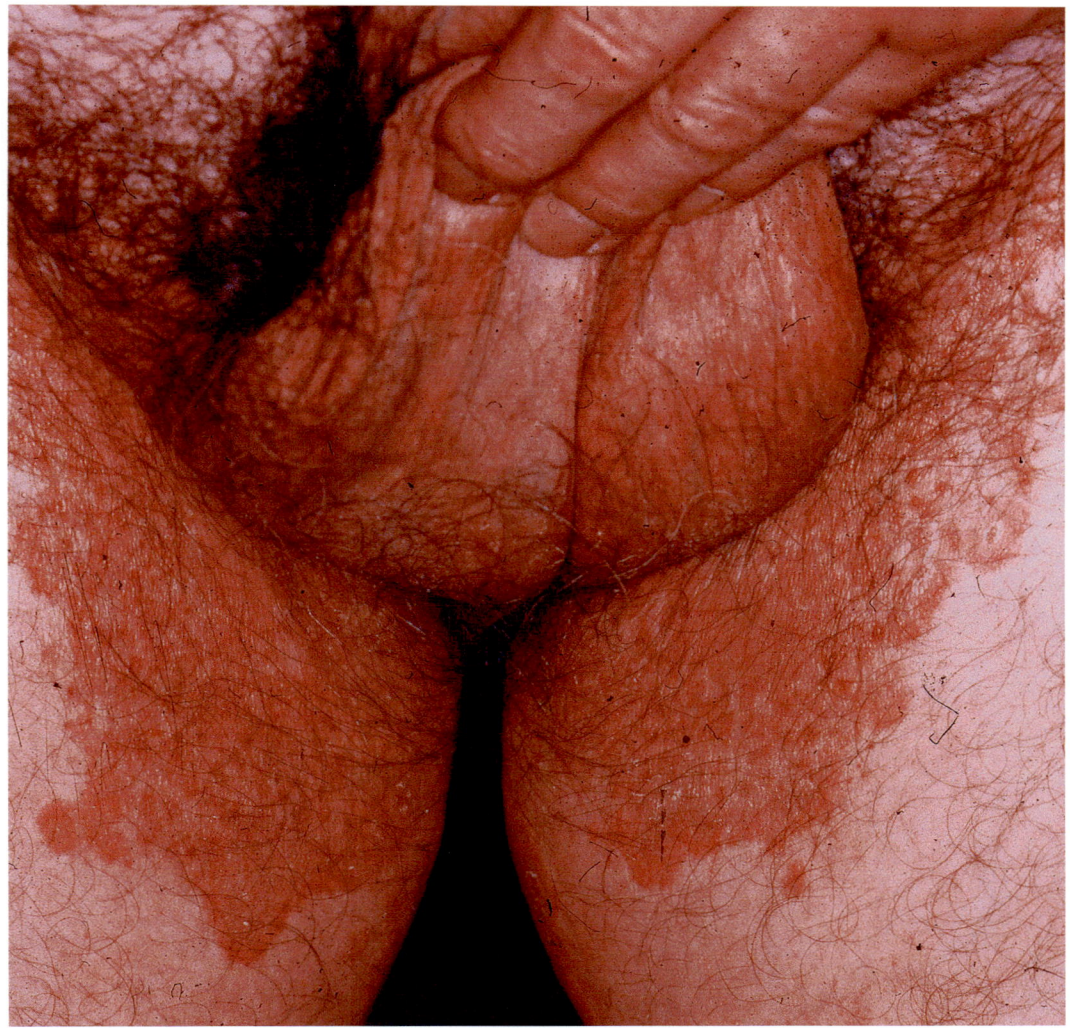

Abb. 2.14 Mykose: durch Dermatophyten verursachter Befall der Leistenregion

Eine sekundäre Mykose im Anogenitalbereich kommt bei Säuglingen sehr häufig vor: die sog. Windeldermatitis mit intertriginöser Candidose, die sich als flächenhafte Rötung mit teils randständiger Schuppung und schuppenden Satellitenherden im Windelbereich manifestiert (Abb. 2.16). Auch bei erwachsenen Patienten mit Inkontinenzleiden kommt eine solche Windeldermatitis vor.

- **Diagnose und Differenzialdiagnose**

Zur Diagnose dienen die mikroskopische Direktuntersuchung (das Nativpräparat) und die Pilzkultur (Wachstum von Hefepilzen in

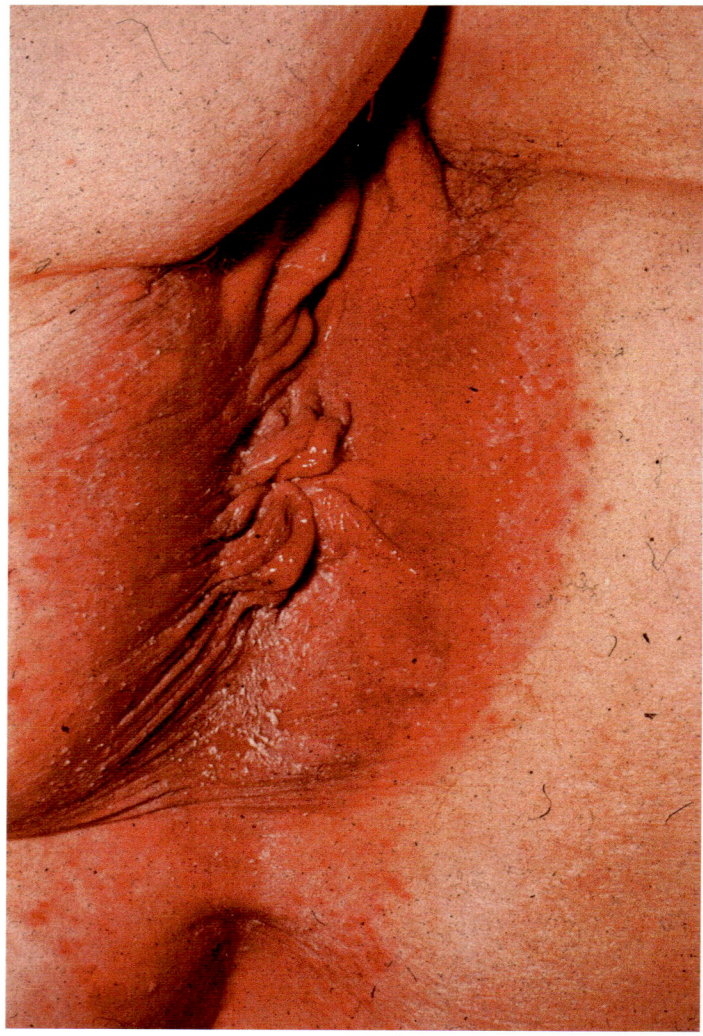

■ Abb. 2.15   Mykose: Perianale Mykose mit Rötung der Haut

24–48 h, Dermatophyten indes in 3–4 Wochen). Nur humanpathogene Pilze kommen als Erreger infrage.

Bei Frauen ist eine Genitalmykose von der vaginalen Infektion durch Trichomonaden, Chlamydien, Mykoplasmen und Gonorrhö abzugrenzen. Bei Balanitis bzw. Balanoposthitis ist auch an Balanitis plasmacellularis Zoon, Balanitis erosiva circinata und Erythroplasie Queyrat zu denken; bei Inguinalmykosen an Erythrasma, Intertrigo sowie seborrhoisches Ekzem und bei Soor-Windeldermatitis an Dermatitis seborrhoides.

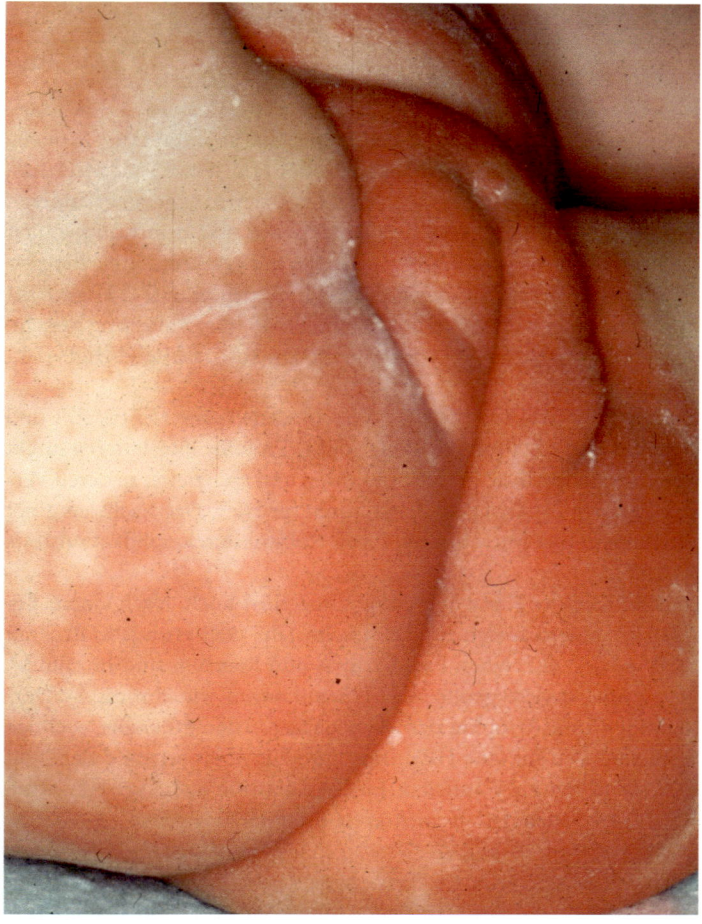

◘ Abb. 2.16 Mykose: Windeldermatitis mit intertriginöser Candidose

Therapie

Einmal täglich Sitzbäder mit Antiseptikumzusatz (z. B. Dermowas Lösung) und topische Anwendung von Polyen-Antibiotika (z. B. Biofanal Salbe und Ovula, CandioHermal Creme. Lederlind Heilpaste, Nystaderm Creme) oder Azol-Dermatika (z. B. Canesten GYN, Canifug Creme, Cloderm Creme). Bei Genitalmykosen der Frau ist im Fall einer gleichzeitigen intestinalen Candidose auch die orale Gabe von nicht resorbierbaren Polyen-Antibiotika (z. B. Ampho Moronal Lutschtabletten) zu empfehlen. Bei rezidivierenden bzw. hartnäckigen Vulvovaginalcandidosen ist eine Kombination von topischer und systemischer Therapie mit Azol- bzw. Triazol-Antimykotika (Itraconazol bzw. Fluconazol, jeweils 200 mg täglich für eine Woche oder länger) angezeigt, bei *C.-glabrata*-Infektion wurde sogar Fluconazol (z. B. Diflucan, Flunazul Hartkapseln) bis 800 mg täglich empfohlen (Donders et al. 2010, Buitrón García-Figueroa et al. 2009, Tietz 2012).

2.8 Papillomaviruskrankheiten

- **Erreger und Übertragung**

Kondylome werden durch das humane Papillomavirus (HPV) hervorgerufen, von dem inzwischen mehr als 100 an ihren DNA-Sequenzen unterscheidbare Typen bekannt sind (ein neuer Typ wird definiert durch einen mehr als 10%-igen Unterschied gegenüber anderen Typen). Am häufigsten werden die Typen 6 und 11 in Kondylomen nachgewiesen. Sie gehören zu den Typen mit geringem Entartungsrisiko (Low-risk-Typen). Dagegen sind die Typen 16 und 18 High-risk-Typen, bei denen ein hohes Risiko einer malignen Entartung besteht. Auch viele weitere HPV-Typen werden den Low-risk- und High-risk-Typen zugeordnet.

Die HPV-DNA kodiert für verschiedene frühe (E1 bis E7) und späte (L1 und L2) Proteine. Einige der E-Proteine interferieren direkt mit dem Stoffwechsel der Keratinozyten und induzieren so deren Veränderungen. Es gibt keine Zellkulturen für HPV. Der Nachweis einer Infektion erfolgt immer mithilfe von Nucleinsäureamplifikationstests (NAAT).

Die Zahl der Kondylomerkrankungen ist hoch. Nach einem Bericht der amerikanischen CDC litt im Jahr 1983 etwa jede 10. Frau an Kondylomen. Neben Promiskuität und Rauchen sind Immundefizienz und andere genitoanale Erkrankungen wie chronische Dermatitiden und Atrophie der Haut nach Kortikoidtherapie wichtige Risikofaktoren für eine HPV-Infektion. Die überwiegende Zahl von MSM sind mit HPV infiziert. Eine Assoziation zwischen HIV- und HPV-Infektionen ist in mehreren Studien nachgewiesen worden (Houlihan et al. 2012).

Die Infektion setzt ein Eindringen des Virus in die Basalschicht der Epidermis voraus. Damit aus einer Infektion die Erkrankung wird, bedarf es offenbar eines zusätzlichen Faktors, vielleicht auch einer Disposition.

Zur Frage der Wertigkeit der Zirkumzision bei HPV-Infektionen kann auf einen systematischen Review, der 21 Studien mit insgesamt 8046 zirkumzidierten und 6336 nicht zirkumzidierten Männern einschloss, verwiesen werden. Anhand dieses Reviews konnte eine signifikant geringere Prävalenz von HPV bei zirkumzidierten Männern nachgewiesen werden. Die Wahrscheinlichkeit der Neuinfektion oder des Auftretens von Kondylomen war jedoch nicht vermindert (Albero et al. 2012).

- **Klinik**

Die typischen Condylomata acuminata (Feigwarzen) des Genitale sind unterschiedlich große, verrukös-zipflige, schmalbasig aufsitzende Tumoren von livid-rötlicher Farbe mit oberflächlicher Hyperkeratose (◨ Abb. 2.17). Mitunter ähneln die Kondylome flachen Warzen, sie kommen dann stets multipel vor und sind eher grau-weiß

2.8 · Papillomaviruskrankheiten

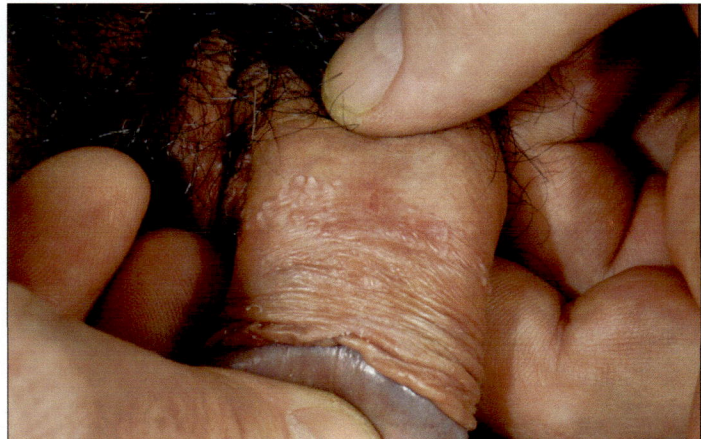

Abb. 2.17 Condylomata acuminata: typische livid-rötliche, spitze, schmalbasig aufsitzende Tumoren an Glans penis und Vorhaut

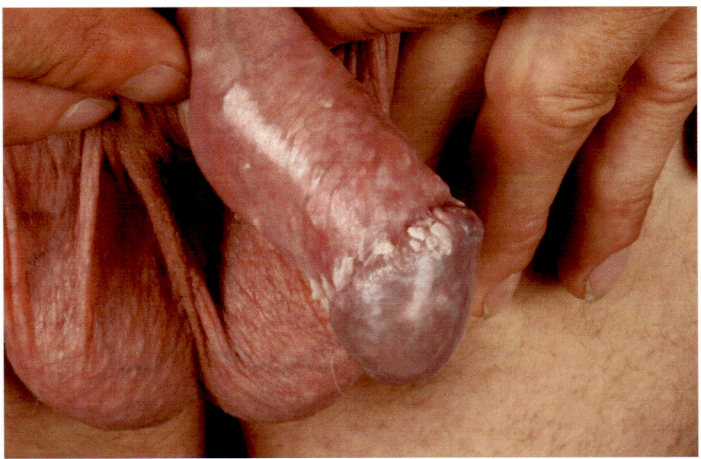

Abb. 2.18 Condylomata acuminata: flache, den vulgären Warzen gleichende Tumoren ohne typische Struktur

(Abb. 2.18). Kondylomatöse Effloreszenzen finden sich auch an der umgebenden Haut. Sie sind oft stärker pigmentiert (Abb. 2.19). Am Anoderm fehlt den Kondylomen oft die feinzipflige verruköse Ausgestaltung (Abb. 2.20).

Als Buschke-Löwenstein-Syndrom bezeichnet man gleichartige, aber riesenhafte Kondylome, in denen histologisch Spinaliome nachweisbar sind (Abb. 2.21). Bei der bowenoiden Papulose handelt es sich um bräunliche, flach-knotige, weiche Effloreszenzen an der Haut des Penisschafts, der Vulva oder des Anoderms (Abb. 2.22). Typischerweise sind jüngere Männer befallen.

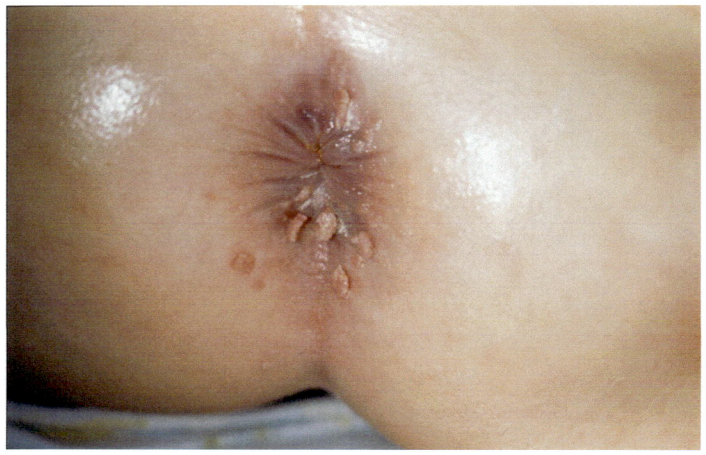

◘ Abb. 2.19 Condylomata acuminata: perianale Kondylome bei einem Kind. In diesem Fall ist an sexuellen Missbrauch zu denken

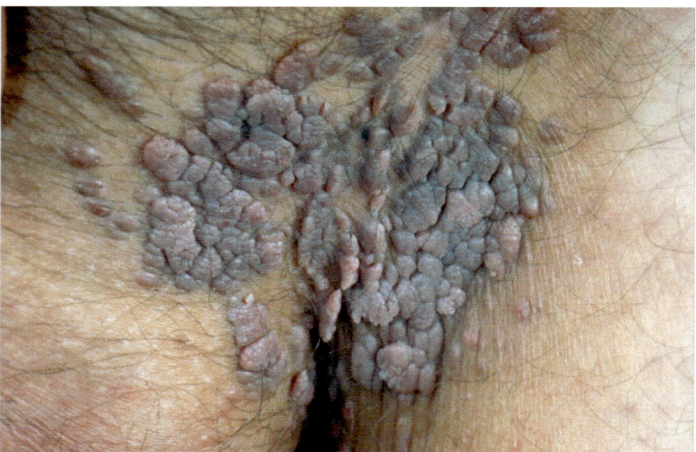

◘ Abb. 2.20 Condylomata acuminata: Inguinal und am Skrotum

Als seltene klinische Form ist die papillomassoziierte Balanitis beschrieben worden. Sie ist als fakultative Präkanzerose anzusehen und wird in Umgebung von manifesten Karzinomen beobachtet (► Abb. 3.28).

Weitere Papillomaviruskrankheiten sind die penile intraepitheliale Neoplasie (PIN, ► Abschn. 3.13), die vulväre intraepitheliale Neoplasie (VIN, ► Abschn. 3.18) und die anale intraepitheliale Neoplasie (AIN, ► Abschn. 3.1). Sie sind als Präkanzerosen von großer klinischer Bedeutung. Darüber hinaus ist die zervikale intraepitheliale Neoplasie (CIN) zu nennen, die eine Vorstufe des Zervixkarzinoms ist. Zu ihrer Besprechung sei auf Lehrbücher der Gynäkologie verwiesen (Gross et al. 2008).

2.8 · Papillomaviruskrankheiten

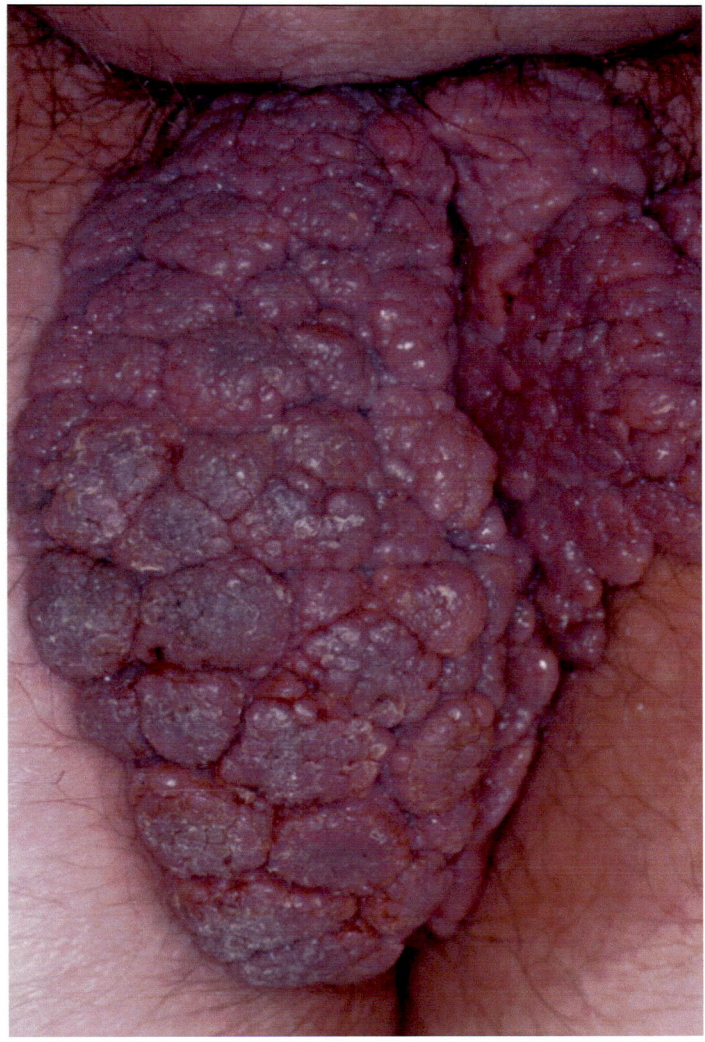

◘ **Abb. 2.21** Condylomata acuminata, sog. Riesenkondylome (Buschke-Löwenstein-Syndrom): Die Genitalregion ist von großen, beetförmigen Massen von Kondylomen bedeckt, in denen Karzinomnester gefunden werden

▪ Histologie

Entsprechend der Erhöhung der mitotischen Aktivität der Keratinozyten durch die Papillomaviren ist die Epidermis, vor allem in der Stachelzellschicht, stark verdickt und täuscht auf den ersten Blick eine karzinomatöse Hyperplasie vor (◘ Abb. 2.23). Die Zellen sind jedoch sehr regelmäßig und in typische Weise angeordnet. In vielen Bezirken findet man zahlreiche Keratinozyten mit perinukleärer Vakuolisation, die über die normale Erscheinung in periorifiziellen Schleimhäuten hinausgeht, der Kern selbst ist hyperchromatisch und rund. Das Stra-

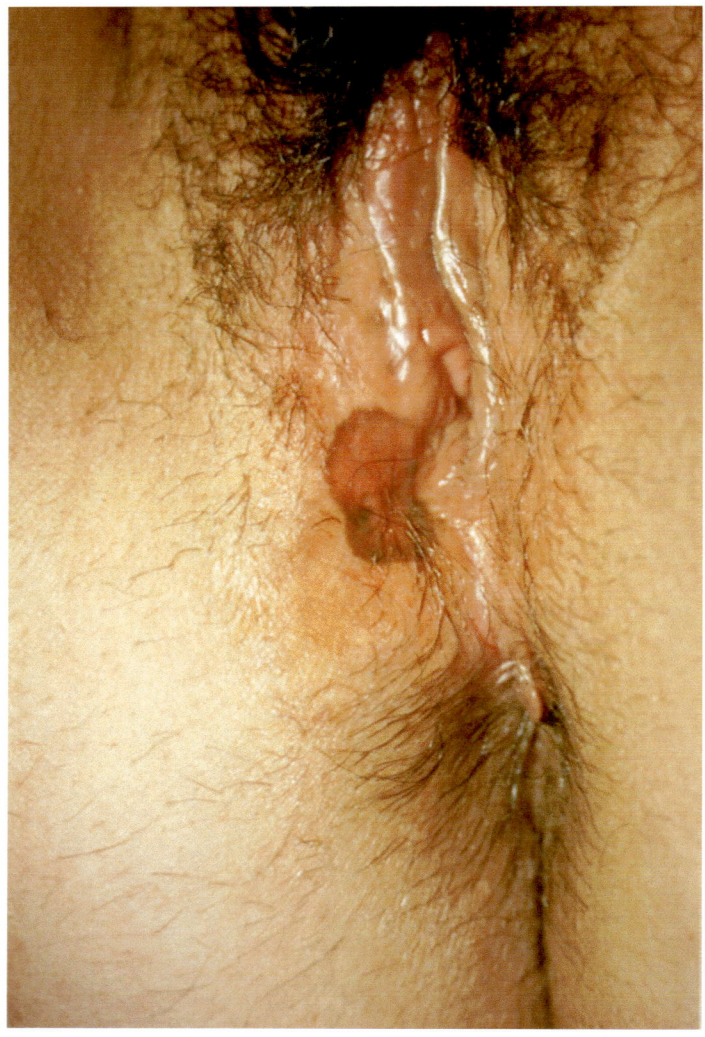

Abb. 2.22 Bowenoide Papulose: bräunlich pigmentierte, papulöse Effloreszenzen, hier an der Vulva

tum lucidum ist stärker granuliert. Immunzytologisch ist HPV vor allem in diesen Zellen nachweisbar. Mitosen kommen vor, aber andere Zeichen der Dysplasie fehlen. Nur nach Podophyllin-Behandlung kommen atypische Keratinozyten zur Beobachtung. Die Reteleisten der Dermis sind entsprechend der Hypertrophie der Epidermis stark ausgezogen, sie sind ödematös und enthalten ein geringes lymphozytäres Infiltrat. Die Kapillaren sind vermehrt.

Echte verruköse Karzinome im Sinne des Buschke-Löwenstein-Syndroms sind nicht immer leicht zu differenzieren, da ihre zelluläre Dysplasie gering ist. Auch die invadierenden Epithelstränge enthalten meist eine reguläre Basalzellschicht.

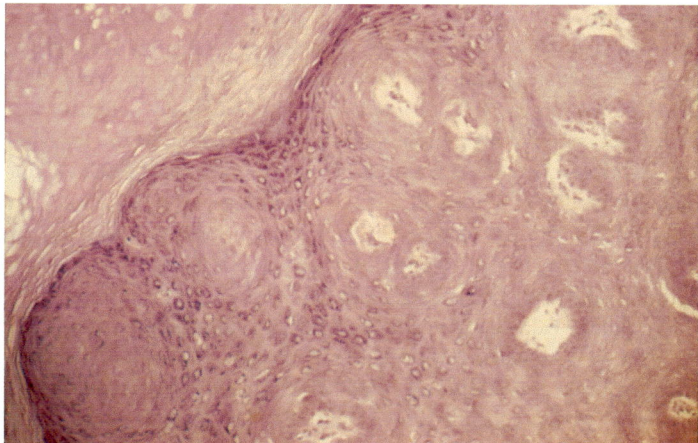

Abb. 2.23 Condylomata acuminata, Histologie: stark akanthotisch verdickte Epidermis. Vergr. 63×, Färbung: HE

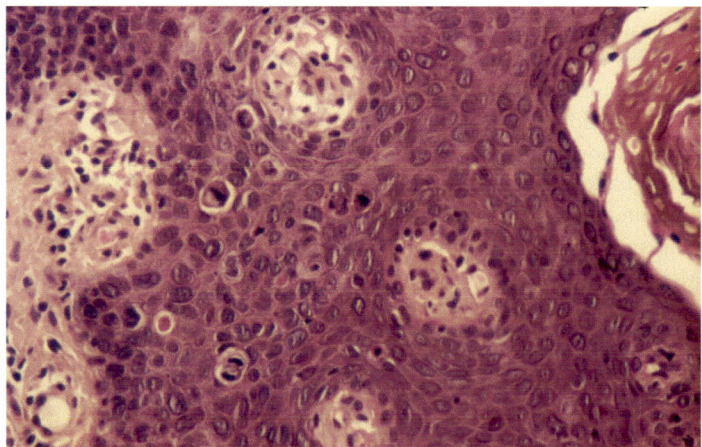

Abb. 2.24 Bowenoide Papulose, Histologie: intraepitheliale penile Neoplasie. Die Keratinozyten sind unregelmäßig geformt, sie lassen die typische Schichtung der Epidermis vermissen. Vergr. 63×, Färbung: HE

Die bowenoide Papulose bietet mikroskopisch das Bild eines Morbus Bowen, dem intraepithelialen Karzinom der Haut (Abb. 2.24). Die Zellen lassen die typische Schichtung vermissen, sie weisen Metaplasie auf und haben eine unregelmäßige Anordnung der Zellkerne, viele von ihnen sind groß, hyperchromatisch und pleomorph. Einzelne Zellen zeigen eine Dyskeratose und atypische Mitosen oder sind multinukleär. Die Zellen sind teilweise vakuolisiert und zeigen Einzelzellverhornung (eosinophile Zellen). Die Zellatypien sind jedoch geringer als beim Morbus Bowen, die Keratinozytendifferenzierung ist weitgehend normal.

- **Diagnose**

Im Allgemeinen ist die klinische Erkennung leicht. Im Zweifelsfall hilft die Touchierung mit 5%-iger Essigsäure (brennt nicht). Aufgrund ihrer dicken Hornschicht färben sich Kondylome weiß, während andere Hautveränderungen unverändert bleiben. Selten ist die Exzision zur histologischen Untersuchung notwendig. Im Zweifelsfall ist nur dadurch eine beginnende Entartung zu erfassen. Der Nachweis der HPV-DNA kann mit einem Nukleinsäureamplifikationstest durchgeführt werden. Dieser Nachweis ist weniger für die Diagnose als für epidemiologische oder wissenschaftliche Studien von Interesse.

In jedem Fall ist eine Untersuchung des oder der Sexualpartner anzustreben, insbesondere bei rezidivierenden Erkrankungen, um Reinfektionen zu vermeiden. Anale Kondylome beim Mann weisen häufig auf sexuelle Kontakte zwischen Männern (MSM) hin.

- **Therapie**

Ablative Methoden bestehen in der einfachen Abtragung mit dem Diathermiegerät, wobei der Knopf der Schlinge vorzuziehen ist. Die Kondylome werden damit so lange koaguliert und die Nekrosen jeweils abgewischt, bis sie beseitigt sind. Die Entfernung mit einem scharfen Instrument führt zu heftigen Blutungen, davon ist dringend abzuraten. Ebenso gut gelingt die Koagulation mit dem **Nd:YAG-Laser** (Neodym-dotierter Yttrium-Aluminium-Granat-Laser) oder **CO_2-Laser**. Beide Methoden sind gleichwertig, ihr Einsatz hängt von der Verfügbarkeit und der Übung des Operateurs ab. Bei endourethralen oder endovaginalen Kondylomen sind allerdings die Laserbehandlungen wegen der besseren Zielsicherheit überlegen. Die ablativen Methoden führen in 70-80 % zum Verschwinden der Papillome, die Rezidivrate ist – auch bei mehrfacher Wiederholung der Behandlung – mit etwa 25 % jedoch hoch.

Podophyllotoxin ist ein lokal wirkendes Zytostatikum. Es kann als 0,5–2%-ige Tinktur von dem Patienten selbst aufgebracht werden. Dann entwickelt sich innerhalb von 1–2 Tagen eine Erosion, in der die Kondylome einschmelzen. Nach 7 Tagen ist der Defekt mit normaler Haut wieder epithelisiert. Bei der Anwendung von Podophyllotoxin ist darauf zu achten, dass die Fläche 1–2 cm^2 nicht überschreitet, weil sonst die Resorption zu groß wird. Bei Schwangeren ist aus diesem Grund die Behandlung kontraindiziert. Auch dürfen die Tumoren nicht dicker als 5 mm sein, sonst reicht die Podophyllotoxinwirkung nicht aus.

Trichloressigsäure als gleichwertiges Zytostatikum wird in Afrika weit verbreitet angewendet, ist in Deutschland jedoch ungebräuchlich (Buck 2010).

Imiquimod ist ein lokal wirksamer Immunmodulator. Es ist ein Agonist für den Toll-like-Rezeptor 7, über den Makrophagen und Keratinozyten angeregt werden, proinflammatorische Zytokine zu sezernieren. Imiquimod steht als 5%-ige Creme zur Verfügung (Aldara). Die Behandlung erfolgt durch den Patienten selbst bis zur Abheilung der Papillome, dies kann mehrere Wochen lang dauern. Die Behandlung kann zu Erythem, Ödem, Brennen und lokalen Schmerzen führen. Die Patienten müssen vor diesen Nebenwirkungen gewarnt werden, weil sie sonst die Behandlung zu früh absetzen. Die Erfolgsrate liegt bei ca. 40 %, die Rezidivrate bei etwa 10 %.

Polyphenon E ist ein Extrakt aus grünem Tee. Der Hauptwirkstoff ist ein Catechin, das auf mehrere zelluläre Signalwege wirkt. Auch damit ist eine lokale Behandlung möglich (Veregen). Die Erfolgs- und Rezidivraten sind in ähnlich wie bei Imiquimod.

Bei allen Behandlungsmaßnahmen ist in hoher Zahl mit Rezidiven zu rechnen, die Rate liegt bei bis zu 25 %. Diese Fälle müssen erneut, auch mit wechselnden Verfahren, behandelt werden, bis die Krankheit erloschen ist (Stanley et al. 2012). Erschwert wird eine Ausheilung durch das Phänomen der Latenz. Die HPV-DNA kann über Jahre hinweg in den Epithelzellen vorhanden sein. Bei immunkompetenten Personen ist ein erneuter Krankheitsausbruch unwahrscheinlich, im Fall einer eintretenden Immuninsuffizienz kann es jedoch zur Reaktivierung kommen.

Bei allen ausgedehnten Kondylomerkrankungen ist an die Möglichkeit einer T-Zell-Funktionsstörung zu denken, und entsprechende Untersuchungen sind einzuleiten. Gerade bei HIV-Infizierten (▶ Abschn. 2.4) findet man ausgedehnte und schwer zu beeinflussende Papillomaviruskrankheiten.

■ **Prophylaxe**

Es gibt 2 zugelassene Impfstoffe gegen Papillomavirusinfektionen. Cervarix (GlaxoSmithKline) ist zur Prävention von zervikalen intraepithelialen Neoplasien (CIN) und Zervixkarzinomen entwickelt worden, die durch die Typen 16 und 18 des humanen Papillomavirus verursacht werden. In den Zulassungsstudien konnte eine signifikante Verminderung dieser Erkrankung um bis zu 90 % nachgewiesen werden (Pathirana et al. 2009). Gardasil (Merck Sharp & Dohme) immunisiert gegen die Typen 6, 11, 16 und 18 des Papillomavirus. Diese Typen verursachen etwa 75 % der Zervixkarzinome und 90 % der Kondylome. Es immunisiert, wie auch Cevarix, nicht gegen Infektionen mit anderen HPV-Typen und nicht gegen Karzinome aus anderer Ursache.

Die STIKO empfiehlt für alle Mädchen im Alter von 12–17 Jahren eine Impfung mit 3 Dosen vor dem ersten Sexualverkehr. Über die epidemiologische Wirksamkeit der Immunisierung von Jungen und Männern zur Verhinderung der Infektion bei Frauen liegen keine ausreichenden Daten vor. Geimpfte Personen sollen darauf hingewiesen werden, dass die Impfung nicht gegen die Infektionen mit anderen Typen schützt und dass deshalb die Maßnahmen zur Früherkennung von intraepithelialen Neoplasien unverändert erforderlich sind.

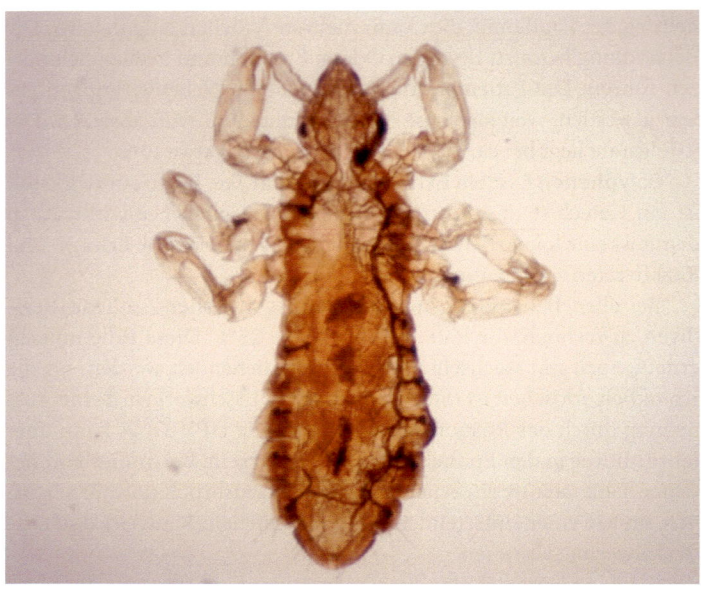

Abb. 2.25 Phthirus pubis, die Filzlaus

2.9 Hautkrankheiten durch Parasiten

2.9.1 Phthiriasis pubis

- **Erreger und Übertragung**

Die Filzlaus, *Phthirus pubis*, ähnelt der Kopflaus, sie ist 1–3 mm lang und hat 3 Beinpaare (Abb. 2.25). Die Läuse leben auf der Haut, sie fixieren sich mit hakenförmigen »Füßen« an den Haaren und ernähren sich von dem Blut des Wirtes. Die weiblichen Läuse kleben ihre Eier als Nissen an die Haare. Aus den Eiern schlüpfen nach 6–10 Tagen wieder Läuse, die vorige Generation geht dann zugrunde. Die Übertragung erfolgt stets von einem Menschen auf den anderen, da die Läuse außerhalb der menschlichen Körperwärme nur kurzzeitig überleben.

- **Klinik**

Der Läusebefall macht sich durch intensiven Juckreiz an den behaarten Regionen bemerkbar. Bei genauer Inspektion erkennt man leicht die Nissen an den Schamhaaren, dann auch die sich träge bewegenden Läuse an der Basis der Haare (Abb. 2.26). Manchmal fallen als Erstes die kleinen Hämatome an den Bissstellen auf (»taches bleues«).

- **Diagnose**

Diese ist einfach, erforderlichenfalls sind Läuse und Nissen nach Fixierung mit Alkohol bei Lupenvergrößerung im Mikroskop gut zu identifizieren.

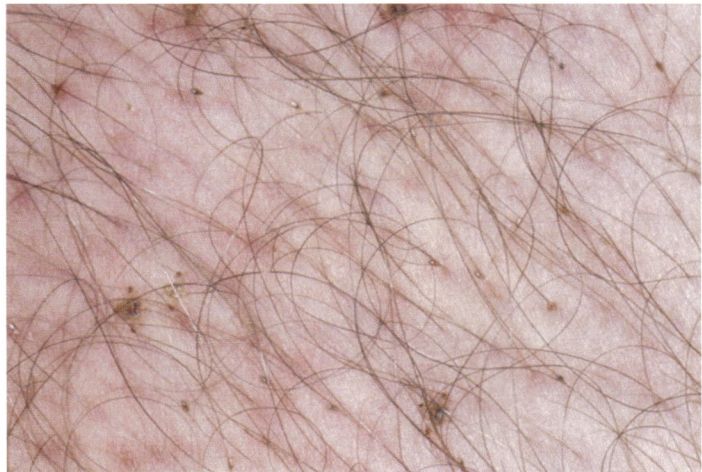

Abb. 2.26 Phthiriasis pubis: An den Schamhaaren hängen die mit bloßem Auge sichtbaren Nissen (Eier) und Läuse

- **Therapie**

Die Behandlung erfolgt mit Emulsionen von Lindan oder Malathion. Schon ein einmaliges Auftragen genügt zur Abtötung der Tiere und der Nissen, nach einigen Stunden wird die Substanz abgewaschen. Sicherheitshalber kann man die Behandlung 2- oder 3-mal wiederholen. Die Bett- und Leibwäsche sollte gewechselt und gekocht werden, um eine mögliche Reinfektion zu vermeiden.

2.9.2 Skabies

- **Erreger und Übertragung**

Die Krankheit wird durch die ca. 0,3 mm große Krätzemilbe, *Sarcoptes scabiei*, verursacht. Die weibliche Milbe bohrt Gänge in der Hornschicht der Epidermis parallel zur Oberfläche und legt dort Eier ab. Es entsteht eine entzündliche Reaktion, durch die Antigene ins Blut gelangen. An der ganzen Haut können sich danach ekzemartige Erscheinungen zeigen. Im Mittel finden sich auf der Haut nur 5–10 Milben. Nach der Infektion kann eine Inkubationszeit von mehreren Wochen verstreichen.

Die Übertragung erfolgt meist durch direkten Körperkontakt. Lebende Milben wurden aber auch – noch nach mehreren Tagen – im Staub von Kleidern und Betten Skabieskranker gefunden. Das erklärt, dass Familienmitglieder, Soldaten oder Schüler, die ein Zimmer teilen, erkranken können.

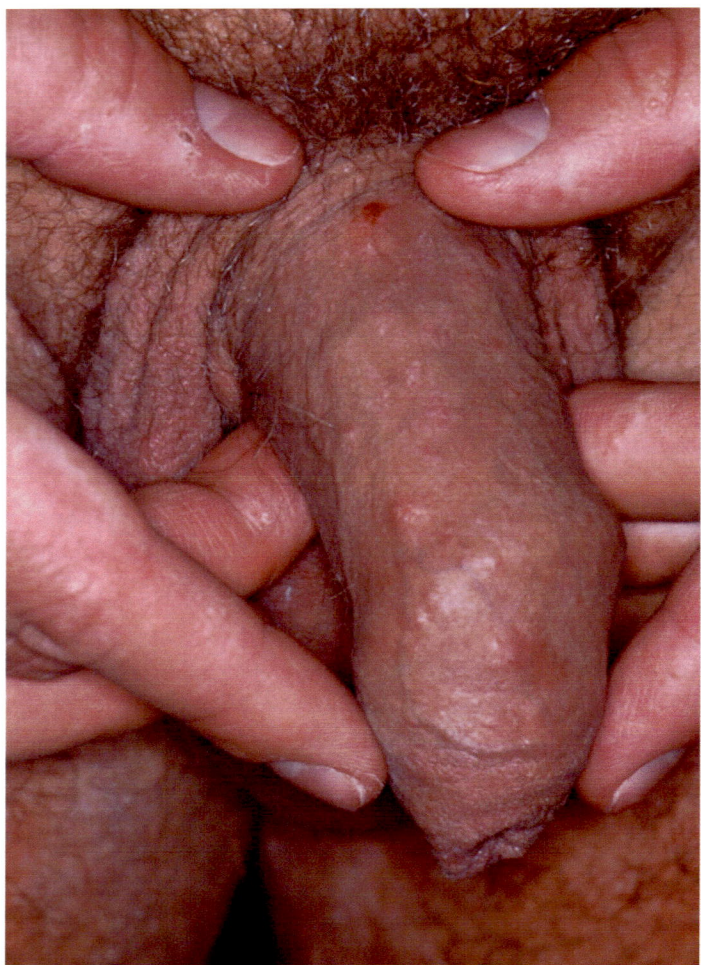

◘ Abb. 2.27 Skabies: am Penis strichförmige, exkoriierte (aufgekratzte) Effloreszenzen, die einem Milbengang entsprechen

▪ Klinik

Vorherrschendes Symptom ist der heftige Juckreiz, der sich nachts verstärkt. An Penis und Skrotum, großen Labien, Bauchnabel und an anderen Hautstellen findet man dann die charakteristischen Milbengänge, ca. 1–2 cm lange, strichförmige, entzündliche Effloreszenzen. Sie sind häufig durch Kratzen exkoriiert (◘ Abb. 2.27). Die regionalen Lymphknoten können anschwellen. Gelegentlich finden sich sekundäre bakterielle Infektionen durch *Staph. aureus* oder hämolysierende Streptokokken.

▪ Diagnose

Der starke Juckreiz und der Befund von Milbengängen sind charakteristisch. Der Milbennachweis kann mithilfe einer Lupenvergrößerung

(Dermatoskopie) an der intakten Haut oder im Tesafilm-Abrisspräparat erfolgen: Wenn man die Haut im Bereich eines vermuteten Gangs mehrfach mit Tesafilm abzieht, kann man zwischen dem 10. und 20. Abriss die Milbe finden.

■ Therapie

Leitlinien, die sich auf kontrollierte Behandlungsstudien stützen können, liegen nur in sehr begrenztem Umfang vor. Wichtig ist auch hier die anschließende Desinfektion von Bett- und Leibwäsche, um Reinfektionen zu vermeiden. Die Patienten müssen darüber informiert werden, dass Juckreiz und Ausschlag bis zu 2 Wochen lang trotz erfolgreicher Behandlung persistieren können. Auch können Bettmilben wegen Antigengemeinschaft persistierende Symptome unterhalten.

Die amerikanische CDC empfehlen gleichwertig die topische Behandlung mit Permethrin 5 %, Lindan 1 % (nicht in der Schwangerschaft) und Ivermectin oral. Für alle 3 Präparate stehen in Deutschland keine Fertigarzneimittel zur Verfügung, aber ein Import ist möglich (Wendel u. Rompalo 2002).

2.10 Syphilis

■ Erreger, Epidemiologie

Erreger ist *Treponema pallidum*, ein gramnegatives, spiralig gewundenes Bakterium von 10–30 µm Länge. Es ist unter anaeroben Bedingungen, jedoch nur in einer Zell- oder Gewebekultur, anzüchtbar und vermehrt sich nur langsam. Seine Übertragung erfolgt fast ausschließlich von Mensch zu Mensch, denn es ist sehr empfindlich gegen physikalische und chemische Änderungen in seiner Umgebung. Das Bakterium kann die intakte Epidermis nicht durchdringen, zur Infektion ist eine Verletzung der obersten Hautschichten erforderlich. Die Erreger breiten sich dann rasch im strömenden Blut aus, obwohl die Erkrankung sich zunächst auf den Ort der Infektion beschränkt. Sowohl im Primäraffekt als auch aus den Hauterscheinungen des Generalisationsstadiums sind die Erreger nachweisbar und können ausgeschieden werden.

Nach § 7 Abs. 3 des Infektionsschutzgesetzes von 2001 unterliegen der direkte und indirekte Nachweis einer *Treponema-pallidum*-Infektion einer nichtnamentlichen Meldepflicht direkt an das Robert-Koch-Institut. Seit 2001 wurde ein deutlicher Anstieg der gemeldeten Syphilisinfektionen beobachtet; vergleichbare Zunahmen der Syphilisinzidenz im selben Zeitraum wurden auch aus den meisten anderen EU-Ländern und aus Nordamerika berichtet.

■ Klinik

Die ersten klinischen Erscheinungen entstehen im Durchschnitt nach etwa 3 Wochen an der Eintrittsstelle des Erregers, vorwiegend im Genitalbereich (Frühsyphilis, Primärstadium). Die Inkubationszeit kann zwischen 10 Tagen und 3 Monaten variieren. Das erste Zeichen

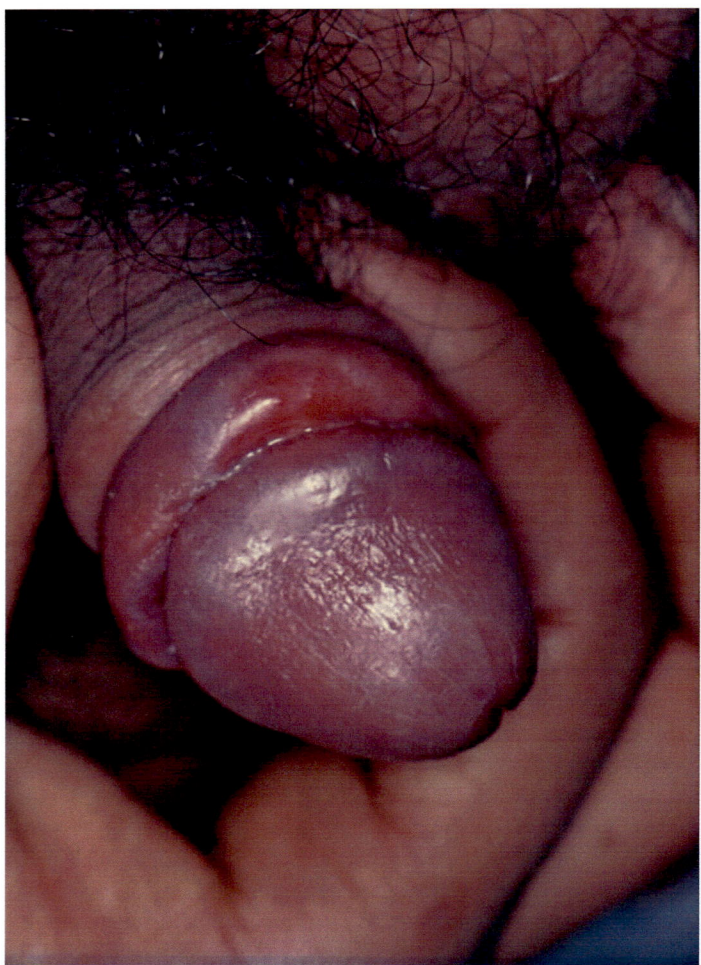

■ **Abb. 2.28** Syphilis, Primäraffekt: Am äußeren Vorhautblatt finden sich schmerzlose, flache Geschwüre, in denen die Erreger (*Treponema pallidum*) nachweisbar sind

ist ein dunkelroter Fleck oder ein Knötchen, das rasch in eine Erosion übergeht. Dies ist der sogenannte Primäraffekt. Ausdehnung und Tiefe des Defekts nehmen allmählich zu, nach 1–2 Wochen zeigt der Primäraffekt sein typisches Aussehen: ein scharf begrenztes, flaches Geschwür mit gelblich belegtem Grund und derbem, nicht unterminiertem Randwall (■ Abb. 2.28). Charakteristisch ist die Schmerzlosigkeit. Später wird die ödematöse Schwellung, die den Primäraffekt umgibt, deutlicher und aufgrund eines massiven zellulären Infiltrats sehr derb (induratives Ödem; ■ Abb. 2.29). Daher stammt die Bezeichnung »harter Schanker«. Der Primäraffekt hat nicht immer sein klassisches Aussehen als induriertes und schmerzloses Ulkus. Bei Immundefekten, z. B. bei HIV-Krankheit, hat der Primäraffekt oft einen anderen Charakter.

2.10 · Syphilis

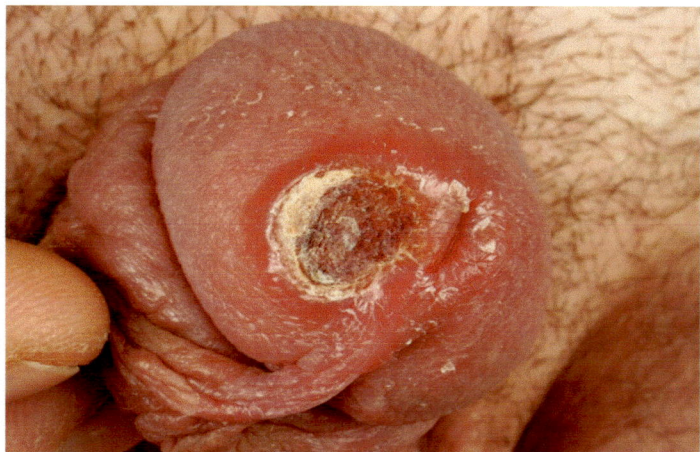

Abb. 2.29 Syphilis, Primäraffekt: Nach längerem Bestehen wird der Primäraffekt größer und gelblich belegt

An den Primäraffekt schließt sich eine Lymphangitis an; im Verlauf der folgenden Wochen entwickeln sich regionäre Lymphknotenschwellungen. Auch sie sind schmerzlos, derb, fluktuieren nicht und schmelzen nicht ein. Üblicherweise sitzt der Primäraffekt an den Genitalorganen, beim Mann häufig im Sulcus coronarius, bei der Frau an den kleinen Labien oder auch an der Cervix uteri. Etwa 10 % der Primäraffekte sind extragenital lokalisiert, zumeist im Mund, an den Mamillen oder am Anus. Alle Ulzerationen erleichtern die Übertragung von HIV (Schmid 1990).

Wenn keine Therapie erfolgt, kommt es meist erst nach Abheilung des Primäraffekts, in 15 % noch während seines Bestehens, zur hämatogenen Ausbreitung der Erreger und zum Auftreten von Hauterscheinungen (Frühsyphilis, Sekundärstadium). Die Hauterscheinungen stellen sich meist als nicht juckendes Exanthem dar. Dieses hat zunächst einen rein makulösen Charakter und ist vor allem an Stamm und Flanken lokalisiert (Roseola syphilitica; Abb. 2.30). Nach einigen Tagen werden aus den Flecken Knötchen (papulöses Exanthem). Die Knötchen wandeln sich bei Mitbeteiligung der Epidermis teilweise in Schuppen um (squamöse oder psoriasiforme Exantheme). Die Effloreszenzen haben eine gelblich-bräunlich-rötliche Farbe, auf Glasspateldruck bleibt ein bräunliches Infiltrat. Sie sind an dunkler Haut oft schwer zu erkennen. In allen Effloreszenzen sind Erreger vorhanden und evtl. auch nachweisbar, bei Erosionen auch auf der Hautoberfläche. Die Hauterscheinungen haben keine bevorzugte Lokalisation. Weitere Krankheitserscheinungen sind Abgeschlagenheit, Müdigkeit, Blässe, Leberschwellung mit Nachweis entsprechender Laborwerte und Anämie.

Bestehen die Krankheitszeichen der Syphilis bereits länger als ein Jahr, spricht man von Spätsyphilis. Typisch sind hierbei die perianal

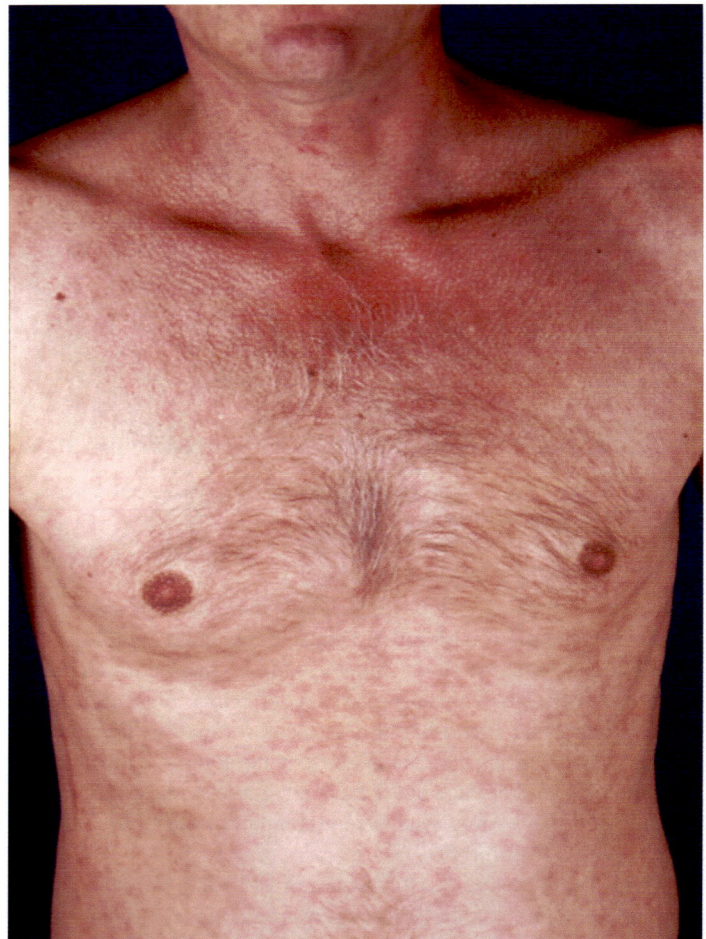

Abb. 2.30 Syphilis, 2. Stadium: wenig farbintensive, rötlich-bräunliche, schmerzlose, chronische Infiltrate, die bei histologischer Untersuchung einen großen Reichtum an Plasmazellen aufweisen (Roseola syphilitica)

und perigenital gelegenen Papeln (Condylomata lata; ◘ Abb. 2.31). Von besonderer klinischer Bedeutung sind dann jedoch die Erkrankungen des zentralen Nervensystems, die Tabes dorsalis und die progressive Paralyse sowie die kardiovaskuläre Syphilis mit dem Aneurysma dissecans.

Bei HIV-Patienten zeigt die Syphilis häufiger ungewöhnliche Manifestationen und foudroyante Verläufe. Bei 20 % der Syphilis/HIV-Koinfizierten wurde bereits während der Frühsyphilis eine Neurosyphilis diagnostiziert. Eine Syphilis kann vorübergehend zu Anstiegen der HI-Viruslast und zur Verschlechterung des Immunstatus führen.

- **Diagnostik**

In dem frisch gewonnenen Sekret eines Ulkus lässt sich mithilfe der Dunkelfeldmikroskopie oder im Phasenkontrastmikroskop *T. palli-*

2.10 · Syphilis

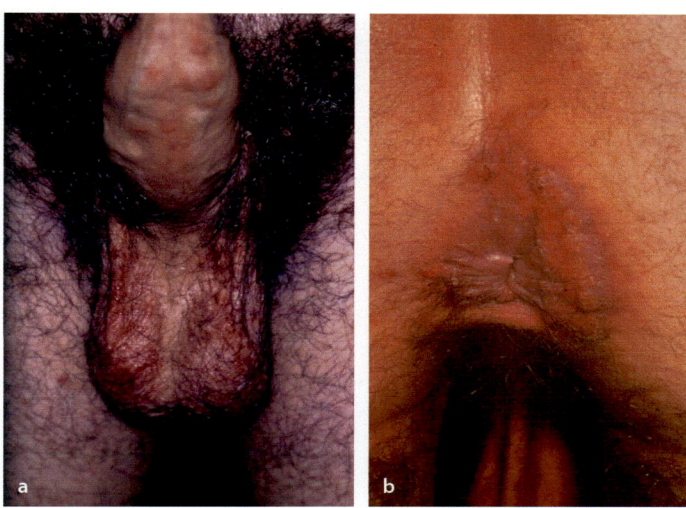

Abb. 2.31a, b Syphilis: im Spätstadium flache, schmerzlose Infiltrate (Condylomata lata) am Genitale (**a**) oder perianal (**b**)

dum nachweisen; allerdings gelingt der Nachweis nur geübten Untersuchern. Ein Sekret kann auch zum Nachweis spezifischer Nukleinsäuren verwendet werden, jedoch hat diese Technik noch keinen Stellenwert in der Routine. Die Histologie zeigt ◘ Abb. 2.32.

Im Fall einer Erkrankung können im Blut erregerspezifische Antikörper nachgewiesen werden. Als besonders geeignet hat sich hierfür der TPPA-/TPHA-Test (*Treponema-pallidum*-Häm- bzw. -Partikelagglutinationstest) erwiesen. Bei negativem Resultat entfallen weitere Untersuchungen. Es kann davon ausgegangen werden, dass zum Zeitpunkt der Probennahme entweder keine Treponemeninfektion vorgelegen oder diese sich noch im seronegativen Frühstadium befunden hat.

▪ Therapie

Zur Behandlung der verschieden Stadien der Syphilis wurden weltweit nur wenige evidenzbasierte (randomisierte, kontrollierte) klinische Studien durchgeführt. *Treponema pallidum* ist jedoch auch nach 70 Jahren Behandlung mit Penicillin sensibel gegenüber diesem Antibiotikum. Nur bei Penicillinallergie ist ein Ausweichen auf andere Antibiotika (Cephalosporine, Makrolide, Tetrazykline) erforderlich.

Empfohlene Therapie (Schöfer et al. 2013): Benzathin-Benzylpenicillin (Pendysin, Tardocillin) 2,4 Mio. I.E. i.m. (gluteal links/rechts je 1,2 Mio. I.E.). Bei Penizillinallergie: Doxycyclin 2-mal 100 mg/Tag p.o. für 14 Tage oder Erythromycin 4-mal 0,5 g/Tag p.o. für 14 Tage.

▪ Partneruntersuchungen

Leidet ein Patient an einer primären Syphilis, so gelten alle Sexualpartner der letzten 3 Monate als potenzielle Ansteckungsquellen bzw.

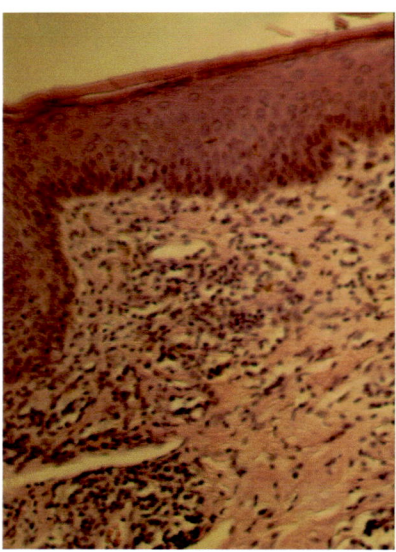

Abb. 2.32 Syphilis, Histologie: Die Epidermis ist akanthotisch verdickt und zeigt Parakeratose mit leukozytärer Durchwanderung. Im Korium liegt ein unspezifisches, plasmazellreiches, mantelförmig perivaskuläres Infiltrat. Vergr. 63×, Färbung: HE

als möglicherweise vom Patienten infiziert, da die maximale Inkubationszeit der primären Syphilis etwa 90 Tage beträgt. Bei Patienten mit sekundärer oder frühlatenter Syphilis müssen sich die Erfassung und möglichst auch die Untersuchung der Sexualpartner auf die vergangenen 2 Jahre erstrecken. Neben der klinischen Untersuchung muss eine Serodiagnostik, die bei Verdacht auf sehr frische Infektionen auch einen IgM-Nachweis beinhaltet, durchgeführt werden. Die Serodiagnostik sollte bei seronegativen Partnern nach 6 Wochen und 3 Monaten überprüft werden.

2.11 Ulcus molle

Erreger und Übertragung

Das Ulcus molle (»chancroid«) wird durch das gramnegative *Haemophilus ducreyi* hervorgerufen. Es ist schwierig zu kultivieren, der Nachweis gelingt in maximal 80 % der Fälle. Geeignete Kulturmedien sind nicht kommerziell verfügbar, auch immunologische Tests für den Bakteriennachweis gibt es nicht. Die Krankheit ist in tropischen Ländern häufiger, in den entwickelten Ländern werden Fallbeobachtungen vor allem aus den Einzugsbereichen internationaler Flughäfen gemeldet.

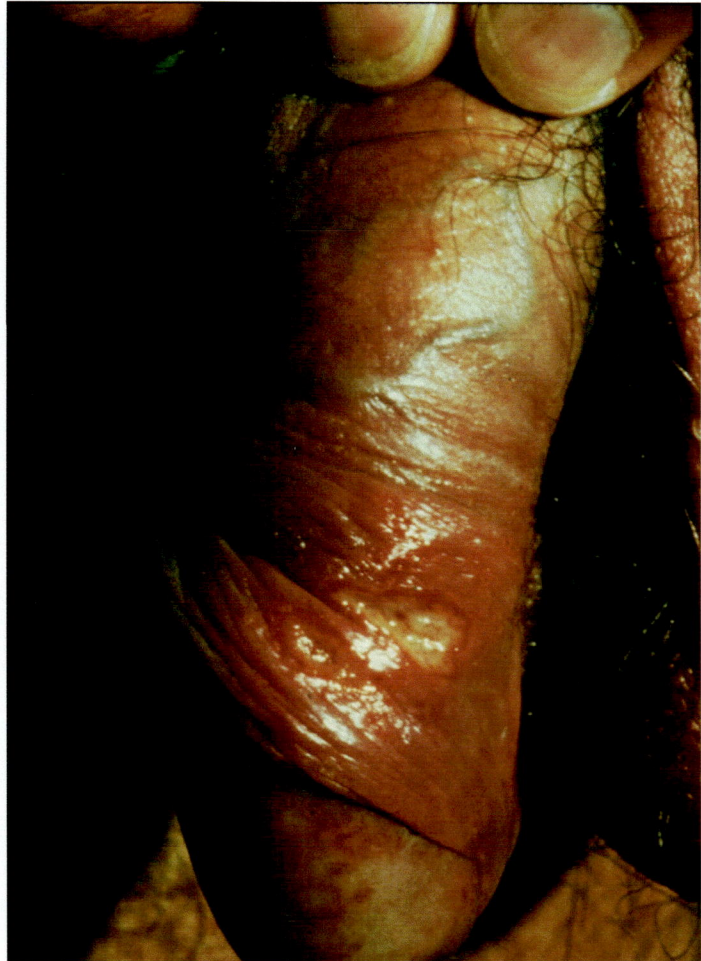

 Abb. 2.33 Ulcus molle: weiches Ulkus mit unterminiertem Rand, das schmerzhaft ist

- **Klinik**

Nach einer Inkubationszeit von 1–14 Tagen beginnt die Erkrankung mit einem entzündlichen Knoten, der sich in wenigen Stunden zu einem flachen, nicht indurierten, meist schmerzhaften Ulkus umbildet (Abb. 2.33). Durch Autoinokulation können aus einem Ulkus rasch mehrere werden. Typischerweise finden sich die Ulzera an der Anogenitalregion, aber auch außerhalb dieser Region können sie bei entsprechender Infektion auftreten, so an der Brust, an den Lippen und der Zunge. Die regionalen Lymphknoten bleiben unbeteiligt.

- **Diagnose und Differenzialdiagnose**

Die Diagnose stützt sich auf das typische klinische Bild und die gramgefärbten Ausstriche, in denen die typischen fischzugartigen Bakte-

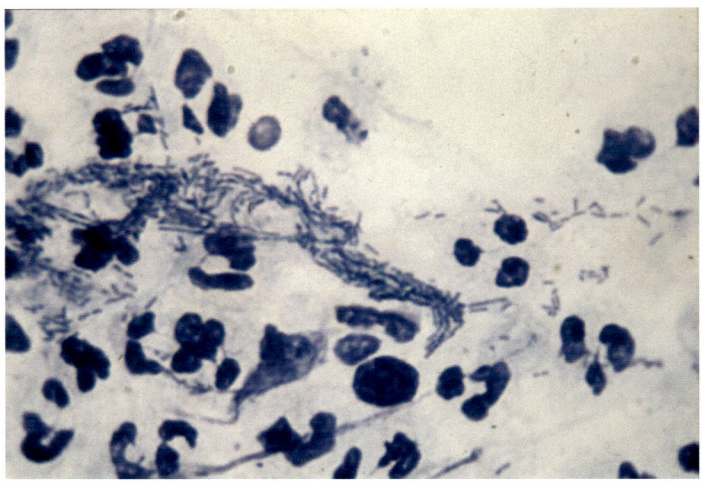

Abb. 2.34 Ulcus molle, Ausstrichzytologie: Die Erreger liegen »fischzugartig« zusammen. Vergr. 250×, Färbung: Giemsa

rienketten zu sehen sind (Abb. 2.34). Damit werden eine Sensitivität von 62 % und eine Spezifität von 99 % erreicht. Ein kultureller Nachweis ist möglich, aber meist nicht erforderlich. Die Abtrennung von anderen ulzerierenden genitalen Krankheiten wie Syphilis, Herpes genitalis, Donovanosis und Lymphogranuloma inguinale ist mit mikrobiologischen Methoden meist ohne Schwierigkeiten möglich. Wie andere anogenitale Krankheiten, die zu einer Kontinuitätstrennung der Epidermis führen, erhöht auch das Ulcus molle das Risiko einer HIV-Infektion. In einer Metaanalyse fand sich eine statistisch signifikante Assoziation zwischen dem Vorhandensein von genitalen Ulzerationen und einer HIV-Serokonversion.

- **Therapie**

Verschiedene Antibiotika sind zur Behandlung geeignet. Resistenzen gibt es selten. Azathioprin und Ceftriaxon haben den Vorteil der einzeitigen Behandlung.

Literatur

Adridogan IA, Izol V, Ilkit A (2011) Superficial fungal infections of the male genitalia: a review. Crit Rev Microbiol 37 (3): 237–44

Albero G, Castellsagué X, Giuliano AR, Bosch FX (2012) Male circumcision and genital human papillomavirus: a systematic review and meta-analysis. Sex Transm Dis 39 (2): 104–13

Arnold CA, Limketkai BN, Illei PB, Montgomery E, Voltaggio L (2013) Syphilitic and lymphogranuloma venereum (LGV) proctocolitis: clues to a frequently missed diagnosis. Am J Surg Pathol 37 (1): 38–46

Bremer V, Meyer T, Marcus U, Hamouda O (2006) Lymphogranuloma venereum emerging in men who have sex with men in Germany. Euro Surveill 11 (9): 152–4

Literatur

Buck H Jr (2010) Warts (genital). BMJ Clin Evid (online) 2010: 1602

Buitrón García-Figueroa R, Araiza-Santibáñez J, Basurto-Kuba E et al. (2009) Candida glabrata: an emergent opportunist in vulvovaginitis. Cir Cir 77 (6): 423–7

Centers for Disease Control and Prevention (CDC) (2012) Update to CDC's sexually transmitted diseases treatment guidelines, 2010: oral cephalosporins no longer a recommended treatment for gonococcal infections. MMWR Morb Mortal Wkly Rep 61 (31): 590–4

Coyle PV, Desai A, Wyatt D, McCaughey C, O'Neill HJ (1999) A comparison of virus isolation, indirect immunofluorescence and nested multiplex polymerase chain reaction for the diagnosis of primary and recurrent herpes simplex type 1 and type 2 infections. J Virol Methods 83 (1–2): 75–82

Donders GG, Bellen G, Mendling W (2010) Management of recurrent vulvo-vaginal candidosis as a chronic illness. Gynecol Obstet Invest 70 (4): 306–21

Fidel PL Jr (2005) Immunity in vaginal candidiasis. Curr Opin Infect Dis 18 (2): 107–11

Gallegos M, Bradly D, Jakate S, Keshavarzian A (2012) Lymphogranuloma venereum proctosigmoiditis is a mimicker of inflammatory bowel disease. World J Gastroenterol 18 (25): 3317–21

Gross G, Ikenberg H, Petry KU, Pfister H, Schneede P, Schöfer H, Szeimies RM (2008) Condylomata acuminata und andere HPV-assoziierte Krankheitsbilder von Genital, Anus und Harnröhre. J Dtsch Dermatol Ges 6 (2): 153–62

Hoffmann C, Rockstroh JK (Hrsg) (2012) Das HIV-Buch. Medizin Fokus Verlag, Hamburg. ► www.hivbuch.de

Houlihan CF, Larke NL, Watson-Jones D, Smith-McCune KK, Shiboski S, Gravitt PE, Smith JS, Kuhn L, Wang C, Hayes R (2012) Human papillomavirus infection and increased risk of HIV acquisition. A systematic review and meta-analysis. AIDS 26 (17): 2211–22

Lisboa C, Costa AR, Ricardo E et al. (2011) Genital candidosis in heterosexual couples. J Eur Acad Dermatol Venereol 25 (2): 145–51

Mayser P, Hort W, Pflieger-Bruss S (2005) Mycotic infections of the anogenital region. Hautarzt 6: 531–9

McLean CA, Stoner BP, Workowski KA (2007) Treatment of lymphogranuloma venereum. Clin Infect Dis 44 Suppl 3: S147–52

Mendling W, Krauss C, Fladung B (2004) A clinical multicenter study comparing efficacy and tolerability of topical combination therapy with clotrimazole (Canesten, two formats) with oral single dose fluconazole (Diflucan) in vulvovaginal mycoses. Mycoses 47 (3–4): 136–42

Nieuwenhuis RF, Ossewaarde JM, Götz HM, Dees J, Thio HB, Thomeer MG, den Hollander JC, Neumann MH, van der Meijden WI (2004) Resurgence of lymphogranuloma venereum in Western Europe: an outbreak of Chlamydia trachomatis serovar L2 proctitis in The Netherlands among men who have sex with men. Clin Infect Dis 39 (7): 996–1003

Nyirjesy P, Sobel JD (2013) Genital mycotic infections in patients with diabetes. Postgrad Med 125 (3): 33–46

Pathirana D, Hillemanns P, Petry KU, Becker N, Brockmeyer NH, Erdmann R, Gissmann L, Grundhewer H, Ikenberg H, Kaufmann AM, Klusmann J, Kopp I, Pfister H, Rzany B, Schneede P, Schneider A, Smola S, Winter-Koch N, Wutzler P, Gross G (2009) Short version of the German evidence-based guidelines for prophylactic vaccination against HPV-associated neoplasia. Vaccine 27 (34): 4551–9

Pirotta MV, Garland SM (2006) Genital Candida species detected in samples from women in Melbourne, Australie, before and after treatment with antibiotics. J Clin Microbiol 44 (9): 3213–7

Puel A, Cypowyj S, Bustamante J et al. (2011) Chronic mucocutaneous candidiasis in humans with inborn errors of interleukin-17 immunity. Science 332 (6025): 65–8

Scheinfeld N (2007) Treatment of molluscum contagiosum: a brief review and discussion of a case successfully treated with adapelene. Dermatol Online J 13 (3): 15

Schmid GP (1990) Approach to the patient with genital ulcer disease. Med Clin North Am 74 (6): 1559–72

Schöfer H, Brockmeyer NH, Bräuninger W, G. Gross Hagedorn H-J, Hamouda O, Handrick W, Krause W, Marcus U, Münstermann D, Prange H, Potthoff A (2013) Syphilis, Diagnostik und Therapie – Leitlinie der DSTDG. AWMF Nr. 059/002

Stanley MA (2012) Genital human papillomavirus infections: current and prospective therapies. J Gen Virol 93 (Pt 4): 681–91

Tietz HJ (2012) Candida glabrata. Hautarzt 63 (11): 868–71

Wendel K, Rompalo A (2002) Scabies and pediculosis pubis: an update of treatment regimens and general review. Clin Infect Dis 35 (Suppl 2): S146–51

Spezifische anogenitale Hautkrankheiten

Walter Krause

3.1 Analkarzinom – 56

3.2 Angiokeratoma scroti – 57

3.3 Balanitis – 59

3.4 Balanitis plasmacellularis Zoon – 63

3.5 Chronisches Genitalödem – 66

3.6 Fournier-Gangrän – 67

3.7 Granuloma gluteale infantum – 69

3.8 Heterotope Talgdrüsen – 71

3.9 Hydrozystom – 72

3.10 Lympangitis des Sulcus coronarius (Kranzfurchenlymphangitis) – 72

3.11 Morbus Paget – 74

3.12 Papillosis glandis – 76

3.13 Peniskarzinom – 77

3.14 Phimose und Paraphimose – 80

3.15 Pruritus ani – 84

3.16 Pruritus genitalis – 86

3.17 Steatocystadenomatosis scroti (Calcinosis scroti) – 87

3.18 Vulvakarzinom – 92

Literatur – 95

W. Krause, I. Effendy (Hrsg.), *Anogenitale Hautkrankheiten*,
DOI 10.1007/978-3-662-45331-5_3, © Springer-Verlag Berlin Heidelberg 2016

3.1 Analkarzinom

- **Definition**

Das Analkarzinom gehört zu den selteneren Malignomen des Gastrointestinaltrakts, seine Häufigkeit ist aber im Zunehmen begriffen. Etwa 1–6 % der anorektalen Tumoren sind Analkarzinome. Häufig geht dem infiltrierenden Karzinom eine anale intraepitheliale Neoplasie (AIN) voraus, es ist jedoch nicht sicher bekannt, wie hoch die Progressionsrate ist. Weil die Behandlung einer AIN geringeren Aufwand erfordert als ein manifestes Karzinom, sind Diagnostik und Therapie in diesem frühen Stadium der Malignität wichtig.

Die AIN und das Analkarzinom sind eng mit HPV-Infektionen assoziiert. Eine Assoziation mit anderen sexuell übertragbaren Infektionen (STI) besteht nicht. Ein weiterer wichtiger Risikofaktor ist die HIV-Infektion; HIV-Kranke beider Geschlechter haben ein weitaus höheres Risiko, an einer AIN zu erkranken, als HIV-negative Personen. Die hochdosierte antiretrovirale Therapie (HAART) bei der HIV-Krankheit beeinflusst die Inzidenz der AIN jedoch nicht (Palefsky 2006).

- **Klinik**

Bei AIN und manifestem Karzinom sieht man unterschiedlich große, unterschiedlich erhabene flächige oder knotige Läsionen, die in den Analkanal hineinreichen können (Abb. 3.1, Abb. 3.2).

- **Diagnose**

Die klinische Diagnose umfasst die Inspektion, wenn möglich mithilfe eines Anoskops, und die anale Palpation. Es folgen zytologische Abstrichen und bei gezielter Probeentnahme die histologische Untersuchung einer Biopsie. Die Diagnose der AIN erfolgt bei klinischem Verdacht zytologisch und histologisch. Die Zytologie hat eine Sensitivität von etwa 70 % hinsichtlich des histologischen Befunds. Vom Patienten selbst entnommene zytologische Abstriche zeigen die gleiche Sensitivität (Cranston et al. 2004). Bei gesicherter Diagnose folgt das Staging. Hierzu sei auf die Lehrbücher der Chirurgie verwiesen.

- **Histologie**

Karzinome des Epidermoidtyps machen 80–85 % der Tumoren aus (Salmo u. Haboubi 2011).

- **Therapie und Prävention**

Für kleine, gut differenzierte Tumoren unter 2 cm Durchmesser kann die lokale Exzision ausreichend sein (Maurel et al. 2011). Alle darüber hinaus gehenden Tumoren gehören in die Hand des koloproktologischen Onkologen, der die chirurgischen und chemotherapeutischen Maßnahmen beherrscht.

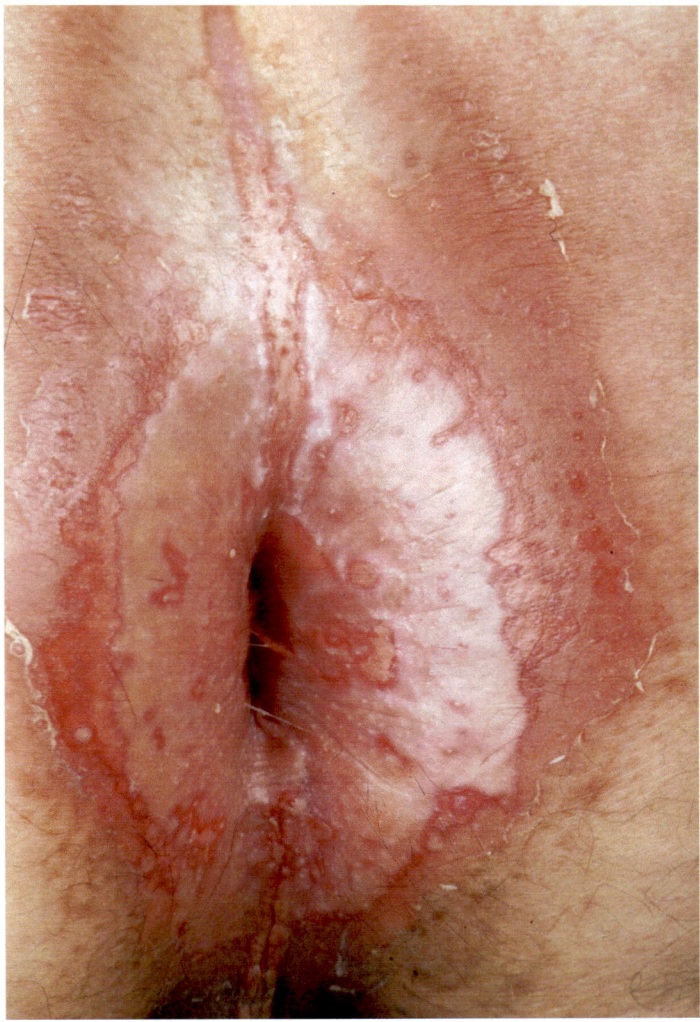

Abb. 3.1 AIN: flächige perianale Erosion mit Hyperkeratosen

Über die Wirksamkeit der HPV-Impfung liegen auch 2013 noch keine Studienergebnisse vor (Lawton et al. 2013).

3.2 Angiokeratoma scroti

Klinik

Nicht selten findet man am Skrotum unabhängig vom Lebensalter ca. 1 mm große, livid-bräunliche, leicht prominente Knötchen mit rauer Oberfläche, die sich nicht wegdrücken lassen (Abb. 3.3). Sie verursachen keine Beschwerden und werden deshalb häufig nur zufällig

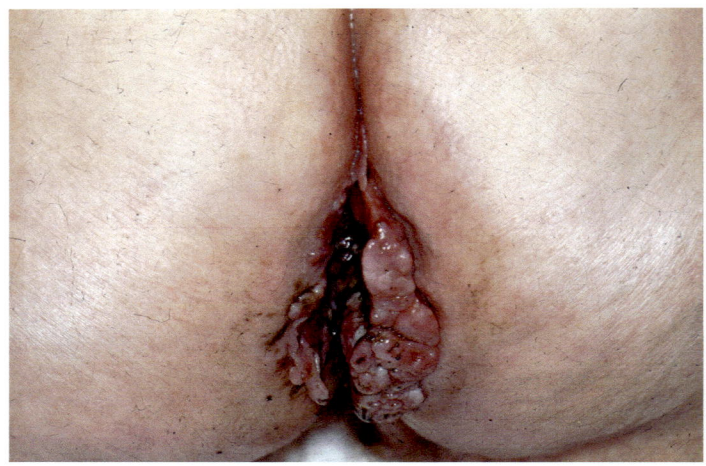

Abb. 3.2 Analkarzinom: großer, ulzerierender papillomatöser Tumor perianal

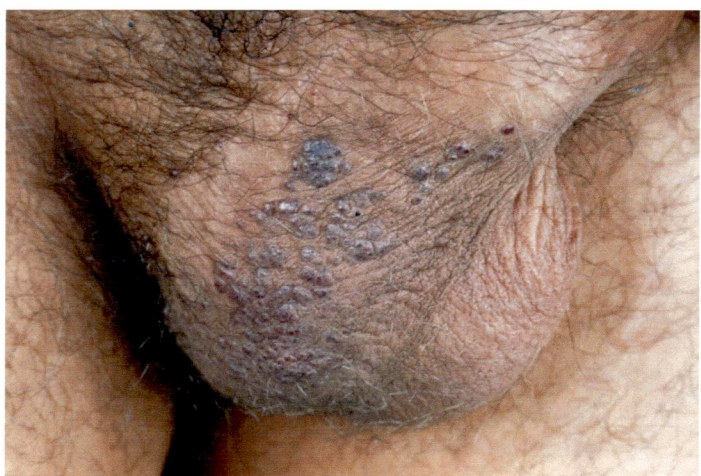

Abb. 3.3 Angiokeratoma scroti: zahlreiche stecknadelkopfgroße bläulich bis schwarze, nicht wegdrückbare Knötchen am Skrotum

bei einer Untersuchung wegen anderer Beschwerden entdeckt. Selten sind sie selbst der Grund einer Vorstellung. Gelegentlich macht eine Blutung aus diesen Läsionen eine Behandlung erforderlich (Ghosh u. Bandyopadhyay 2010). Gleichartige Läsionen gibt es auch an der Vulva, sie sind jedoch viel seltener als die des Skrotum (Buljan et al. 2010).

- **Histologie**

Kapilläre Gefäßquerschnitte, erkennbar am flachen Endothel und an der fehlenden muskulären Wand, in denen sich zahlreiche Erythrozyten finden, scheinen innerhalb der akanthotisch verbreiterten und

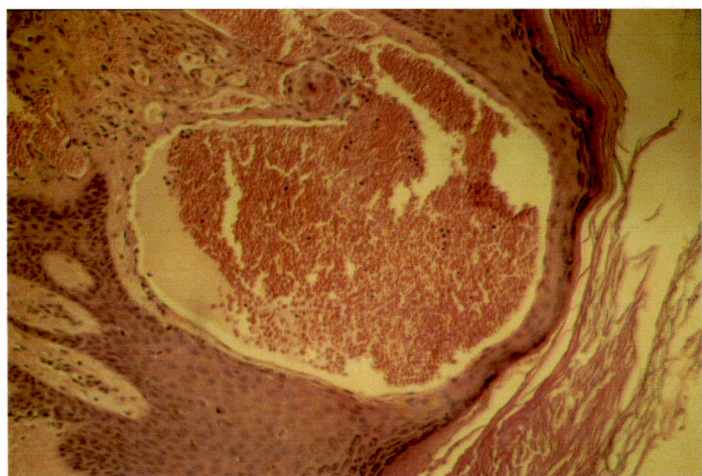

Abb. 3.4 Angiokeratoma scroti: blutgefüllter großer Gefäßquerschnitt mit darüberliegender Hyperkeratose. Vergr. 25×, Färbung: HE

mit breiten Reteleisten versehenen Epidermis zu liegen (Abb. 3.4). Das Stratum corneum über diesem Gefäß ist verbreitert, aufgelockert und zeigt eine angedeutete Parakeratose.

- **Diagnose**

Sie erfolgt klinisch. Wichtig ist die Abgrenzung vom Angiokeratoma corporis diffusum Fabry, das bei der lysosomalen Speicherkrankheit Morbus Fabry auftritt, sowie vom Lymphangioma circumscriptum, das gruppierte Bläschen mit klarem Inhalt zeigt (Debbarman et al. 2012).

- **Therapie**

Die Behandlung kann befriedigend mit dem Argonlaser erreicht werden, die Knötchen sind rasch zu koagulieren. Dasselbe erreicht man mit der Diathermienadel. Beide Behandlungen können ohne Anästhesie angewendet werden.

3.3 Balanitis

- **Definition**

Mit Balanitis bezeichnet man eine Entzündung der Glans penis. Wenn das innere Vorhautblatt einbezogen ist, spricht man von Balanoposthitis.

- **Ätiologie**

Die Balanitis hat keine einheitlichen Ursachen. Ihr können Infektionen, allergische Kontaktekzeme und irritative Dermatitiden zugrunde liegen. Nur selten lassen sich allein aufgrund des klinischen Bildes Ursachen zuordnen.

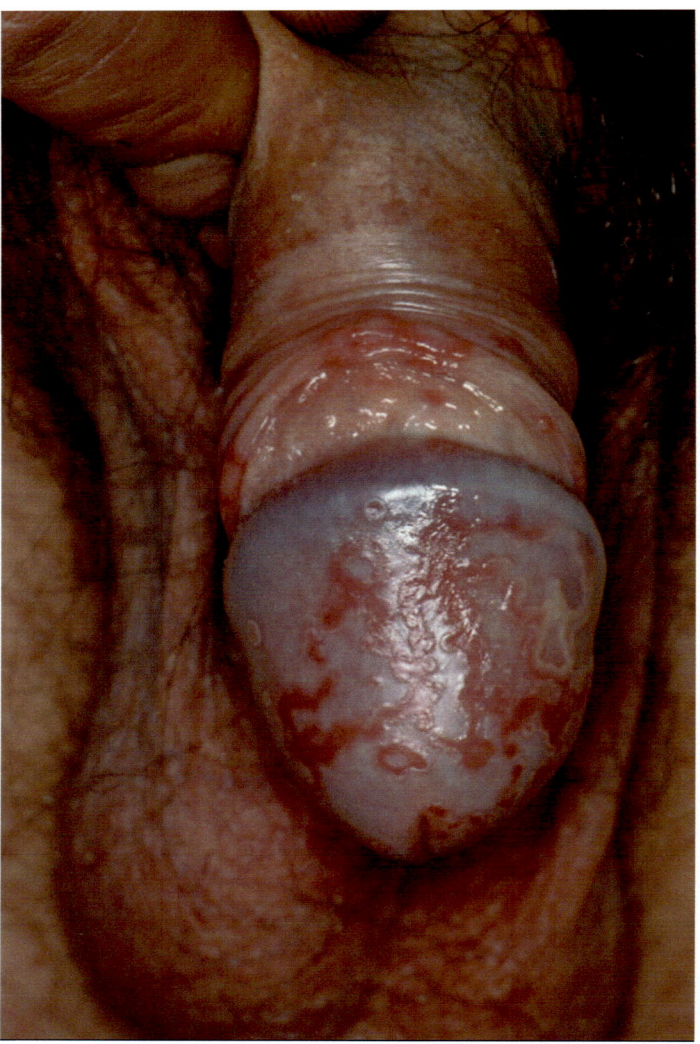

Abb. 3.5 Balanitis simplex: auf der Glans kommunizierende rötliche Papeln mit geringer, oft zirzinärer Schuppung

Klinik

Die Patienten mit Balanitis klagen über Juckreiz und Trockenheitsgefühl der Glans. Bei der Inspektion sieht man kleine (<1 mm), rötliche Papeln mit geringer, oft zirzinärer Schuppung (Abb. 3.5). Die Papeln und Schuppen können zu größeren, flächenhaften Effloreszenzen konfluieren. Oft wird die Haut erosiv, dann treten feuchte oder trockene Beläge (Krusten) hinzu (Abb. 3.6). Ulzerierende Formen kommen vor (Abb. 3.7). Das Erscheinungsbild kann sich innerhalb weniger Tage verändern.

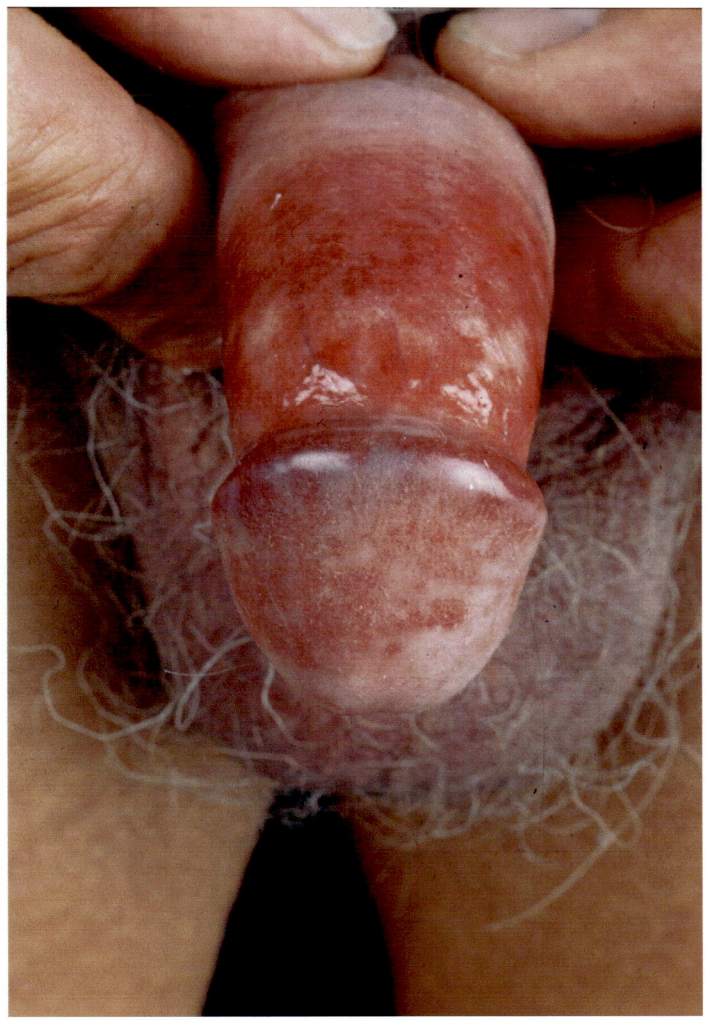

Abb. 3.6 Balanitis simplex: großflächige Rötung mit geringen Belägen

Diagnose und Differenzialdiagnose

Die Diagnose wird klinisch gestellt. Die histopathologische Untersuchung einer Biopsie zeigt stets eine unspezifische Entzündung (Abb. 3.8). Sie ist vor allem zum Ausschluss einer penilen intraepithelialen Neoplasie (PIN) erforderlich (▶ Abschn. 3.13).

Beim Verdacht auf infektiöse Genese ist der Erregernachweis erforderlich. Nicht immer können die Erreger eindeutig von der normalen residenten Flora, zu der auch Hefepilze (*Malassezia*-Arten) gehören, unterschieden werden. Es ist ein häufiger Fehler, die in einem Abstrich gefundenen Erreger als Ursachen der Balanitis zu betrach-

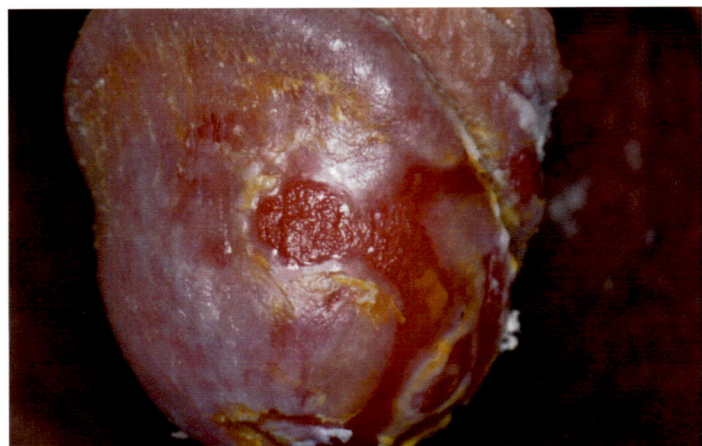

Abb. 3.7 Balanitis toxica: ulzerierende Entzündung nach Anwendung von Desinfektionsmitteln

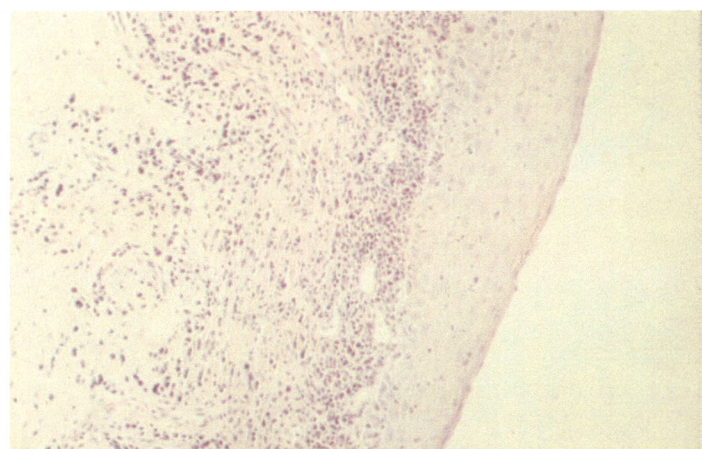

Abb. 3.8 Balanitis simplex: unspezifisches entzündliches Infiltrat im oberen Korium, geringe Spongiose der Epidermis. Vergr. 25×, Färbung: HE

ten. Eine entsprechende Behandlung führt dann oft nicht zur Abheilung. Das gilt insbesondere für die Candidabalanitis. Nahezu reflexhaft wird bei jeder Balanitis zunächst eine Pilzkultur angelegt, und sehr oft sind selbst die dabei gefundenen Pilze nicht die Ursachen der Balanitis. In einer eigenen Statistik traf dies nur in 5 von 42 Fällen zu.

Für den Nachweis einer allergischen Genese ist eine spezifische Diagnostik kutaner Allergien erforderlich. Die häufigsten Kontaktallergene sind Duftstoffe, Latex und Salbenbestandteile. Nach diesen speziellen Ursache muss gezielt gefahndet werden. Die Balanitis kann Manifestation eines atopischen Ekzems (Neurodermitis) sein (Birley et al. 1993). Zur Diagnose ist die Feststellung anderer Atopiemerkmale erforderlich (Hanifin u. Rajka 1980).

Die irritative Balanitis kann durch wiederholte mechanische (Waschen) und chemische (Waschmittel, Intimsprays) Einflüsse ausgelöst werden. Nicht selten ist die Anwendung von Desinfektionsmitteln aus Angst vor einer sexuell übertragenen Infektion die Ursache. Es gibt auch Beispiele für eine psychosomatische Genese.

Differenzialdiagnostisch sind Herpes simplex (▶ Abschn. 2.3), Syphilis (▶ Abschn. 2.10), Tuberkulose oder in Einzelfällen seltene Dermatosen wie Pyoderma gangraenosum, Necrobiosis lipoidica, Leishmaniose oder ein nekrolytisches migratorisches Erythem bei Glukagonom auszuschließen (Edwards et al. 2001).

- **Therapie**

Die Behandlung der Balanitis simplex richtet sich nach der Ätiologie. Bei einer Infektion werden antibiotische oder antimykotische Externa angewendet. Die systemische Applikation von Antibiotika oder Antimykotika ist nicht erforderlich. Allergische und irritative Balanitiden werden mit Kortikoiden behandelt, allerdings über maximal eine Woche, um keine Hautatrophie zu erzeugen. Bei rezidivierender Balanitis mit unklarer Genese sollte eine Zirkumzision empfohlen werden.

3.4 Balanitis plasmacellularis Zoon

- **Ätiologie**

Die Ätiologie ist unklar, am wahrscheinlichsten ist jedoch, dass es sich um Folgen einer chronischen Irritation handelt (Weyers et al. 2002). Dafür spricht, dass die Balanitis Zoon nur bei nicht zirkumzidierten Männern vorkommt, dass die Läsionen vorwiegend auf der Dorsalseite der Glans lokalisiert sind, wo mehr Traumen einwirken, dass die Erfolge antientzündlicher Behandlung schlecht sind und dass niemals spezifische Infektionen mit Bakterien oder Viren nachgewiesen wurden.

Eine gleichartige Erkrankung gibt es an der Vulva (Vulvitis plasmacellularis), die jedoch weniger häufig ist oder – wegen der Beschwerdelosigkeit – weniger häufig diagnostiziert wird. Auch an anderen Übergangsepithelien kommen ähnliche Bilder vor (»idiopathic lymphoplasmacellular mucositis-dermatitis«, Brix et al. 2010).

- **Klinik**

An der Glans penis (bzw. an den kleinen Labien), seltener an der Vorhaut, findet man eine flache, kissenartige, rötliche Schwellung mit glatter, nicht schuppender Oberfläche. Es bestehen keine subjektiven Beschwerden. Die Herde können klein und scharf begrenzt, aber auch diffus ausgebreitet sein (◘ Abb. 3.9). Ihre Farbintensität und ihre Größe können wechseln, die Patienten beschreiben dies bei der Anamnese oft spontan (»Mal sieht man es gar nicht, dann ist es wieder ganz rot.«).

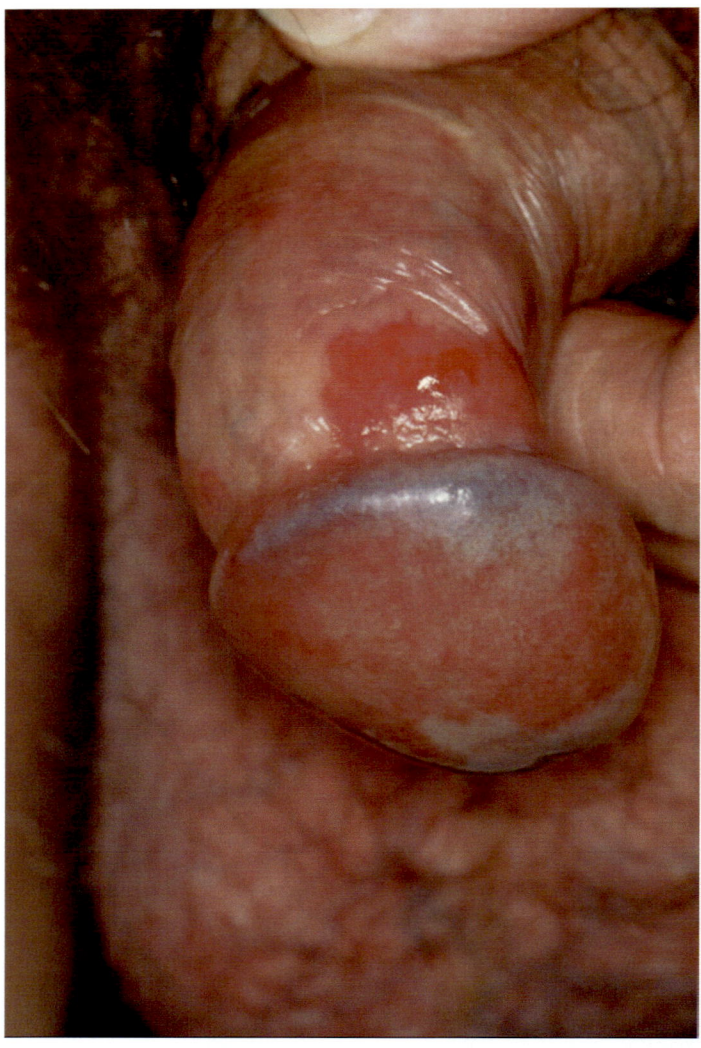

Abb. 3.9 Balanitis plasmacellularis: an der Glans penis nicht infiltrierte Rötung ohne aufliegende Schuppung

Histologie

In frühen Stadien ist die Epidermis verdickt und zeigt eine Parakeratose und »diamantförmige« Keratinozyten (Abb. 3.10). Das Infiltrat ist lichenoid, die Zahl der Plasmazellen ist gering. In späteren Läsionen kommt es zur Akanthose, zu oberflächlichen Erosionen und dem Austritt von Neutrophilen in die Epidermis. Das dermale Infiltrat ist dicht und enthält zahlreiche Plasmazellen (Abb. 3.11). Die Blutgefäße sind erweitert und von Erythrozytenextravasaten umgeben. Bei Fortbestehen der Läsionen treten Fibrose und Siderophagen hinzu, die Epidermis wird dünner. Im oberen Korium liegt ein bandförmi-

3.4 · Balanitis plasmacellularis Zoon

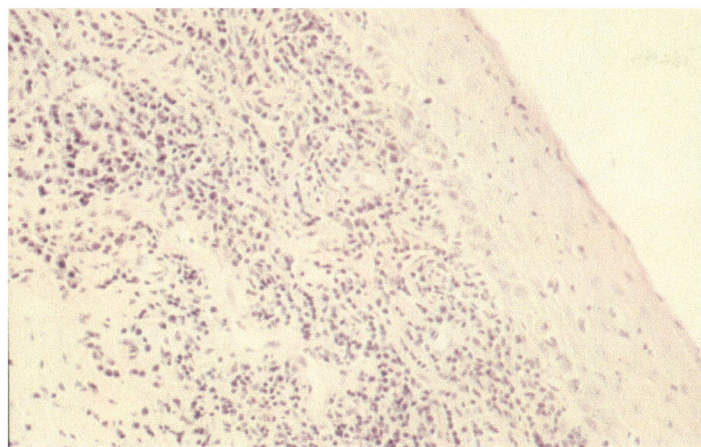

◘ **Abb. 3.10** Balanitis plasmacellularis: Die Epidermis ist verdickt und zeigt eine Parakeratose und »diamantförmige« Keratinozyten. Das Infiltrat ist lichenoid. Vergr. 40×, Färbung: HE

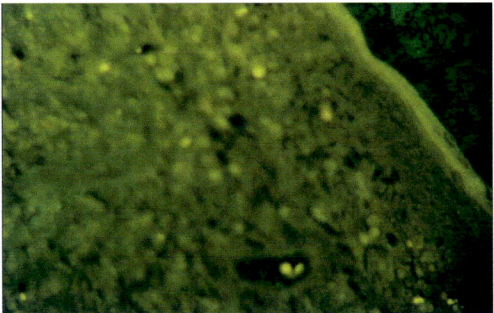

◘ **Abb. 3.11** Balanitis plasmacellularis: Das dermale Infiltrat ist dicht und enthält zahlreiche Plasmazellen. Vergr. 40×, Färbung: FITC

ges, dichtes Rundzellinfiltrat, in dem auffallend viele Plasmazellen vorkommen. Immunhistologisch sind diese keinem bestimmten Immunglobulin zuzuordnen. Die Sequenz der histopathologischen Veränderungen ist kompatibel mit einer Verursachung durch Reibung in feuchter Umgebung. In den frühen Stadien ähneln die Befunde einer irritativen Dermatitis. Wegen der dünnen Hornschicht der Glans ist die Haut empfindlicher für Mikroverletzungen. Die Plasmazellen sind von geringer Bedeutung, sie sind nur Anzeichen einer chronischen Entzündung (Weyers et al. 2002).

- **Diagnose**

Die Diagnose kann wegen der klinischen Ähnlichkeit zur penilen intraepithelialen Neoplasie (PIN, Erythroplasie) nur histologisch gestellt werden. Eine Biopsie ist deshalb unumgänglich.

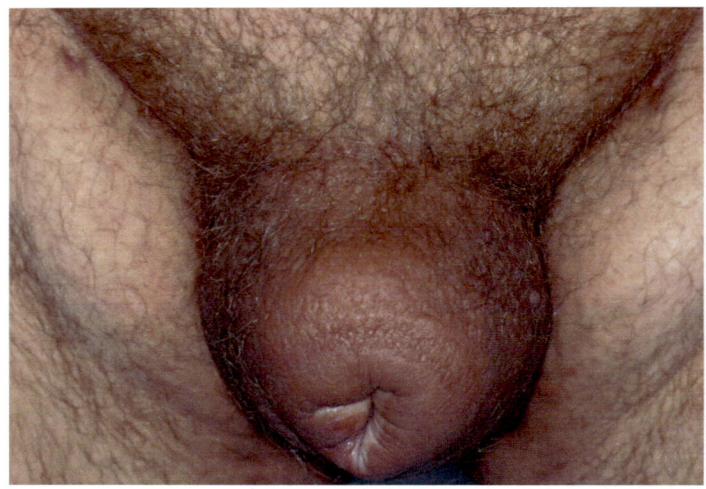

Abb. 3.12 Chronisches Genitalödem: seit langer Zeit bestehende, komprimierbare schmerzlose Schwellung ohne erkennbare Ursache

- **Therapie**

Konservative Behandlungen mit der topischen Anwendungen von Kortikoiden oder Calcineurininhibitoren (Tacrolimus, Pimecrolimus) führen oft zu einer kurzzeitigen Besserung. Eine eindeutige Besserung erfolgt nach der Zirkumzision. Auswertbare Studien größerer Serien liegen hierzu nicht vor.

3.5 Chronisches Genitalödem

- **Ätiologie und Pathogenese**

Chronische Ödeme können verschiedene Ursachen haben:
- fehlangelegte Lymphgefäße oder dysfunktionelle Klappen
- infektiöse Erkrankungen wie Erysipel, Lymphopathia venerea, Filariose
- andere entzündliche Erkrankungen wie Acne inversa (Hidradenitis suppurativa) oder die granulomatöse Lymphangitis, die wahrscheinlich eine Form fruste des Morbus Crohn ist (Murphy et al. 2001)
- Erkrankungen der regionären Lymphknoten infolge von Tumoren und malignen Lymphomen
- Traumen, Operationen (z. B. Hernien), Bestrahlungen

- **Klinik**

Das chronische Genitalödem ist beim Mann klinisch auffallender, da Penis und Skrotum anschwellen und zu einem monströsen, verbackenen Konglomerat werden können (Abb. 3.12). In der Sonographie sieht man das Ödem als Verdickung der Subkutis ohne Binnenstruktur.

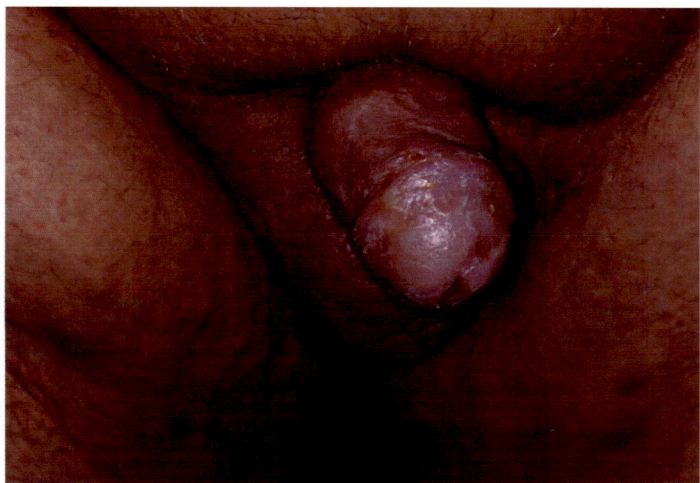

Abb. 3.13 Chronisches Genitalödem: Nach einer plastischen Operation entspricht der Aspekt des äußeren Genitale wieder dem Normalzustand. Die Ursache ist jedoch nicht beseitigt

Diagnose
Zur Erfassung möglicher Ursachen empfiehlt sich eine sorgfältige morphologische Diagnostik mit Sonographie, Lymphographie und Computertomographie sowie labortechnisch ein Differenzialblutbild, serologische Bestimmungen von Chlamydien- und anderen Antikörpern.

Therapie
Die Therapie richtet sich gegen die Ursache. Insbesondere die infektiösen Ursachen können chemotherapeutisch angegangen werden (Gupta et al. 2006). Ein einmal ausgebildetes Ödem ist jedoch nicht komplett reversibel. Wenn keine Ursachen oder nur narbige Zustände gefunden werden, ist die Behandlung äußerst unbefriedigend. Eine längerfristige Behandlung mit Kortikoiden (30–60 mg Methylprednisolon pro Tag) sollte versucht werden. Von der Gabe von Diuretika ist abzuraten.

Eine operative Möglichkeit ist die mikrochirurgische Transplantation von Lymphgefäßen (Felmerer et al. 2012). Plastisch operative Verfahren sind weit verbreitet, sie werden besonders in den Ländern geübt, in denen verursachende Infektionen (Filariose) endemisch vorkommen (Abb. 3.13). Die Prognose hinsichtlich der Rückbildung ist leider nicht gut (Geyer et al. 1997).

3.6 Fournier-Gangrän

Definition
Es handelt sich um ein seltenes, aber lebensbedrohendes Krankheitsbild, bei dem die Haut der Genital- und Perinealregion einschließlich des Unterhautgewebes nekrotisiert. Ätiologisch sind wohl Misch-

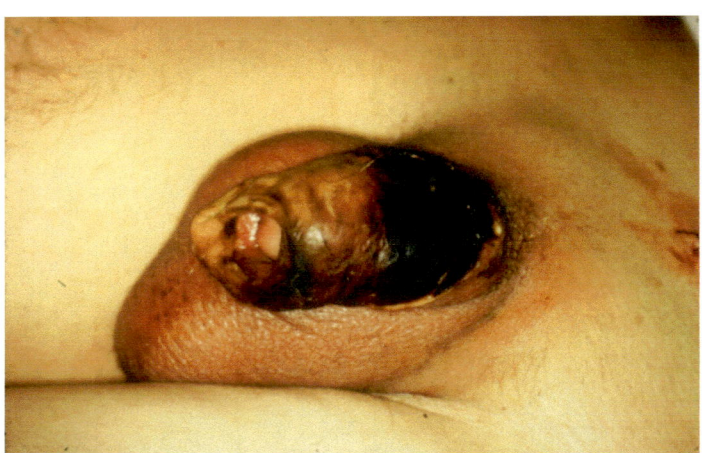

Abb. 3.14 Fournier-Gangrän: ulzerierende Bezirke mit nekrotischen Belägen

infektionen mit anaeroben Bakterien und Aerobiern, z. B. *Staphylococcus aureus*, verantwortlich. Betroffen werden ausschließlich ältere Männer, die Erkrankung von Kindern ist eine Seltenheit und findet sich in der Literatur nur in Entwicklungsländern. Möglicherweise gibt es eine adäquate Erkrankung auch bei Frauen, dabei handelt es sich um eine nekrotisierende subkutane Entzündung des Damms mit aeroben und anaeroben Bakterien.

- **Klinik**

Am Genitale sind nekrotische, ulzerierende Bezirke mit Belägen zu erkennen (Abb. 3.14, Abb. 3.15). Die Bereiche sind stark schmerzhaft. Die Mortalität bei dem Krankheitsbild ist hoch, es wird über Raten bis 45 % berichtet. Deshalb ist die Frühdiagnose, um rechtzeitig Behandlungsmaßnahmen einzuleiten, sehr wichtig. Die Ultraschalluntersuchung kann bei der Frühdiagnose der gemischten aerob-anaeroben Infektion durch Nachweis der Hautverdickung helfen (Roghman et al. 2013)

- **Therapie**

Bei der Behandlung müssen die chirurgische Intervention mit Abtragen der Nekrosen, Drainage der tiefer liegenden eitrigen Einschmelzungen und die Harnableitung durch Zystostomie gleichberechtigt neben der Anwendung von Breitspektrumantibiotika stehen. Damit ist es möglich, Todesfälle zu verhindern. Die Behandlung mit hyperbarem Sauerstoff ist umstritten. Nach endgültiger Abheilung bleiben auf jeden Fall Narben zurück, über deren Auswirkungen auf die genitalen Funktionen und die Kohabitationsfähigkeit ist bisher wenig publiziert worden.

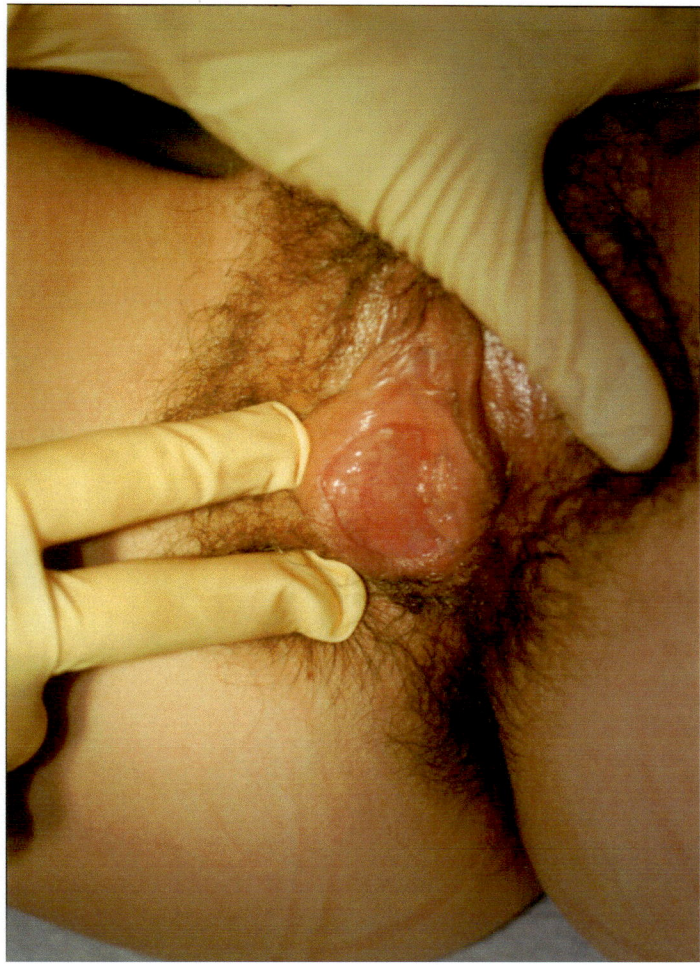

Abb. 3.15 Fournier-Gangrän: stark schmerzhafte Ulzeration an der Vulva, die oberflächlichen Nekrosen sind bereits abgetragen

3.7 Granuloma gluteale infantum

- **Ätiologie**

Die granulomatöse Hautveränderung bei Säuglingen im Windelbereich tritt häufig im Anschluss an eine mit Glukokortikoiden therapierte Windeldermatitis auf. Sie wurde erstmals 1891 beschrieben und mit bromidhaltigen Externa in Verbindung gebracht (Al-Farardy u. Al-Natour 2010). Pathogenetisch handelt es sich um eine chronisch verlaufende Dermatose, die sich nach einer langwierigen Windeldermatitis oder *Candida-albicans*-Infektion im Anogenitalbereich manifestiert.

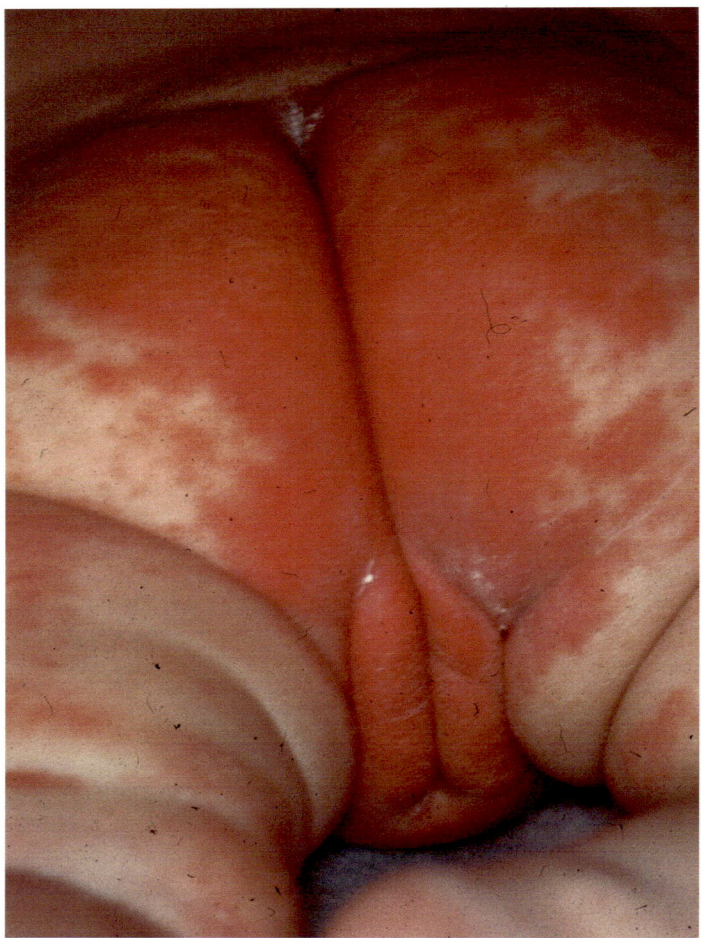

Abb. 3.16 Granuloma gluteale infantum: Am Gesäß und im Inguinalbereich finden sich runde oder ovale, relativ pralle, polsterartige, braunrote Herde

Klinik
Am Gesäß und im Inguinalbereich finden sich runde oder ovale, relativ pralle, polsterartige, braunrote Herde (Abb. 3.16). Die Herde sind teilweise entlang der Spaltlinien der Haut lokalisiert.

Diagnose und Differenzialdiagnose
Anamnese, typischer Hautbefund und Histologie führen zur Diagnose. Differenzialdiagnostisch sind Mastozytome und Pseudolymphome zu berücksichtigen.

Therapie
Keine Anwendung von glukokortikoidhaltigen Dermatika. Eine indifferente Trockenbehandlung (z. B. mit Lotio zinci) ist hilfreich und

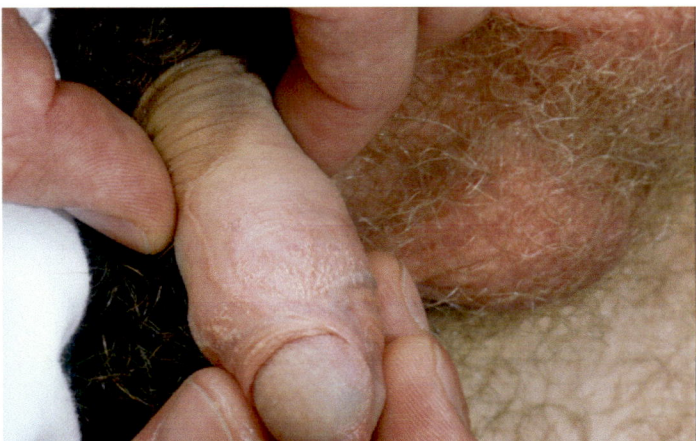

Abb. 3.17 Heterotope Talgdrüsen: zahlreiche gelbliche flache Knötchen am inneren Blatt der Vorhaut, die keine Beschwerden verursachen

effizient. Auch eine spontane Rückbildung ist nach einigen Wochen möglich. Möglicherweise bleiben geringe Pigmentierungen zurück.

3.8 Heterotope Talgdrüsen

▪ Ätiologie
Als harmlose angeborene Anomalie kommen Talgdrüsen in ungewöhnlichen Regionen vor, die nicht an Haarfollikel gebunden sind und deshalb nicht immer einen Ausführungsgang haben. Sie werden auch als freie Talgdrüsen (Tyson-Drüsen) bezeichnet.

▪ Klinik
Am inneren Vorhautblatt bzw. an den Labia minora finden sich 0,5–1 mm große, oft gruppierte, etwas gelbliche, nicht entzündliche Knötchen (Abb. 3.17). Sie verursachen keinerlei Beschwerden. Sie fallen dem Untersucher oder Patienten nur auf, wenn bei Beschwerden aus anderen Gründen oder bei Furcht vor einer sexuell übertragenen Infektion eine genaue Inspektion der Genitalorgane vorgenommen wird.

▪ Diagnose und Differenzialdiagnose
Der klinische typische Befund ermöglicht leicht die Diagnose, die durch Histologie verifiziert werden kann (Abb. 3.18). Heterotope Talgdrüsen sind nicht mit der Papillosis glandis zu verwechseln (▶ Abschn. 3.12). Differenzialdiagnostisch ist an Mollusca contagiosa und Herpes simplex genitalis zu denken.

▪ Therapie
Da die Erscheinung keine Beschwerden hervorruft, ist eine Behandlung der harmlosen Talgdrüsen nicht erforderlich.

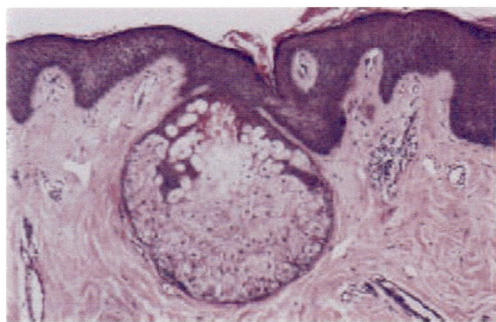

Abb. 3.18 Heterotope Talgdrüsen: reife, gut ausgebildete Talgdrüse ohne Ausführungsgang. Vergr. 25×, Färbung: HE

3.9 Hydrozystom

- **Ätiologie**

Hydrozystome sind benigne Tumoren, die sich von den Schweißdrüsen ableiten. Im Genitalbereich kommen meist apokrine Hydrozystome vor, also von den apokrinen Drüsen ausgehende Tumoren. Sie sind insgesamt selten. An der Vulva sind sie häufiger als an Regionen des männlichen Genitale. In der Literatur liegen nur Einzelfallbeschreibungen vor (Glusac et al. 1994, Flessati et al. 1999).

- **Klinik**

Die Tumoren sind als meist mehrfache, hautfarbene, etwas dunkel durchscheinende Tumoren zu erkennen; sie verursachen keine Beschwerden (Abb. 3.19).

- **Histologie**

Bei der mikroskopischen Untersuchung sieht man einen zystischen Tumor, der von lockerem Bindegewebe umgeben ist. Das Epithel der Zyste ist ein hohes, typisch apokrines Drüsenepithel ohne Zeichen einer Entdifferenzierung. Papilläre Ausziehungen des Epithels kommen vor.

- **Therapie**

Sie ist nur aus ästhetischen Gründen erforderlich und besteht in Exzision.

3.10 Lympangitis des Sulcus coronarius (Kranzfurchenlymphangitis)

- **Ätiologie**

Es handelt sich um eine durch unspezifische Infektionen ausgelöste strangförmige Lymphangitis entlang der Kranzfurche am Penis, die häufig durch intensiven Geschlechtsverkehr ausgelöst wird. Mög-

3.10 · Lympangitis des Sulcus coronarius (Kranzfurchenlymphangitis)

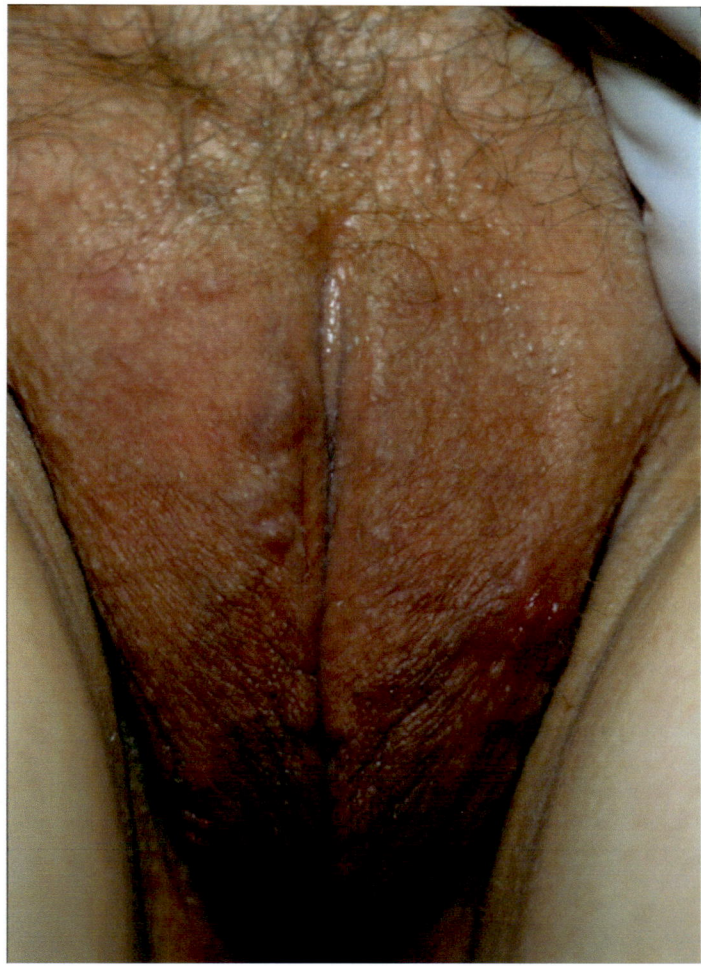

Abb. 3.19 Hydrozystom: hautfarbene, zystisch wirkende Tumoren an der Vulva

licherweise entsteht die Veränderung durch ein Mikrotrauma oder durch infektionsbedingte Störungen im Bereich des inneren Vorhautblattes.

Klinik
Proximal der Glans penis des Sulcus coronarius sieht man ein kranzartig verlaufendes, nicht entzündliches, 1–3 cm langes, weiches, strangförmiges Gebilde, das in der Regel keine Beschwerden hervorruft. Die spontane Rückbildung ist nach einigen Wochen möglich.

Diagnose und Differenzialdiagnose
Der klinischer Befund und die gezielte Anamnese ermöglichen die Diagnose. Bei histologischer Untersuchung schließt das entzündliche

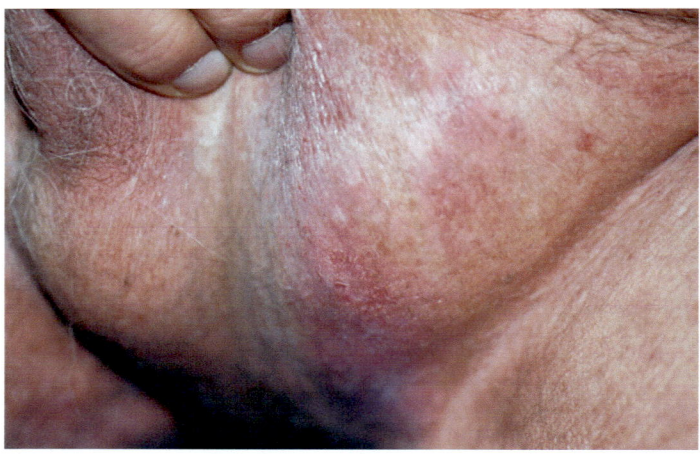

Abb. 3.20 Morbus Paget: oval begrenzte, erythematöse, nicht schuppende flache Läsion an der linken Seite des Skrotums, Durchmesser etwa 5 cm

Infiltrat meist auch kleine Venen ein, weshalb das Bild auch manchmal als Kranzfurchenphlebitis bezeichnet wird. Abzugrenzen ist die Lymphangitis dorsalis penis bei Syphilis (▶ Abschn. 2.10) oder eine Thrombophlebitis der dorsalen Venen (Morbus Mondor) bei anderen Krankheiten (Nazir u. Khan 2010).

- **Therapie**

Da eine spontane Rückbildung zu erwarten ist, sind keine therapeutischen Maßnahmen notwendig.

3.11 Morbus Paget

- **Ätiologie**

Der extramammäre Morbus Paget (»extramammary Paget's disease«, EMPD) ist ein ungewöhnlicher maligner Tumor, der nur in Bereichen mit einer hohen Zahl von apokrinen Drüsen, vorwiegend in der Anogenitalregion, auftritt. Er entwickelt sich aus den Paget-Zellen der Epidermis, vereinzelt liegenden intraepidermalen Zellen mit großem Kern und Zytoplasma. Dabei handelt es sich wahrscheinlich um epidermale Stammzellen (Woodruff u. Seeds 1962). Sie entsprechen den Toker-Zellen (Toker 1970), die an der Areola mammae, dem Sitz des mammären Morbus Paget, gefunden werden.

- **Klinik**

Der klinische Befund zeigt einen erythematösen, ekzemartigen Bezirk mit rauer Oberfläche (◘ Abb. 3.20). Dieser gewinnt sehr langsam an Größe, der Prozess kann über Jahre hinweg verfolgt werden. Vorherrschendes Symptom ist ein schwer zu behandelnder Juckreiz. In

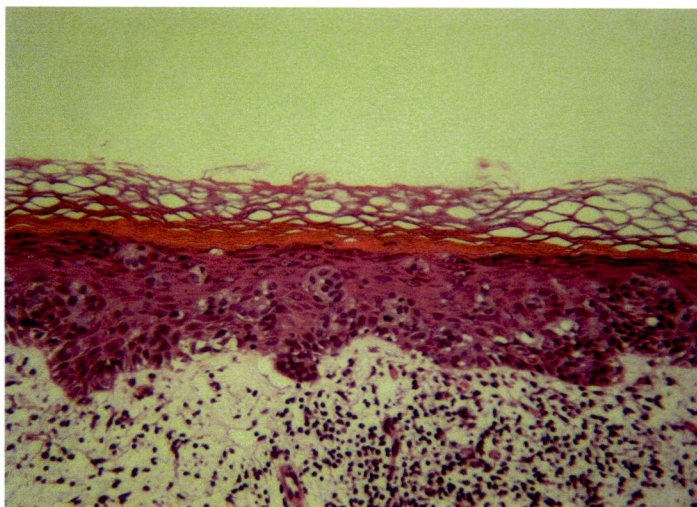

Abb. 3.21 Morbus Paget: Histologisch erkennt man große intraepidermale Zellen mit großem Kern und großem Zytoplasma, die einzeln oder in kleinen Gruppen liegen. Sie lassen sich gut von Keratinozyten und Melanozyten unterscheiden. Vergr. 40×, Färbung: HE

etwa 25 % der Fälle findet man einen malignen Tumor der kutanen Adnexe, meist vom apokrinen Typ (Crawford et al. 1999).

- **Histologie**

Paget-Zellen sind große, intraepidermal gelegene Zellen mit großem Kern und reichlich Zytoplasma. Die Zellen des Morbus Paget haben reichlich blasses Zytoplasma und große, pleomorphe Kerne (Abb. 3.21). Sie enthalten Mukopolysaccharide, die sich mit PAS (»periodic acid Schiff reaction«) und Alcianblau anfärben. Die Zellen liegen einzeln oder in Gruppen in der gesamten Breite der Epidermis. Sie haben geringe interzelluläre Verbindungen, deswegen können sich »Pseudoblasen« bilden. Viele Mitosen sind zu sehen. Immunhistologisch sind die Zellen positiv für CEA (carcinoembryonales Antigen), Zytokeratin 7 und 18, aber nicht für Zytokeratin 20 (Abb. 3.22). Sie sind zudem stark positiv für den apokrinen Marker GCDFP 15 (»gross cystic disease fluid protein 15«) (Krause et al. 2006).

- **Therapie**

Die Therapie erfolgt in erster Linie chirurgisch. Da die klinische Begrenzung meist schlecht beurteilbar ist, kommt es in der Hälfte der Fälle zu einem Rezidiv. Gleichwertig ist die photodynamische Therapie mit δ-Aminolävulinsäure. Eine Behandlung mit Imiquimod kann versucht werden. Beide Behandlungsformen führen jedoch zu massiven lokalen Irritationen, die manche Patienten zum Abbruch der Therapie verleiten.

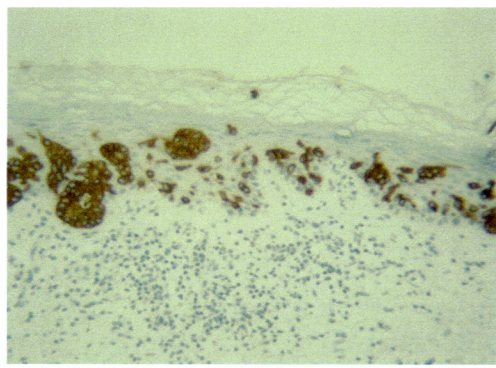

Abb. 3.22 Morbus Paget: Die Zellen sind immunhistologisch positiv für Zytokeratin 7. Vergr. 40×, Färbung: APAAP

- **Prognose**

Da der EMPD ein In-situ-Malignom darstellt, ist der Übergang zu einem invasiven Karzinom grundsätzlich zu bedenken. Die Progredienz ist jedoch gering, die In-situ-Situation bleibt über viele Jahre erhalten. Das Auftreten von lymphogenen oder Fernmetastasen ist auch bei invasiven Karzinomen selten. Das Risiko steigt erwartungsgemäß mit dem Invasionslevel.

3.12 Papillosis glandis

- **Definition**

Es handelt sich dabei um kleine dermal-epidermale Papillen mit verstärkter Verhornung als physiologische Variante. Sie haben keinen Krankheitswert.

- **Klinik**

Bei sehr vielen Männern sieht man am Rand der Glans penis zum Sulcus coronarius hin mehr oder weniger zahlreiche, hautfarbene, leicht glänzende, ca. 1 mm große erhabene Knötchen (Abb. 3.23). Sie können sich auch auf die Glans hinüberziehen und dieser ein reibeisenartiges Aussehen verleihen. Beschwerden bestehen nicht. Histologisch handelt es sich um eine Hypertrophie aller Hautanteile, d. h. Orthohyperkeratose, Akanthose, Vermehrung von Gefäßen und Kollagenfasern. Gelegentlich werden sie mit Condylomata acuminata verwechselt oder als Tumoren interpretiert.

- **Therapie**

Ein Behandlungsversuch ist unsinnig. Mit viel Geduld muss versucht werden, die Ursache für die aktuelle Aufmerksamkeit, die der Erscheinung zugewandt wird (»Präsentiersymptom«), zu erfragen.

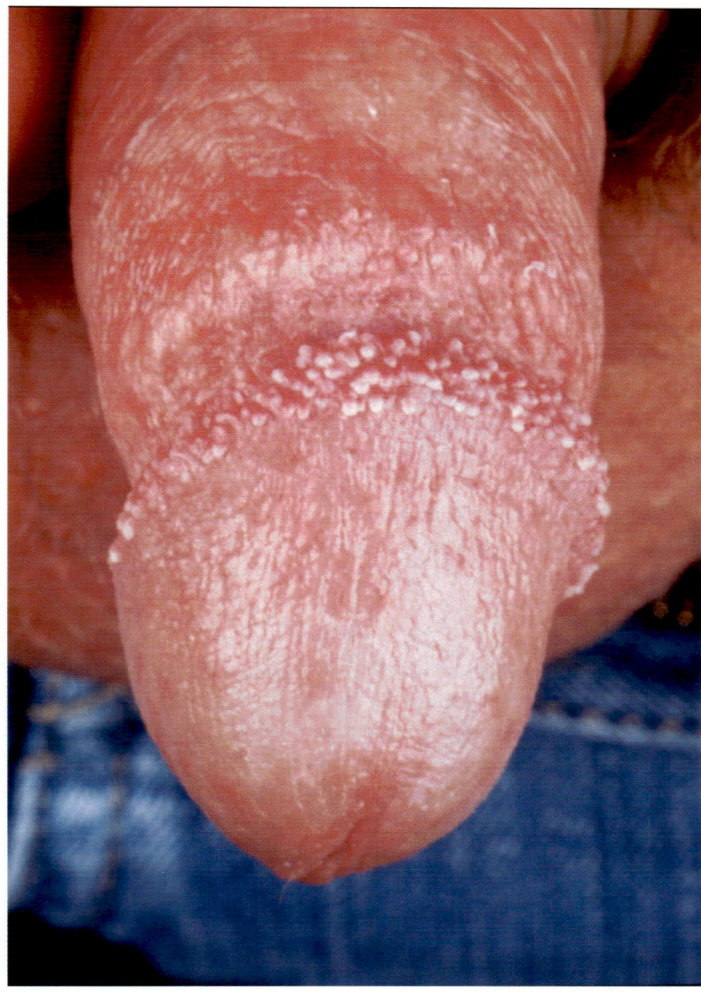

Abb. 3.23 Papillosis glandis: am Sulcus coronarius Hornzipfelchen von bis zu 1 mm Größe

Dann kann ebenso geduldig die Harmlosigkeit der Veränderungen erklärt werden.

3.13 Peniskarzinom

Epidemiologie

In den westlichen Ländern ist das Peniskarzinom selten. Die Häufigkeitsangaben in der Literatur schwanken zwischen 0,5 und 1,6 pro 100.000 Männern pro Jahr. In weniger entwickelten Ländern kann die Häufigkeit bis zu 10 % aller Malignome betragen.

Der wichtigste Risikofaktor ist eine HPV-Infektion; in der Mehrzahl der Fälle kann in den Tumoren HPV-DNA nachgewiesen werden. Andere Faktoren sind Phimose, chronische Entzündungen, Behandlungen mit UV-A-Strahlung, multiple Partner sowie Rauchen (Chaux u. Cubilla 2012).

- **Klinik**

Eine besondere Entität ist die intraepitheliale Neoplasie bei älteren Patienten (penile intraepitheliale Neoplasie, PIN). Sie wird in der früheren Literatur auch als »Erythroplasie Queyrat« bezeichnet. Dabei findet man an der Glans penis oder der Vorhaut älterer Männer eine flächenhafte samtartige Rötung von verschiedener Ausdehnung, die keine Beschwerden verursacht. Die Rötung ist nicht gleichmäßig, sondern von Teleangiektasien und gelblichen Bezirken durchzogen. Die Oberfläche ist glatt und erscheint glänzend, als wenn sie ständig feucht wäre (◘ Abb. 3.24, ◘ Abb. 3.25).

Das infiltrierende Karzinom erscheint gewöhnlich als Tumor mit unregelmäßiger Oberfläche und geringer Verschieblichkeit auf den darunterliegenden Geweben (◘ Abb. 3.26, ◘ Abb. 3.27).

- **Histologie**

Die Epidermis zeigt eine Akanthose sowie eine Verdickung und Verlängerung der Reteleisten. Die Keratinozyten sind unregelmäßig (»vom Winde verweht«) angeordnet. Sie sind hochgradig atypisch mit unregelmäßigen, großen, polychromatischen, oft auch mehrfachen Kernen. Die Hornschicht ist verdickt (◘ Abb. 3.28, ◘ Abb. 3.29). Die Verhornung von einzelnen Keratinozyten innerhalb des Stratum spinosum ist am großen, stark eosinophilen Zytoplasma und am hyperchromatischen Kern erkennbar. Obwohl auch die Basalschicht der Epidermis atypische Zellen enthält, ist die Grenze zum Korium scharf. In Letzterem findet sich ein schütteres gemischtzelliges Infiltrat. Die sorgfältige Beurteilung des gesamten Präparats zum Ausschluss einer karzinomatösen Infiltration an irgendeiner Stelle ist wichtig.

- **Diagnose**

Bei jedem Verdacht auf das Vorliegen einer Erythroplasie ist die Entnahme eines Probeexzisats zur histologischen Untersuchung erforderlich. Allerdings ist es durchaus gerechtfertigt, wegen der klinisch nicht immer sicheren Differenzialdiagnose zur Balanitis plasmacellularis (▶ Abschn. 3.4) zuvor einen konservativen Behandlungsversuch zu unternehmen.

Bei der Diagnose des infiltrierenden Karzinoms sind Größe, Lokalisation und Morphologie – papillär, nodulär, ulzeriert – sowie der Bezug zu Tunica albuginea, Urethra, Corpus spongiosum oder Corpus cavernosum von Bedeutung. Die exakte Diagnose ist ohne pathohistologische Untersuchung nicht möglich. Für die Erfassung der klinischen Situation ist das Staging unerlässlich. Weitere Details der

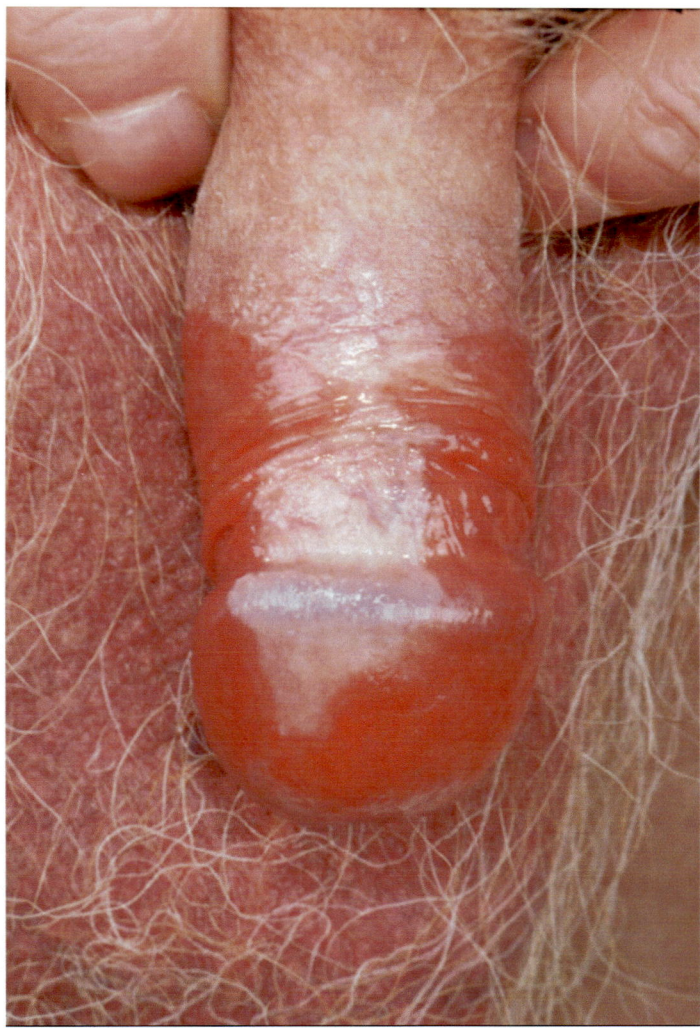

Abb. 3.24 Penile intraepitheliale Neoplasie (Erythroplasie Queyrat): an der Glans penis flächenhafte rötlich-gelbliche Färbung mit glatter, wie feucht wirkender Oberfläche

Klassifikation sind den Lehrbüchern der Urologie oder den Leitlinien zu entnehmen (Pizzocaro et al. 2010).

- **Therapie**

Wegen der geringen Infiltrationsneigung steht die Therapie der PIN nicht unter Zeitdruck. Kleine Veränderungen werden exzidiert oder mit einem Laser koaguliert. Diese Therapie bietet sich auch bei größeren Flächen an. Alternativ kann eine Röntgenbestrahlung durchgeführt werden.

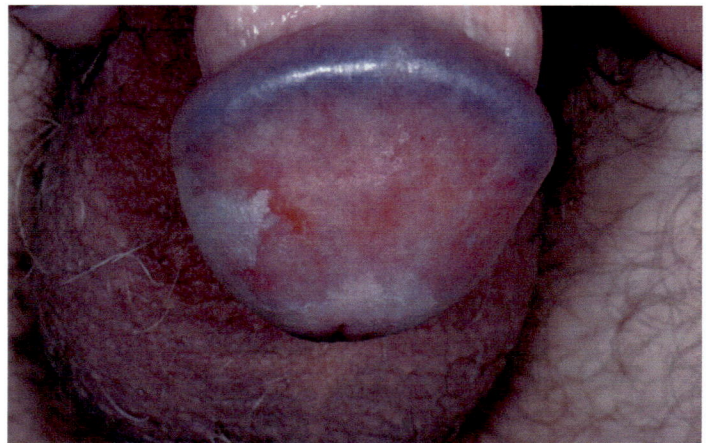

Abb. 3.25 Penile intraepitheliale Neoplasie: flächenhafte Rötung am inneren Vorhautblatt mit glatter, wie feucht wirkender Oberfläche, ausgedehnter Befall von Glans penis und Vorhaut

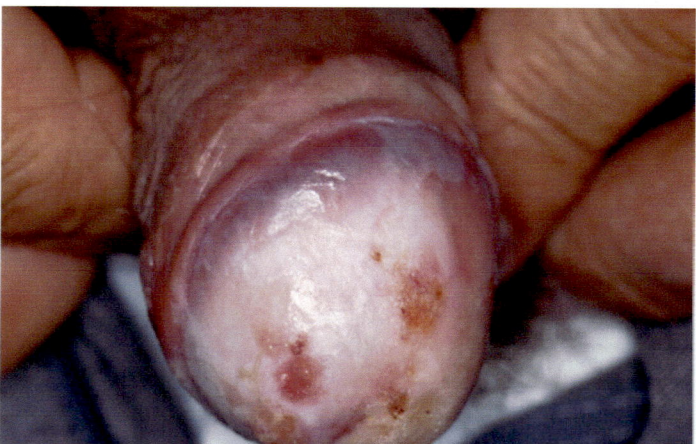

Abb. 3.26 Peniskarzinom: In einem Herd eines Lichen sclerosus ist ein oberflächlich erodierter Tumor entstanden

Die Therapie des infiltrierenden Karzinoms richtet sich nach der Größe und dem Ausbreitungsstadium. Zu ihren Grundlagen und der Durchführung sei auf Lehrbücher der Urologie und die Leitlinien verwiesen (Pizzocaro et al. 2010).

3.14 Phimose und Paraphimose

Definition und Vorkommen

Man spricht von einer Phimose, wenn die Vorhaut sich nicht über die Glans penis zurückziehen lässt. Etwa drei Viertel der männlichen Neugeborenen haben bei Geburt eine Phimose, die sich jedoch oft in

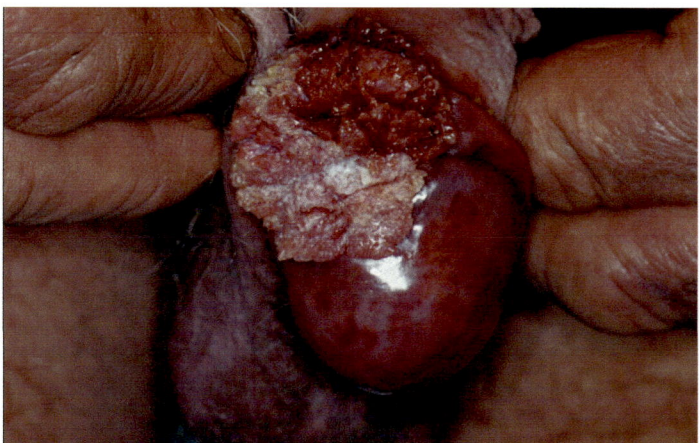

● **Abb. 3.27** Peniskarzinom: Am Sulcus coronarius sitzt ein großer, exophytisch wachsender, ulzerös zerfallender Tumor

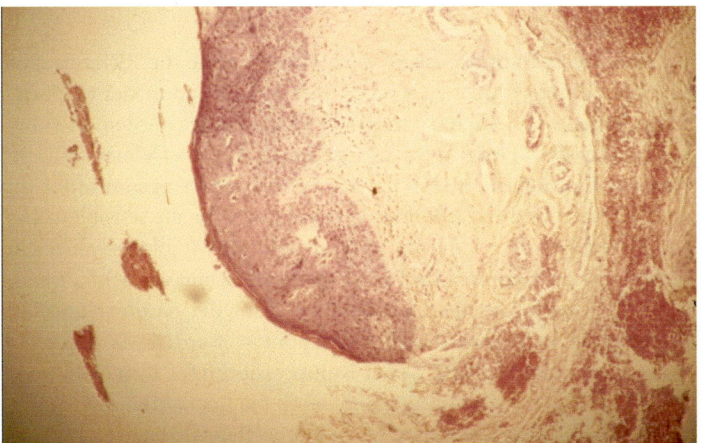

● **Abb. 3.28** Penile intraepitheliale Neoplasie: Die Epidermis zeigt eine Akantose und eine Verdickung der Reteleisten. Die Keratinozyten sind unregelmäßig (»vom Winde verweht«) angeordnet. Vergr. 25×, Färbung: HE

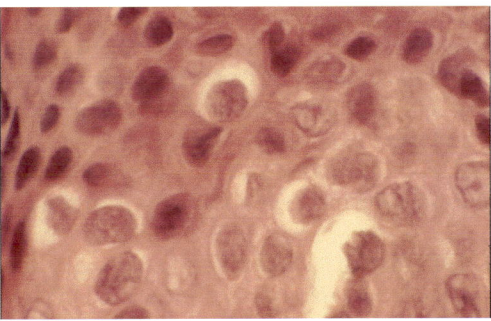

● **Abb. 3.29** Penile intraepitheliale Neoplasie: Die Keratinozyten sind hochgradig atypisch mit unregelmäßigen, großen, polychromatischen, oft auch mehrfachen Kernen. Vergr. 400×, Färbung: HE

den folgenden Lebensjahren zurückbildet. Die Rückbildung ist einfacher bei guter Hygiene und regelmäßiger Reinigung. Auftretende Entzündungen verstärken die Phimose jedoch deutlich und können die Retraktion erschweren. Dann kann die Phimose irreversibel werden und operative Versorgung erforderlich machen (McGregor et al. 2007). Im Erwachsenenalter ist die Phimose meist Folge von rezidivierenden Balanitiden (▶ Abschn. 3.3) oder des Lichen sclerosus (▶ Abschn. 4.16). Einrisse beim sexuellen Verkehr, Infektionen mit gramnegativen und anaeroben Keimen unterhalten und verschlimmern sie.

- **Klinik**

Die Phimose kann eine nur leichte Einengung der Vorhaut bedeuten oder die Öffnung des Vorhautsacks bis auf einen kleinen Rest verschließen (◘ Abb. 3.30). Bei Retroposition der engen Vorhaut hinter die Glans entsteht infolge der Stauung der Venen und Lymphgefäße eine Paraphimose (◘ Abb. 3.31).

- **Therapie**

Eine manifeste Phimose ist im Allgemeinen ohne die Zirkumzision (»Beschneidung«) nicht reversibel. Der Eingriff kann bei empfindlichen Patienten in Allgemeinnarkose durchgeführt werden, gewöhnlich ist aber der »Penisblock« die geeignete Anästhesieform. Hierbei wird das Lokalanästhetikum an der Peniswurzel ringsum unter die Haut gespritzt und erreicht innerhalb von 3–5 min alle sensiblen Nerven. Es genügen 10 ml. Für die Zirkumzision selbst gibt es zahlreiche Techniken, die hier nicht im Einzelnen beschrieben werden können.

Die Paraphimose muss wegen der Gefahr der hämorrhagischen Infarzierung möglichst umgehend reponiert werden. Es kann der Versuch gemacht werden, durch Kompression oder durch Kühlung mit Eis das Ödem zu beseitigen und damit die Reposition zu ermöglichen. Falls das nicht gelingt, ist die operative Reposition nach Inzision des »Schnürrings« angezeigt (Pohlman et al. 2013).

Für die Indikation zur Zirkumzision gibt es zahlreiche gute medizinische Argumente. Morris (2007) ist der Überzeugung, dass die Vorteile einer Zirkumzision die möglichen Nachteile bei Weitem überwiegen. Er vergleicht die Zirkumzision mit einer Impfung: Sie vermindert das Risiko von Harnwegsinfekten, sexuell übertragenen Infektionen, HIV, HPV, Syphilis, Phimosen, Peniskarzinom und Prostatakarzinom. Bei der weiblichen Partnerin vermindert sie das Risiko des Zervixkarzinoms und von Chlamydieninfektionen. Die meisten Frauen empfinden eine beschnittene Vorhaut als ästhetisch ansprechender. Sexuelle Probleme gibt es nicht, die im höheren Alter werden vermindert.

Larke et al. (2011) identifizierten 8 Publikationen, die die Assoziation von Zirkumzision und Peniskarzinom beschrieben. Das Peniskarzinom war deutlich seltener (Odds-Ratio 0,33; 95 % Konfidenz-

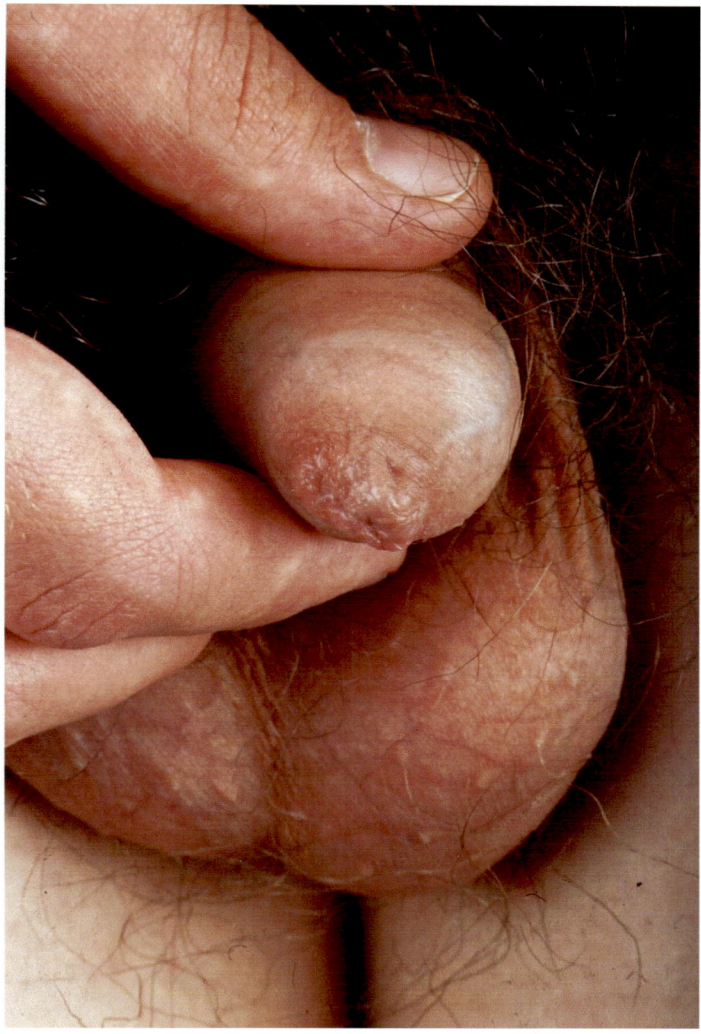

Abb. 3.30 Phimose: Die Vorhaut ist narbig verengt und zeigt nur noch eine geringe Restöffnung

intervall: 0,13–0,83), wenn eine Zirkumzision in der Kindheit erfolgt war. Allerdings wurde nach Zirkumzision im Erwachsenenalter das Peniskarzinom nicht signifikant häufiger beobachtet als bei unzirkumzidierten Männern (Odds-Ratio 2,71; 95% Konfidenzintervall 0,93–7,94). Es gab jedoch keine Anhaltspunkte dafür, dass eine PIN nach Zirkumzision seltener beobachtet wird.

Nicht alle Autoren ziehen die gleichen Schlüsse aus den vorliegenden Materialien. Allzu oft wird die Diskussion um die Vor- und Nachteile einer Zirkumzision durch weltanschauliche, traditionelle oder religiöse Vorurteile überschattet.

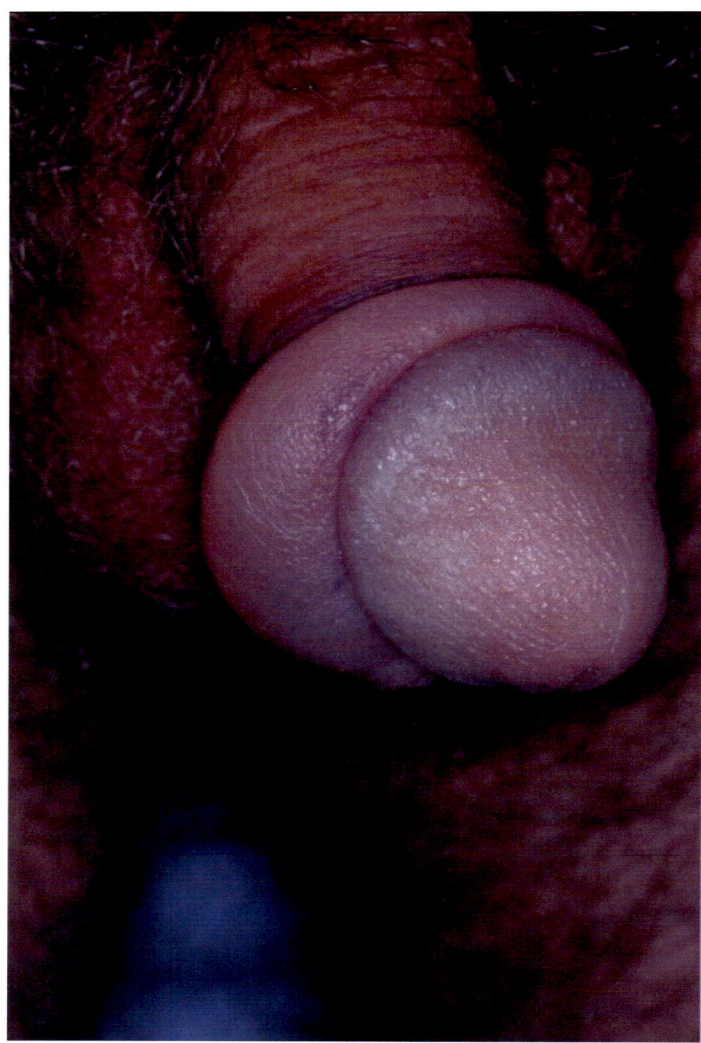

Abb. 3.31 Paraphimose: Die Vorhaut ist hinter dem Sulcus coronarius ödematös geschwollen und lässt sich nicht nach vorn reponieren

3.15 Pruritus ani

Die perianale Haut ist irritabler als die übrige Haut. Die Faeces selbst sind ein Irritans, dies wird besonders dann von Bedeutung, wenn die Analhaut durch medizinische Behandlungen oder Ernährungseinflüsse vorgeschädigt ist (Siddiqi et al. 2008). Bei Stuhlinkontinenz, die häufiger im Alter und bei Immobilität vorkommt, tritt die Inkontinenzdermatitis auf. Wenn zusätzlich eine Urininkontinenz besteht, kann durch bakterielle Metabolisierung aus Urea Ammoniak

Tab. 3.1 Ursachen des Pruritus ani. (Adaptiert nach Zuccati et al. 2005, Schubert et al. 2009)

Anorektale Krankheiten	Hämorrhoiden, Analfistel, Fissuren, Fibroma pendulans, Rektalprolaps, Papillome, Karzinome, Stuhlinkontinenz, Diarrhö
Systemische Krankheiten	Diabetes mellitus, Leberkrankheiten, chronische Niereninsuffizienz, Hyperthyreose, Hodgkin-Lymphom, Leukämie
Dermatosen	Psoriasis, Erythrasma, seborrhoische Dermatitis, atopisches Ekzem, Intertrigo, Acne inversa
Neoplasien	Morbus Paget, Morbus Bowen
Hygiene	Mangelhafte Reinigung, übertriebene Reinigung
Nahrungsmittel	Kaffee, Schokolade, Zitrusfrüchte, Gewürze, Bier, Fettersatzstoffe
Lokale Irritanzien	Adipositas, starke Behaarung, enge Kleidung, raues Toilettenpapier
Psychogen	Ängstlichkeit, Neurosen, Psychosen

entstehen, der die Haut angreift und irritiert. Der Stuhl enthält außerdem proteolytische und lipolytische Enzyme, die die Haut angreifen (Farage et al. 2007).

Pruritus ani ist ein häufiges Symptom. Es ist keine Diagnose, sondern ein Krankheitskomplex. In ◘ Tab. 3.1 sind die wichtigsten zugrunde liegenden Krankheiten zusammengestellt.

Die Behandlung richtet sich nach der Grundkrankheit. Es ist wichtig, die Therapie lange genug fortzusetzen, um den Juckreiz-Kratz-Juckreiz-Zyklus zu unterbrechen. In extremen Fällen kann eine nächtliche Sedierung von Nutzen sein (Weichert 2004). Einige allgemeingültige Ratschläge für Patienten mit Pruritus ani sind in der Übersicht zusammengestellt (Schubert et al. 2009).

Ratschläge für Patienten mit Pruritus ani
- Analregion nicht kratzen und reiben
- Waschen nur mit Wasser, keine Seife (?)
- Abtrocknen mit Fön
- Region nach jedem Stuhlgang reinigen
- parfümierte Waschmittel in der Dusche vermeiden
- Baumwolleinlage in die Analfalte einlegen
- keine engsitzende Unterwäsche tragen
- für weichen Stuhl sorgen
- Gewürze, Zitrusfrüchte, starken Kaffee vermeiden
- Kortison nur sparsam anwenden
- Rezidive sind häufig

3.16 Pruritus genitalis

- **Definition**

Der Juckreiz geht ohne sichtbare Hautveränderungen einher. Genitaler Pruritus kommt zwar relativ selten vor, bereitet jedoch – infolge der oft unklaren Ursachen – häufig therapeutische Probleme.

- **Ätiologie und Pathogenese**

Nervenfasern oder Rezeptoren in der Haut, die spezifisch den Juckreiz vermitteln, sind nicht bekannt. Möglicherweise entscheidet lediglich das jeweilige – durch Reizimpulse bedingte – Erregungsmuster kutaner Nervenfasern über die Qualität der Sensation. Als juckreizvermittelnde Mediatoren gelten Histamin, Papain, Arachidonsäure, Substanz P und Opiate. Die Ursachen für Pruritus können sehr vielfältig sein. Gerade im Genital- und Analbereich kann der Juckreiz durch das dort herrschende Mikroklima begünstigt werden, nämlich durch vermehrte Hautfalten, Hautreibungen sowie eine feuchte und warme Hautregion. Nicht selten jedoch kommt Juckreiz im Anogenitalbereich durch ein übertriebenes Waschen oder etwaige hautexsikkierende Manipulationen im Rahmen einer Zwangsneurose (z. B. Waschzwang) oder einer Phobie (z. B. Venerophobie, Parasitophobie) zustande.

- **Klinik**

Es finden sich Kratzeffekte an der Haut (◘ Abb. 3.32, ◘ Abb. 3.33), nicht selten sind jedoch die Patienten bei der klinischen Inspektion erscheinungsfrei. Bei einem Analekzem sind häufig Kratzspuren im Anogenitalbereich zu beobachten. Durch den lästigen, oft qualvollen Juckreiz werden die Patienten häufig nervös und leicht reizbar. Ist bei dem Patienten keine irgendwie geartete Dermatose auszumachen, dann liegt ein Pruritus sine materia vor.

- **Diagnose**

Bei der Diagnose sind eine große Zahl von möglichen Ursachen zu berücksichtigen (◘ Tab. 3.2). Die Abklärung ist keine Aufgabe des Dermatologen allein, sondern bedarf der Zusammenarbeit mit zahlreichen Fachdisziplinen.

- **Therapie**

Neben der kausalen Behandlung der zugrunde liegenden Erkrankungen steht die symptomatische Behandlung durch Hautpflege, Antihistaminika und UV-B-Bestrahlung. Es ist zu beachten, dass Wirkstoffe am Genitale weitaus besser in die Haut penetrieren als an anderen Hautbezirken; daher muss mit geringeren Konzentrationen gearbeitet werden (Elsner 2011).

3.16 · Pruritus genitalis

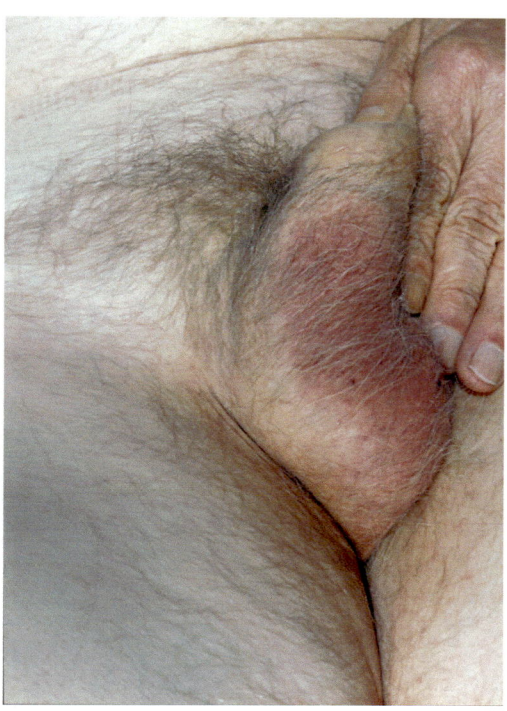

Abb. 3.32 Pruritus genitalis beim Mann: umschriebene Scheuerspuren am Skrotum

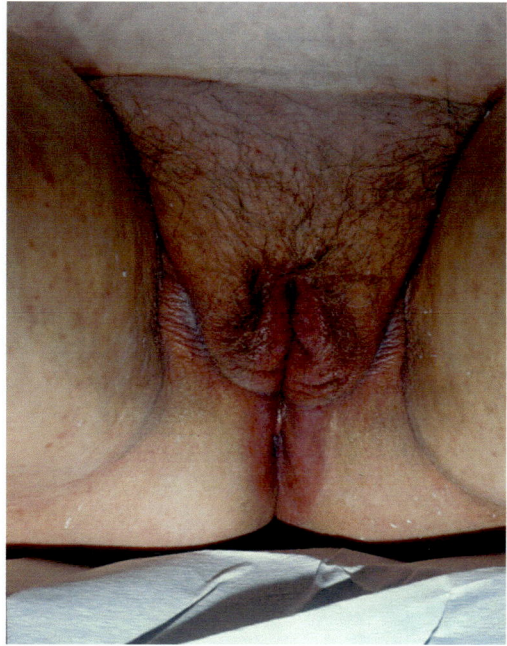

Abb. 3.33 Pruritus genitalis bei der Frau: unspezifische Rötung und Kratzeffekte an der Vulva und in der Umgebung

◻ Tab. 3.2 Ätiologie, Klinik und Therapie von anogenitalem Pruritus. (Adaptiert nach Bohl 2005)

	Ätiologie	Klinischer Befund	Therapie
Dermatosen			
Lichen sclerosus	Unbekannt	Narbenartig	Potente Kortikoide
Lichen planus	Unbekannt	Flache Knötchen	Kortikoide
Psoriasis	Genetisch	Schuppung	Antipsoriatika
Intertrigo	Kolonisierung	Erosionen	Antimykotika
Allergische Kontaktdermatitis	Kontaktallergie	Rötung	Allergenkarenz
Irritative Kontaktdermatitis	Lokale Reizung	Rötung	Vermeidung von Irritationen
Urtikaria	Systemische Allergie	Quaddeln	Antihistaminika
Bullöses Pemphigoid	Autoimmunphänomene	Blasen	Kortikoide
Morbus Fox-Fordyce	Unbekannt	Bläschen	Exzision
Dyskeratosis follicularis (Morbus Darier)	Genetisch	Rötung	Dermabrasion
Pemphigus benignus familiaris (Morbus Hailey-Hailey)	Genetisch	Erosionen	Dermabrasion
Infektionen/Infestationen			
Candidiasis	Candida albicans	Rötung	Antimykotika
Bakterielle Vaginose	Laktobazillen	Fluor vaginalis	Antibiotika
Trichomonas-Infektion	*Trichomonas vaginalis*	Fluor vaginalis	Metronidazol
Dermatophytie	*Trichophyton rubrum*	Schuppung	Antimykotika
Molluscum contagiosum	M.c.-Virus	Knoten	Exzision
Skabies	*Sarcoptes scabiei*	Kratzspuren	Antiparasitaria
Phthiriasis pubis	*Phthirus pubis*	Kratzspuren	Antiparasitaria
Herpes simplex	H.s.-Virus	Bläschen	Aciclovir

Tab. 3.2 Fortsetzung

	Ätiologie	Klinischer Befund	Therapie
Condylomata acuminata	Humanes Papillomavirus (HPV)	Knoten	Exzision
Tumoren			
Granularzelltumor	Unbekannt	Roter Knoten	Exzision
Syringome	Unbekannt	Multiple Knötchen	Exzision
Vulväre intraepitheliale Neoplasie (VIN)	Unbekannt	Flacher Tumor	Exzision
Extramammärer Morbus Paget	Unbekannt	Ekzemartig	Exzision
Vulvakarzinom	Unbekannt	Ulzerierender Knoten	Exzision
Langerhans-Zell-Histiozytose	Unbekannt	Multiple Knötchen	Chemotherapie
Anale und intestinale Krankheiten			
Hämorrhoiden	Anlagebedingt	Anale Knoten	Verödung
Analfissuren	Postinflammatorisch	Anale Einrisse	Exzision
Analfisteln	Postinflammatorisch	Nässendes Knötchen	Exzision
Proktitis	Verschiedene	Anale Sekretion	Antiinfektiva
Colitis ulcerosa	Unbekannt	Anale Sekretion	Kortikoide
Analkarzinom	Humanes Papillomavirus	Ulzerierender Knoten	Exzision
Metabolische und endokrine Störungen			
Niereninsuffizienz	Verschiedene	Sekundäre Rötung	Systemisch
Hepatische Insuffizienz	Verschiedene	Sekundäre Rötung	Systemisch
Gallengangsverschluss	Verschiedene	Sekundäre Rötung	Systemisch
Hyperthyreoidismus	Verschiedene	Sekundäre Rötung	Systemisch
Hypothyreoidismus	Verschiedene	Sekundäre Rötung	Systemisch
Diabetes mellitus	Unbekannt	Sekundäre Rötung	Systemisch

☐ **Tab. 3.2** Fortsetzung

	Ätiologie	Klinischer Befund	Therapie
Menopause	Physiologisch	Sekundäre Rötung	Systemisch
Systemstörungen			
Atopie	Genetisch	Ekzem	Glukokortikoide
Eisenmangelanämie	Eisenmangel	Sekundäre Rötung	Systemisch
Psychogen	Neurotisch	Genereller Juckreiz	Systemisch
Polycythaemia vera	Unbekannt	Genereller Juckreiz	Systemisch
Morbus Hodgkin	Unbekannt	Genereller Juckreiz	Systemisch
Karzinoidsyndrom	Unbekannt	Genereller Juckreiz	Systemisch
Mycosis fungoides	Unbekannt	Genereller Juckreiz	Systemisch
Lymphom	Unbekannt	Genereller Juckreiz	Systemisch
Leukämie	Unbekannt	Genereller Juckreiz	Systemisch
Multiples Myelom	Unbekannt	Genereller Juckreiz	Systemisch

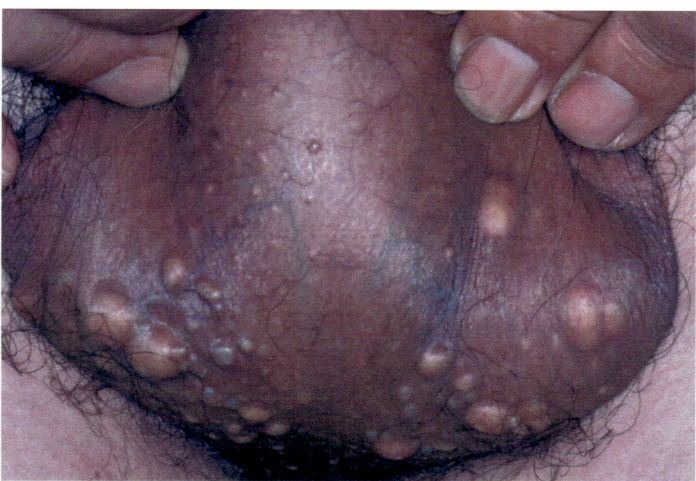

Abb. 3.34 Steatocystadenomatosis scroti: zahlreiche unterschiedlich große, gelbliche, kugelige Tumoren von harter Konsistenz und nicht schmerzhaft

3.17 Steatocystadenomatosis scroti (Calcinosis scroti)

Definition
Es handelt sich hierbei um zystische Tumoren, die vom Infundibulumepithel der Talgdrüsen ausgehen.

Klinik
Die Tumoren können einen Durchmesser von bis zu 1 cm erreichen. Die Knoten sind derb, kugelig und gut gegen die Umgebung abzugrenzen (Abb. 3.34).

Histologie
Auf einem faserreichen Bindegewebe liegt ein einschichtiges, unregelmäßiges Epithel, das an das Talgdrüseninfundibulum erinnert. Die Basalmembran ist stellenweise aufgelöst. Den Hauptteil des Bildes nimmt der unstrukturierte Zysteninhalt ein, in dem dunklere, stärker färbbare Partien vorkommen (Abb. 3.35). Verkalkungen sind die Regel.

Therapie
Die Indikation zur Behandlung ist rein ästhetischer Natur, eine Notwendigkeit besteht nicht, Entartungen kommen nicht vor. Die Operation besteht in einer Ausschälung nach Inzision, die wegen der derben Konsistenz der Tumoren gut gelingt.

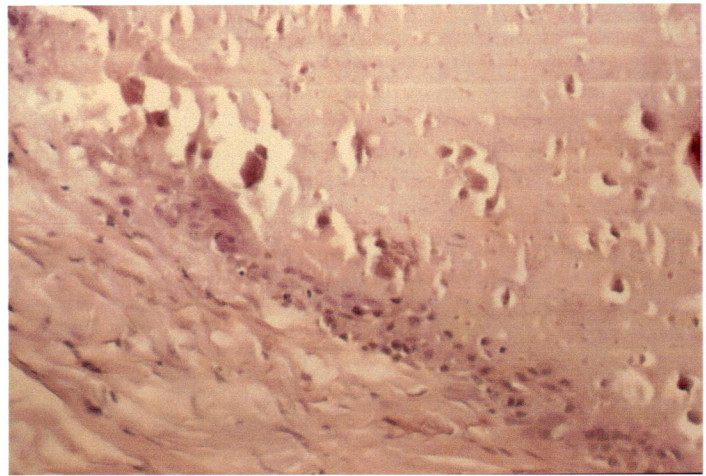

Abb. 3.35 Steatocystadenomatosis scroti: Eine Zyste mit undifferenziertem Inhalt ist von einer Wand umgeben, dessen Epithel dem des Talgdrüseninfundibulum ähnelt. Vergr. 25×, Färbung: HE

3.18 Vulvakarzinom

Epidemiologie

Das Vulvakarzinom ist selten, es stellt etwa 5 % der Tumoren des weiblichen Genitaltrakts dar. Etwa 60 % der Vulvakarzinome entstehen im Zusammenhang mit einem vorausgehenden Lichen sclerosus, der mittlere Zeitraum bis zur Entstehung liegt bei ca. 10 Jahren. Das Risiko der Entstehung eines Karzinoms bei Lichen sclerosus ist etwa 300-mal höher als ohne. Rund 30 % der Karzinome sind mit einer HPV-Infektion assoziiert (Jones et al. 2008). Es gibt bisher keine Screening-Programme.

Klinik

Die Symptomatik beginnt häufig mit Juckreiz oder Irritationen oder Klagen über einen Knoten. Eine sorgfältige Inspektion ist erforderlich. Eine besondere Entität ist die Vorläuferläsion, die vulväre intraepitheliale Neoplasie (VIN). Dabei handelt es sich meist um flach erhabene Läsionen, die Farbe kann weiß, grau, rot, oder braun sein (Abb. 3.36). Der Essigsäuretest ist meist positiv. Größere Tumoren fallen durch ihr destruktives Wachstum auf (Abb. 3.37).

Histologie

Das pathohistologische Bild der vulvären intraepithelialen Neoplasie gleicht dem der penilen intraepithelialen Neoplasie (▶ Abschn. 3.13). Unter den infiltrierenden Karzinomen ist der häufigste histologische

3.18 · Vulvakarzinom

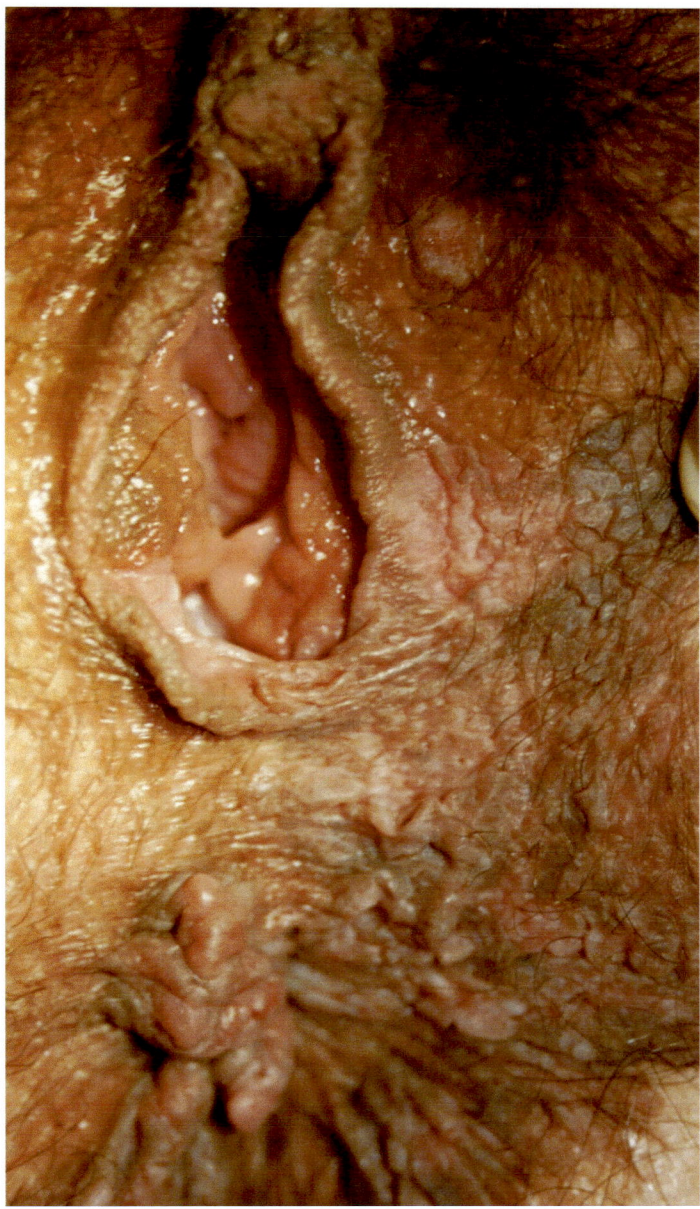

Abb. 3.36 Vulväre intraepitheliale Neoplasie (VIN): bräunliche Verfärbung an der Innenseite der rechten kleinen Labie

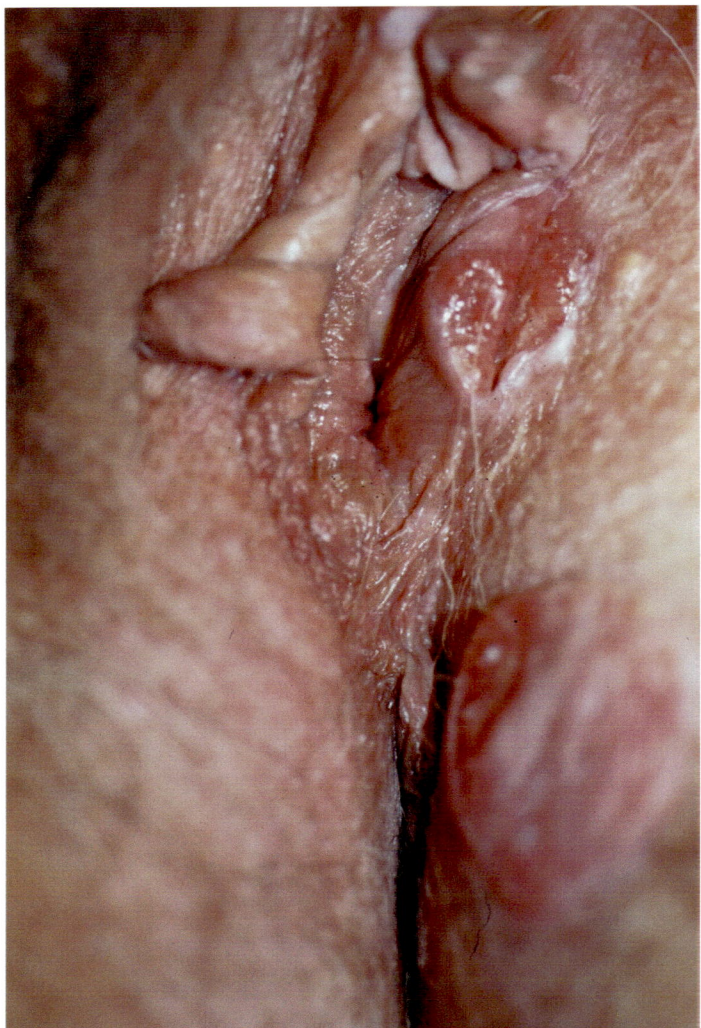

Abb. 3.37 Vulvakarzinom: Die linke kleine Labie ist von einem ulzerierten Tumor teilweise zerstört. Links perineal findet sich ein weiterer ulzerierter Tumor

Typ das Stachelzellkarzinom (»squamous cell carcinoma«, SCC) mit 90 % der Fälle. Im Gegensatz zu anderen gynäkologischen Tumoren ist eine Zytologie wenig aussagefähig, da die Tumoren von einem verhornenden Plattenepithel ausgehen.

- **Diagnose**

Bei jedem Verdacht auf das Vorliegen einer VIN ist die Entnahme eines Probeexzidates zur histologischen Untersuchung erforderlich. Bei der Diagnose des infiltrierenden Karzinoms sind Größe, Lokalisation und Morphologie – papillär, nodulär, ulzeriert – und der Bezug zu umgebenden Strukturen von Bedeutung. Die exakte Diagnose ist ohne pathohistologische Untersuchung nicht möglich. Für die Erfassung der klinischen Situation ist das Staging unerlässlich. Weitere Details der Diagnostik und Klassifikation sind den Lehrbüchern der Gynäkologie oder den Leitlinien zu entnehmen (Benedet et al. 2000, ACOG 2011).

- **Therapie**

Die VIN lässt sich üblicherweise mit einer weiten lokalen Exzision behandeln. Dabei ist eine histologische Randkontrolle sinnvoll, bei sichtbarem Befall des Exzisionsrands ist das Rezidivrisiko hoch. Zu beachten ist auch die Möglichkeit einer multifokalen Entstehung! Eine Laserablation ist gleichwertig. Dabei soll darauf geachtet werden, dass die Haarfollikel entfernt werden, da von ihnen eine VIN wieder auswachsen kann.

Auch eine konservative Therapie mit Imiquimod-Creme 5 % ist effektiv. Dazu ist eine 3-mal wöchentliche Applikation für 12–20 Wochen erforderlich. Bei immunsupprimierten Patienten ist diese Therapie ungeeignet. Nebenwirkungen sind Erythem und Brennen. Eine weitere Option ist die photodynamische Therapie mit δ-Aminolävulinsäure.

Nachkontrollen sind nach jeder Form der Therapie unbedingt sinnvoll, da mit Rezidivraten von 30–50 % zu rechnen ist.

Für die Behandlung des invasiven Karzinoms sei auf Lehrbücher der Gynäkologie und die entsprechenden Leitlinien verwiesen.

Literatur

ACOG; Committee on Gynecologic Practice of American College Obstetricians and Gynecologists (2011) ACOG Committee Opinion No. 509: Management of vulvar intraepithelial neoplasia. Obstet Gynecol 118 (5): 1192–4

Al-Farardy, Al-Natour SH (2010) A forgotten complication of diaper dermatitis: Granuloma gluteale infantum. J Family Community Med 17 (2): 107–9. doi: 10.4103/1319-1683.71994

Benedet JL, Bender H, Jones H 3rd, Ngan HY, Pecorelli S (2000) FIGO staging classifications and clinical practice guidelines in the management of gynecologic cancers. FIGO Committee on Gynecologic Oncology. Int J Gynaecol Obstet 70 (2): 209–62

Birley HD, Walker MM, Luzzi GA, Bell R, Taylor-Robinson D, Byrne M, Renton AM (1993) Clinical features and management of recurrent balanitis; association with atopy and genital washing. Genitourin Med 69 (5): 400–3

Bohl TG (2005) Overview of vulvar pruritus through the life cycle. Clin Obstet Gynecol 48 (4): 786–807

Brix WK, Nassau SR, Patterson JW, Cousar JB, Wick MR (2010) Idiopathic lymphoplasmacellular mucositis-dermatitis. J Cutan Pathol 37: 426–431

Buljan M, Poduje S, Situm M, Bulat V, Bolanča Z, Tomas D (2010) Multiple angiokeratomas of the vulva: case report and literature review. Acta Dermatovenerol Croat 18 (4): 271–5

Chaux A, Cubilla AL (2012) The role of human papillomavirus infection in the pathogenesis of penile squamous cell carcinomas. Semin Diagn Pathol 29 (2): 67–71

Cranston RD, Darragh TM, Holly EA, Jay N, Berry JM, Da Costa M, Efird JT, Palefsky JM (2004) Self-collected versus clinician-collected anal cytology specimens to diagnose anal intraepithelial neoplasia in HIV-positive men. J Acquir Immune Defic Syndr 36 (4): 915–20

Crawford D, Nimmo M, Clement PB, Thomson T, Benedet JL, Miller D, Gilks CB (1999) Prognostic factors in Paget's disease of the vulva: a study of 21 cases. Int J Gynecol Pathol 18 (4): 351–9

Debbarman P, Roy S, Kumar P (2012) Angiokeratoma circumscriptum neviforme. Indian Pediatr 49 (1): 80

Edwards SK; European Branch of the International Union against Sexually Transmitted Infection and the European Office of the World Health Organization (2001) European guideline for the management of balanoposthitis. Int J STD AIDS 12 Suppl 3: 68–72

Elsner P (2011) Anatomical and physiological basis of topical therapy of the mucosa. Curr Probl Dermatol 40: 1–8

Farage MA, Miller KW, Berardesca E, Maibach HI (2007) Incontinence in the aged: contact dermatitis and other cutaneous consequences. Contact Dermatitis 57 (4): 211–7

Felmerer G, Sattler T, Lohrmann C, Tobbia D (2012) Treatment of various secondary lymphedemas by microsurgical lymph vessel transplantation. Microsurgery 32 (3): 171–7

Flessati P, Camoglio FN, Bianchi S, Fasoli L, Menghi A (1999) An apocrine hidrocystoma of the scrotum. A case report. Minerva Chir 54 (1–2): 87–9

Friebe K, Skrzypek J, Krause W (2001) Muß bei jeder Balanitis eine Pilzkultur angelegt werden? Mycoses 44: 234

Geyer H, Geyer A, Schubert J (1997) Erysipelas and elephantiasis of the scrotum – surgery and drug therapy. Urol Int 58 (4): 243–6

Ghosh SK, Bandyopadhyay D (2010) Acute scrotal bleeding. J Emerg Trauma Shock 3 (4): 416–7

Glusac EJ, Hendrickson MS, Smoller BR (1994) Apocrine cystadenoma of the vulva. J Am Acad Dermatol 31 (3 Pt 1): 498–9

Gupta S, Ajith C, Kanwar AJ, Sehgal VN, Kumar B, Mete U (2006) Genital elephantiasis and sexually transmitted infections – revisited. Int J STD AIDS 17 (3): 157–65

Hanifin JM, Rajka G (1980) Diagnostic features of atopic dermatitis. Acta Derm Venereol Suppl (Stockh) 59: 44–47

Jones RW, Scurry J, Neill S, MacLean AB (2008) Guidelines for the follow-up of women with vulvar lichen sclerosus in specialist clinics. Am J Obstet Gynecol 198 (5): 496.e1–3

Krause W, Krisp A, Hörster S, Hoffmann R (2006) Genital paget disease in a man – Clinical Report. European J Dermatol 16 (1): 75–78

Krause W (2006) Balanitis. Hautnah 6: 304–309

Larke NL, Thomas SL, dos Santos Silva I, Weiss HA (2011) Male circumcision and penile cancer: a systematic review and meta-analysis. Cancer Causes Control 22 (8): 1097–110

Lawton MD, Nathan M, Asboe D (2013) HPV vaccination to prevent anal cancer in men who have sex with men. Sex Transm Infect 89 (5): 342–3

Maurel J, Fernández-Martos C, Feliu J, Isla D (2011) SEOM clinical guidelines for the treatment of anal cancer. Clin Transl Oncol 13 (8): 525–7

McGregor TB, Pike JG, Leonard MP (2007) Pathologic and physiologic phimosis: approach to the phimotic foreskin. Can Fam Physician 53 (3): 445–8

Morris BJ (2007) Why circumcision is a biomedical imperative for the 21(st) century. Bioessays 29 (11): 1147–58

Murphy MJ, Kogan B, Carlson JA (2001) Granulomatous lymphangitis of the scrotum and penis. Report of a case and review of the literature of genital swelling with sarcoidal granulomatous inflammation. J Cutan Pathol 28 (8): 419–24

Nazir SS, Khan M (2010) Thrombosis of the dorsal vein of the penis (Mondor's Disease): A case report and review of the literature. Indian J Urol 26 (3): 431–3

Palefsky J (2006) Human papillomavirus-related tumors in HIV. Curr Opin Oncol 18 (5): 463–8

Pizzocaro G, Algaba F, Horenblas S, Solsona E, Tana S, Van Der Poel H, Watkin NA, European Association of Urology (EAU) Guidelines Group on Penile Cancer (2010) EAU penile cancer guidelines 2009. Eur Urol 57 (6): 1002–12

Pohlman GD, Phillips JM, Wilcox DT (2013) Simple method of paraphimosis reduction revisited: point of technique and review of the literature. J Pediatr Urol 9 (1): 104–7

Roghmann F, von Bodman C, Tian Z, Brock M, Löppenberg B, Braun K, Hinkel A, Palisaar J, Noldus J (2013) Vorhersage der Erkrankungsschwere von Patienten mit Fournier-Gangrän. Urologe 52: 1422–9

Salmo E, Haboubi N (2011) An update on anal cancer diagnosis and treatment. Pol Przegl Chir 83 (2): 108–16. doi: 10.2478/v10035-011-0018-4

Schubert MC, Sridhar S, Schade RR, Wexner SD (2009) What every gastroenterologist needs to know about common anorectal disorders. World J Gastroenterol 15 (26): 3201–9

Siddiqi S, Vijay V, Ward M, Mahendran R, Warren S (2008) Pruritus ani. Ann R Coll Surg Engl 90 (6): 457–63

Toker C (1970) Clear cells of the nipple epidermis. Cancer 25: 601–10

Weichert GE (2004) An approach to the treatment of anogenital pruritus. Dermatol Ther 17 (1): 129–33

Weyers W, Ende Y, Schalla W, Diaz-Cascajo C (2002) Balanitis of Zoon, a clinicopathologic study of 45 Cases. Am J Dermatopathol 24 (6): 459–467

Woodruff JD, Seeds AE Jr (1962) Benign and malignant adenomatous lesions of the vulva. Summaries of 6 cases. Obstet Gynecol 20: 690–5

Zuccati G, Lotti T, Mastrolorenzo A, Rapaccini A, Tiradritti L (2005) Pruritus ani. Dermatol Ther 18 (4): 355–62

Anogenitale Symptomatik allgemeiner Hautkrankheiten

Isaak Effendy

4.1 Acanthosis nigricans – 101

4.2 Acne inversa (Hidradenitis suppurativa) – 102

4.3 Artefakte am Genitale – 106

4.4 Atopisches Ekzem (Neurodermitis) – 109

4.5 Basalzellkarzinom (Basaliom) – 110

4.6 Blasenbildende Autoimmundermatosen – 115
4.6.1 Bullöses Pemphigoid – 115
4.6.2 Dermatitis herpetiformis Duhring – 117
4.6.3 Pemphigus – 120

4.7 Erythema exsudativum multiforme (Kokardenerythem) – 123

4.8 Erythema chronicum migrans – 126

4.9 Erythrasma – 127

4.10 Filariosis – 129

4.11 Gestationsdermatosen – 131

4.12 Kavernöses Hämangiom (Blutschwamm, Säuglingshämangiom) – 136

4.13 Kontaktekzem (Kontaktdermatitis) – 140

4.14 Lentigines (Pigmentflecken) – 142

4.15 Lichen ruber planus (Knötchenflechte) – 145

W. Krause, I. Effendy (Hrsg.), *Anogenitale Hautkrankheiten*,
DOI 10.1007/978-3-662-45331-5_4, © Springer-Verlag Berlin Heidelberg 2016

4.16	Lichen sclerosus – 146	
4.17	Lupus vulgaris (Tuberculosis cutis luposa) – 152	
4.18	Malignes Melanom – 154	
4.19	Morbus Behçet (maligne Aphtose) – 157	
4.20	Klippel-Trenaunay-Weber-Syndrom (Angioosteohypertrophiesyndrom) – 159	
4.21	Morphaea – 159	
4.22	Mycosis fungoides – 162	
4.23	Naevus flammeus (Feuermal, Portweinfleck) – 164	
4.24	Naevus naevocellularis (melanozytärer Nävus, Pigmentnävus) – 165	
4.25	Pemphigus chronicus benignus familiaris (Morbus Hailey-Hailey) – 167	
4.26	Pityriasis rosea (Röschenflechte) – 170	
4.27	Psoriasis vulgaris (Schuppenflechte) – 172	
4.28	Seborrhoisches Ekzem (seborrhoische Dermatitis) – 174	
4.29	Seborrhoische Keratose (Verruca seborrhoica) – 177	
4.30	Urticaria pigmentosa (kutane Mastozytose) – 180	
4.31	Urtikaria – 182	
4.32	Vasculitis allergica (Immunkomplexvaskulitis) – 184	
4.33	Vitiligo (Weißfleckenkrankheit) – 186	
4.34	Xanthoma eruptivum – 188	
4.35	Zoster (Herpes zoster) – 190	
	Literatur – 194	

4.1 Acanthosis nigricans

- **Ätiologie und Pathogenese**

Die Acanthosis nigricans wird durch eine Hyperaktivität verschiedener Wachstumsfaktoren aus der Superfamilie der Tyrosinkinaserezeptoren, etwa des epidermalen Wachstumsfaktors, hervorgerufen (Torley et al. 2002). Auf molekularer Ebene bewirken sie eine Aktivierung von Tyrosinkinasen, die mitogene und antiapoptotische Effekte auf die Keratinozyten haben. Daraus resultiert eine Hyperplasie der Keratinozyten und sekundär eine verstärkte Pigmentaktivität der Melanozyten. Unterschiedliche Krankheiten können zur Aktivierung der Wachstumsfaktoren führen (◘ Tab. 4.1). Die resultierende Form der Acanthosis nigricans ist weniger von der ursächlichen Krankheit als von der Art der Wachstumsfaktoren abhängig.

- **Klinik**

Die Krankheitsbezeichnung, zusammengesetzt aus acantho = Dorn und nigricans = schwärzend, stellt eine Beschreibung der sichtbaren Hautveränderungen dar. Die Hautveränderungen können nur eine Hautregion betreffen, z. B. den Hals, oder sie erfassen ausgedehnt die Beugen und großen Falten einschließlich der subabdominellen und submammären Falten (◘ Abb. 4.1). Die Farbe kann von hellbraun über grau bis schwarz variieren. Die Farbintensität hängt wesentlich vom Hauttyp ab (Lopez-Alvarenga et al. 2006). Typischerweise sind die Hautveränderungen asymptomatisch, aber durch Mazeration können sich Veränderungen mit schmerzhaften Einrissen und starkem Fötor entwickeln.

- **Histologie**

Es findet sich eine ausgeprägte lamelläre Orthohyperkeratose. Das Stratum ist verschmälert oder kann auch fehlen. Das Stratum spinosum hingegen ist verbreitert (Akanthose), nicht selten findet sich eine massive Papillomatose (◘ Abb. 4.2). Das Stratum basale enthält vermehrt Melanin (Hyperpigmentierung); die Papillen des Koriums sind kolbig verdickt und konisch konfiguriert.

- **Diagnose und Differenzialdiagnose**

Die klinische Diagnose ist bei typischen Erscheinungen einfach. Schwierigkeiten liegen nicht in der dermatologischen Differenzialdiagnose, sondern in der Abklärung, auf welche Weise die Aktivierung der Wachstumsfaktoren ausgelöst wurde. Für die spezifischen Untersuchungen zur Abklärung der möglichen Ursachen bedarf es einer interdisziplinären Zusammenarbeit (◘ Tab. 4.1).

- **Therapie**

Eine Behandlung der Acanthosis nigricans bedeutet zuerst die Behandlung der zugrunde liegenden Krankheiten. Im Fall eines metabo-

Tab. 4.1 Ursachen der Acanthosis nigricans und differenzialdiagnostische Untersuchungen (geordnet nach Häufigkeit)

Ursachen	Symptome	Diagnostik	Therapie
Insulinresistenz (metabolisches Syndrom)	Adipositas, erhöhter Triglyceridspiegel, Hypertonie, Hyperglykämie, Hyperinsulinämie	Klinische Chemie	Verbesserung der metabolischen Situation
Adipositas (BMI >30)	Schweregrad der Acanthosis nigricans signifikant korreliert mit BMI	Klinische Chemie	Gewichtsreduktion
Polyzystisches Ovarialsyndrom (PCOS)	Erhöhte Serumspiegel von Androgenen	Klinische Chemie	Suppression des Androgenüberschusses
Maligne Tumoren des Gastrointestinaltrakts	Rückbildung nach Entfernung des Tumors	Tumorsuche	Exstirpation des Tumors
Genetische Syndrome	In der Kindheit beginnend, keine weiteren Risikofaktoren	Molekulargenetisch	Nicht möglich

lischen Syndroms oder eines polyzystischen Ovarialsyndroms kann eine verbesserte Kontrolle der endokrinen Situation (Hyperinsulinämie, Hyperandrogenämie) die Acanthosis bessern. Ein zugrunde liegender Tumor muss operiert werden. Über topische Therapieformen wurde anhand von Einzelfällen mit unterschiedlichem Erfolg berichtet: Calcipotriol, Tretinoin, Dermabrasion und Alexandrit-Laser (Yosipovitch et al. 2007) wurden eingesetzt.

4.2 Acne inversa (Hidradenitis suppurativa)

■ Definition und Epidemiologie
Es handelt sich um eine akneiforme Erkrankung mit Entzündung des Follikelepithels der Talgdrüsen- und Terminalhaarfollikel, die sich vorzugsweise in den intertriginösen Arealen manifestiert. Die Häufigkeit der Erkrankung ist nicht sicher bekannt, sie wird auf 160/100.000 pro Jahr geschätzt. Das Verhältnis von Frauen zu Männern wird mit 2–5 zu 1 angegeben. Bei Männern ist die Anogenitalregion häufiger betroffen als bei Frauen, diese haben häufiger in den Axillen Erscheinungen. In der Regel manifestiert sich die Erkrankung erstmals nach der Pubertät. Genetische Faktoren spielen eine Rolle (Stein u. Sebastian 2003).

■ Ätiologie und Pathogenese
Aufgrund einer Hyperkeratose des Follikelinfundibulums bilden sich Komedonen, anschließend kommt es zur Superinfektion durch Staphylokokken, Streptokokken, grampositive und gramnegative Kokken. Bei perianalem Befall sind auch vermehrt *Escherichia coli*, *Klebsiella*, *Proteus* und anaerobe Bakterien nachzuweisen sowie eine segmentale Ruptur des Follikelepithels. Als Reaktion auf den austretenden Fol-

4.2 · Acne inversa (Hidradenitis suppurativa)

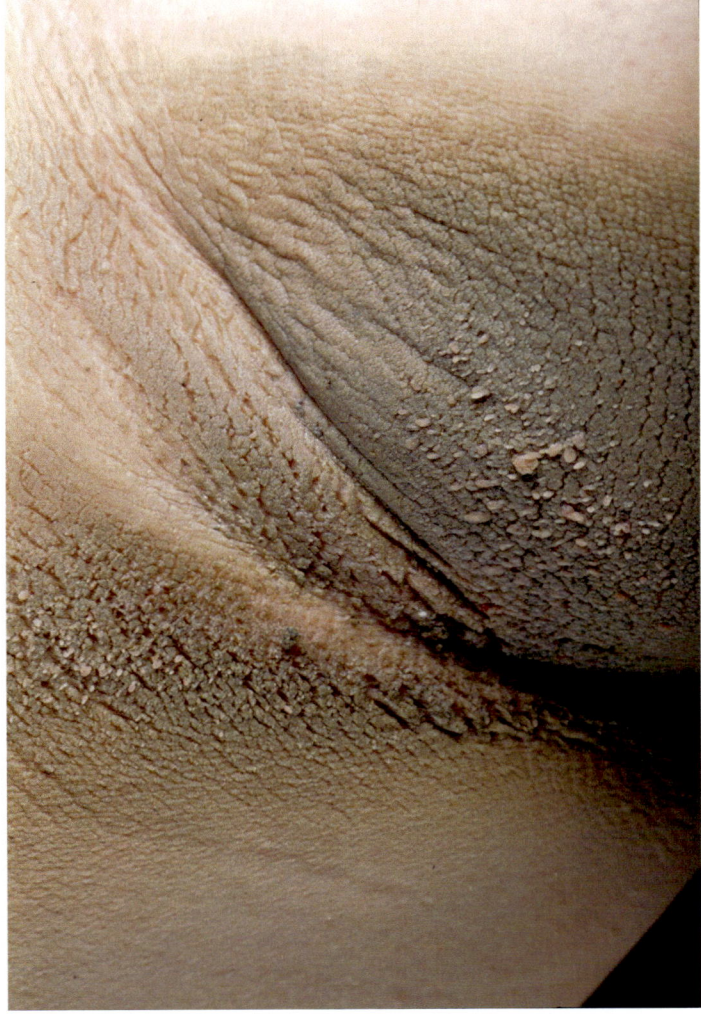

Abb. 4.1 Acanthosis nigricans: grau-braune, erhabene Plaques in den Axillen

likelinhalt entsteht eine granulomatöse Entzündung. Die apokrinen und ekkrinen Schweißdrüsen werden erst sekundär in die Entzündung einbezogen; insofern ist der weitläufig verwendete Ausdruck Hidradenitis suppurativa nicht korrekt (Sellheyer u. Krahl 2005).

Im Gegensatz zur Acne vulgaris ist der Einfluss von Androgenen gering. Eine besondere Bedeutung kommt dem Nikotinabusus zu, die Erkrankung ist bei Rauchern signifikant häufiger.

- **Klinik**

Prädilektionsstellen der Acne inversa sind die intertriginösen Areale wie Axillen, Inguinalregion, Perianalbereich und Perineum. Auch Mons pubis, proximale Oberschenkelstreckseiten, Skrotum, Penis-

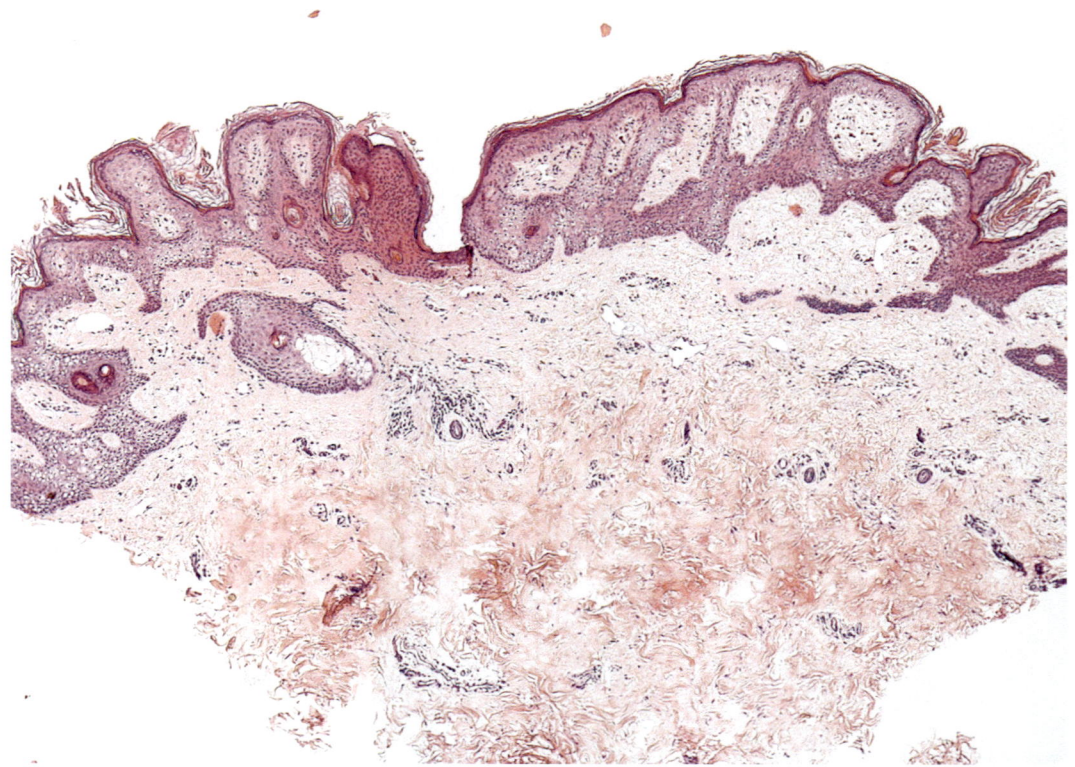

◘ **Abb. 4.2** Acanthosis nigricans, Histologie: Typisch sind die Papillomatose und Hyperkeratose sowie die basale Hyperpigmentierung, die der Krankheit ihren Namen geben. Ein entzündliches Infiltrat in der Dermis ist nicht zu sehen. Vergr. 25×, Färbung: HE. (Mit freundlicher Genehmigung von PD Dr. M. Nilles, Gießen)

schaft, große Labien und Gesäß werden befallen. Im Frühstadium treten vielporige Komedonen auf, danach erst oberflächlich, später tiefer liegende druckschmerzhafte Knoten. Bei längerem Verlauf entwickeln sich tief liegende Abszesse, aus denen sich Eiter entleert (◘ Abb. 4.3). Das Spätstadium ist durch großflächige, indurierte, Bezirke gekennzeichnet, in denen sich Knoten, Abszesse, Fistelgänge und Narben finden (◘ Abb. 4.4). Die Schmerzhaftigkeit schränkt die Bewegungsfähigkeit und den Allgemeinzustand ein. Die fötiden Sekretionen beeinträchtigen soziale Kontakte.

- **Diagnostik und Differenzialdiagnose**

Die Diagnose wird anhand der Anamnese und des klinischen Befunds durch Inspektion, Palpation und Sondierung der Fistelgänge gestellt. Der Einsatz von Laboruntersuchungen oder bildgebenden Verfahren ist nicht indiziert.

Als Differenzialdiagnose kommen infrage:
- Furunkel, durch Staphylokokken verursachte schwere Entzündung des Haarfollikels
- Hauttuberkulose

4.2 · Acne inversa (Hidradenitis suppurativa)

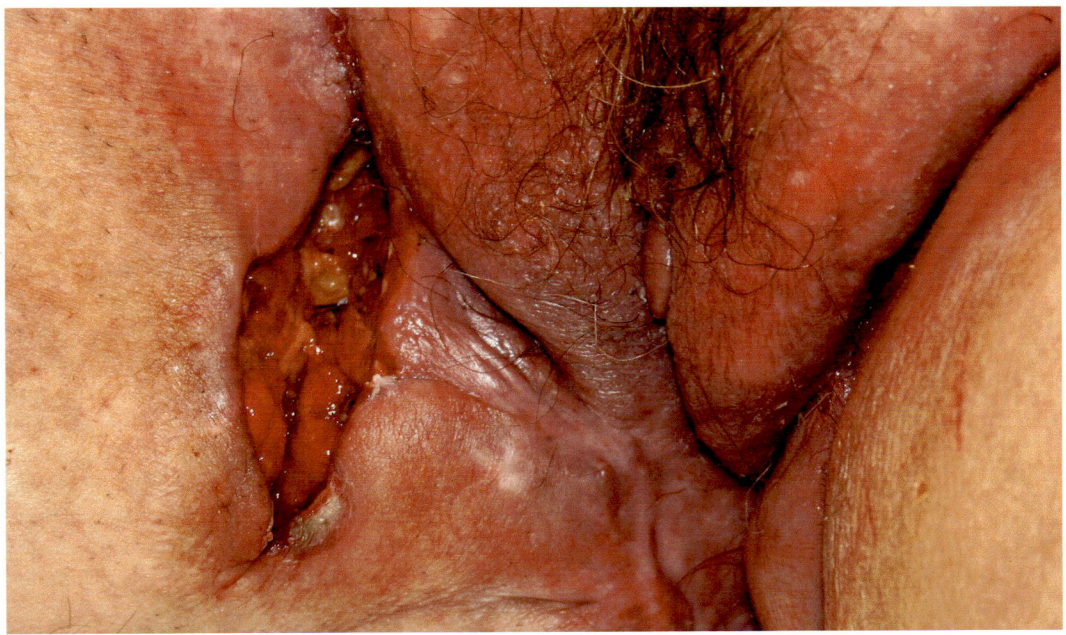

Abb. 4.3 Acne inversa (Hidradenitis suppurativa): Bei längerem Verlauf entwickeln sich tief liegende Abszesse, aus denen sich Eiter entleert

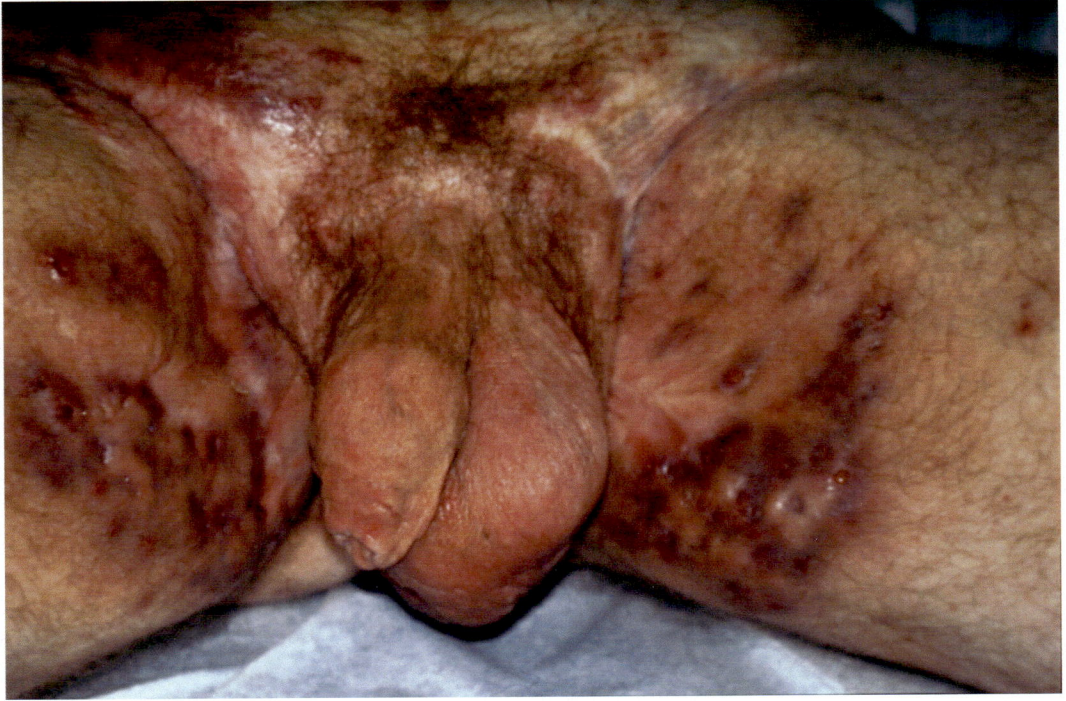

Abb. 4.4 Acne inversa (Hidradenitis suppurativa): Das Spätstadium ist durch großflächige, indurierte, pigmentierte Bezirke gekennzeichnet, in denen sich Knoten, Abszesse, Fistelgänge und Narben finden

- tiefe Trichophytie
- Aktinomykose
- Sporotrichose
- Lymphogranuloma inguinale

- **Therapie**

Grundsätzlich ist die operative Therapie die Methode der Wahl (Wollina et al. 2012). Konservative Maßnahmen wie Antibiotika, Kortikosteroide, Ciclosporin, Retinoide oder Biologika sind nur vorübergehend wirksam (Scheinfeld 2013).

In Frühstadien kann eine Tumeszenzanästhesie eingesetzt werden, bei größeren Infiltraten ist die Operation nur in Allgemeinnarkose möglich. Die betroffenen Areale müssen weit im Gesunden und in der Tiefe bis zur Faszie exzidiert werden. Die Darstellung der Fistelgänge mit Methylenblau erleichtert die Abgrenzung der befallenen Regionen. Da es sich um eine ausgedehnte Operation handeln kann, sind alle Maßnahmen der chirurgischen Versorgung zu beachten. Eine sorgfältige Wundheilungsförderung ist selbstverständlich. Da große Flächen der Epidermis exzidiert werden, kann die Sekundärheilung mehrere Wochen dauern.

Die kosmetischen und funktionellen Ergebnisse sind im Allgemeinen gut, die Rezidivquote ist – bei guter Operationstechnik – gering.

- **Verlauf und Prognose**

Unbehandelt verschlimmert sich die Hidradenitis suppurativa im Lauf des Lebens und schränkt die Lebensqualität, die sozialen Kontakte und die Arbeitsfähigkeit ein. Die häufig insuffiziente Inzision von vermeintlichen Furunkeln verlängert den Leidensweg oft über Jahre. Bei einer guten chirurgischen Therapie ist jedoch Beschwerdefreiheit zu erwarten. Neuerdings kann der Einsatz von Biologika (TNF-α-Antikörper) den Krankheitsverlauf lindern.

4.3 Artefakte am Genitale

Artefakte sind als Hautveränderungen durch Selbstbeschädigung definiert. Anogenitale Artefakte kommen fast ausschließlich im Erwachsenenalter vor (Gfesser u. Worret 1996). Bestimmte genitale Manipulationen beim Mann sind in einigen Kulturen relativ häufig zu beobachten. Hauptsächlich handelt es sich hier um Fremdkörperimplantationen am Penis, welche zur Steigerung der sexuellen Empfindung beim Partner dienen sollten.

Artifizielle Penisknötchen In das subkutane Gewebe des Penis, zumeist am proximalen Penisrücken, werden eine oder mehrere Glasperlen mit einem Durchmesser von ca. 0,5 cm implantiert. Neben Glasperlen werden auch andere Materialien angewandt, etwa Edelsteine, Perlen, Stahlkügelchen oder Kunststoff. Klinisch findet man

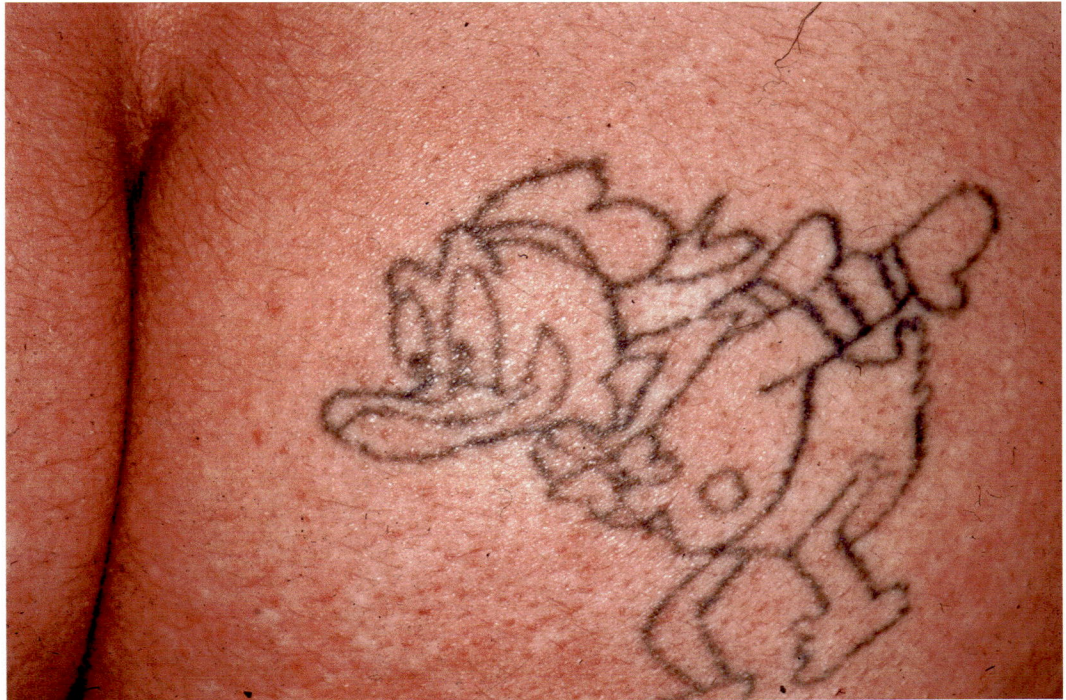

Abb. 4.5 Artefakte: Schmucktätowierung am Gesäß

am Penisschaft einen oder mehrere steinharte, verschiebliche, kleine subkutane Tumoren. Die Entfernung des Implantats wird vom Patienten in der Regel abgelehnt (Fischer et al. 2010).

Artifizielle Penisgranulome   In früheren Jahren wurden nicht selten zur Penisvergrößerung Öl, Paraffin sowie Silikon in den Penis injiziert. Als Folge können sich einige Jahre später Fremdkörpergranulome an den Injektionsstellen entwickeln. Sie lassen sich klinisch als weiche, zystenähnliche Tumoren erkennen. Die Therapie besteht in einer operativen Entfernung der Granulome.

Tätowierungen   Das Einbringen von gefärbten Partikeln in die Haut zur Schmucktätowierung ist vor allem in der Südseeregion und in asiatischen Ländern ein uralter Brauch. Heute sind dekorative Tätowierungen weltweit verbreitet. Die Schmucktätowierungen sind meist an den sichtbaren Hautstellen wie Händen und Armen platziert. Nicht selten sieht man jedoch Tätowierungen am Genitale bzw. im Gesäßbereich (Abb. 4.5). Die Entfernung der dekorativen Tätowierungen kann entweder chirurgisch oder mit dem CO_2-Laser erfolgen.

Intimpiercing   Nicht selten werden an Vorhaut oder großen Labien durch die Haut gebohrte Ringe beobachtet. Meist sind sie reizlos ein-

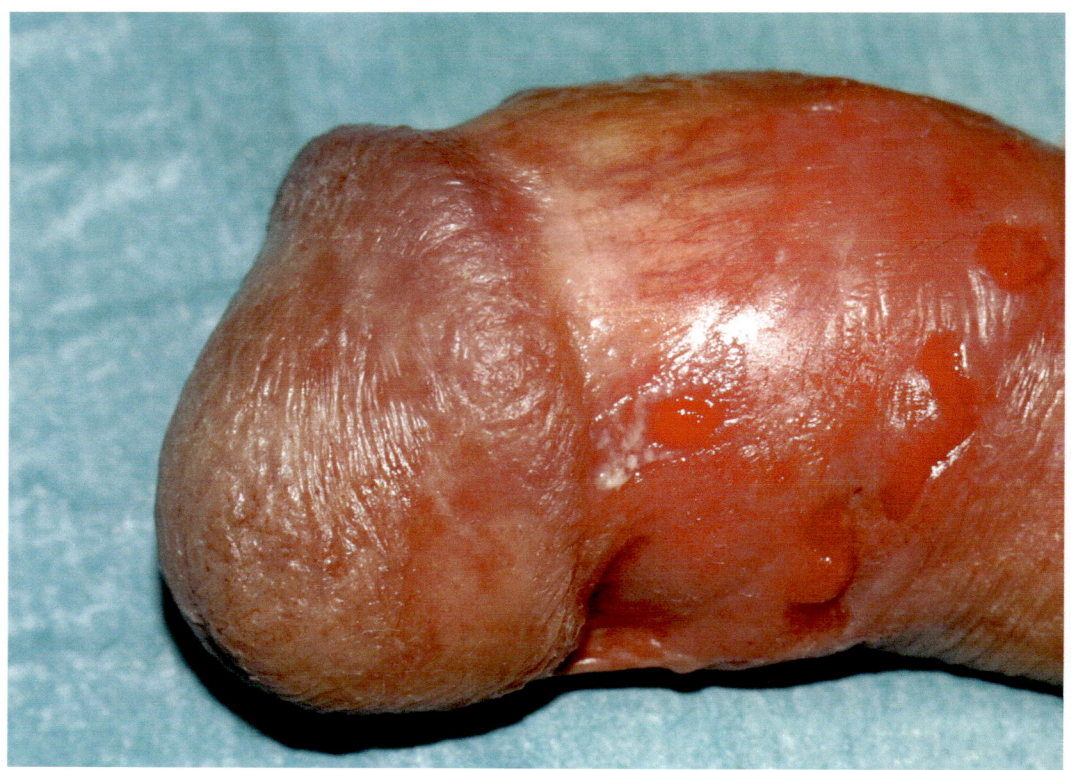

Abb. 4.6 Artefakte: Die Veränderungen täuschen Herpesbläschen vor. Ihre Entstehung ist unklar

geheilt. Mitunter entstehen jedoch an der Stelle der Hautperforation langwierige, schmerzhafte Entzündungen. Sie sind meist Nebenbefund bei einer Präsentation aus anderen Gründen, aber auch der Wunsch nach Entfernung des Piercings kann der Grund für die Präsentation sein.

Andere Artefakte Schwierig zu erkennen sind diskrete Manipulationen, die eine Dermatose (z. B. gruppierte Bläschen, leichte Erosionen; ◘ Abb. 4.6) vortäuschen. Solche Artefakte, ungeachtet der tatsächlichen Ursachen, sind zunächst immer als ein psychisches Notsignal zu deuten. Nach der Diagnosestellung durch einen Dermatologen sind solche Patienten unbedingt einer psychiatrischen oder psychotherapeutischen Behandlung zuzuführen.

Eine wichtige Differenzialdiagnose, vor allem auch bei Kindern, sind Schädigungen durch sexuellen Missbrauch.

4.4 Atopisches Ekzem (Neurodermitis)

- **Definition**

Das atopische Ekzem ist eine chronische Hautkrankheit, die durch starken Juckreiz charakterisiert ist. Als Atopie im Allgemeinen wird die anlagebedingte Determinierung zur Entwicklung von allergischem Asthma, allergischer Rhinitis und atopischer Dermatitis bezeichnet. Das atopische Ekzem ist nicht nur eine Krankheit des Kindesalters, es findet sich mit einer Prävalenz von etwa 1 % auch bei Erwachsenen. Generell nimmt aber die Häufigkeit der Erscheinungen im Lauf des Lebens ab, eine Erstmanifestation im Erwachsenenalter ist selten.

- **Ätiologie und Pathogenese**

Die Krankheit ist genetisch determiniert. Störungen der angeborenen Immunität und der Barrierefunktion sind verantwortlich (Schmitt et al. 2008, Ong 2014). Auf der Haut des Atopikers finden sich stets *Staph. aureus* in hoher Dichte. Möglicherweise gibt es einen Zusammenhang mit der verminderten Expression von antimikrobiellen Peptiden (AMP) wie humanes β-Defensin 2 (HBD-2) und Cathelicidin (LL-37) in der Haut von Patienten mit akuten oder chronischen Erkrankungen.

- **Klinik**

Vorherrschendes Symptom ist der starke Juckreiz. Typisch im Kindesalter ist das Beugenekzem, während im Erwachsenenalter das atopische Handekzem häufiger zu sehen ist. Der Anogenitalbereich ist eher selten betroffen. Es gibt die atopische Balanitis (Abb. 4.7), das atopische chronisch lichenifizierte Vulvaekzem (Abb. 4.8) und einen perianalen Befall (Abb. 4.9). Chronische Verlaufsformen werden auch als Lichen chronicus simplex bezeichnet (Lynch 2004). Provokationsfaktoren sind exogene irritative Noxen wie Reinigungs- und Desinfektionsmittel, Okklusionen und mechanische Belastungen der Haut.

- **Diagnose**

Diagnostische Hinweise sind – neben den typischen Prädilektionsstellen des Ekzems – charakteristische fakultative Symptome, z. B. erhöhter Gesamt-IgE-Serumspiegel, weißer Dermographismus sowie positive Familien- und Eigenanamnese für Atopie.

- **Therapie**

Bisher gibt es keine kausale Therapie. Die Basis der symptomatischen Therapie besteht aus einer stadiengerechten pflegenden und rückfettenden Lokaltherapie, antiseptischen Externa und Antipruriginosa. Bei massiver Exazerbation sind topische Kortikosteroide kurzfristig angezeigt. Topische Calcineurininhibitoren wie Pimecrolimus als 1 %-ige Creme bzw. Tacrolimus als 0,1 %-ige Salbe können zur Erhaltung des einmal erreichten guten Hautzustands auch langfristig (einmal wochentlich) erfolgreich eingesetzt werden. Bei Superinfektionen sind zusätzlich topische Antibiotika indiziert.

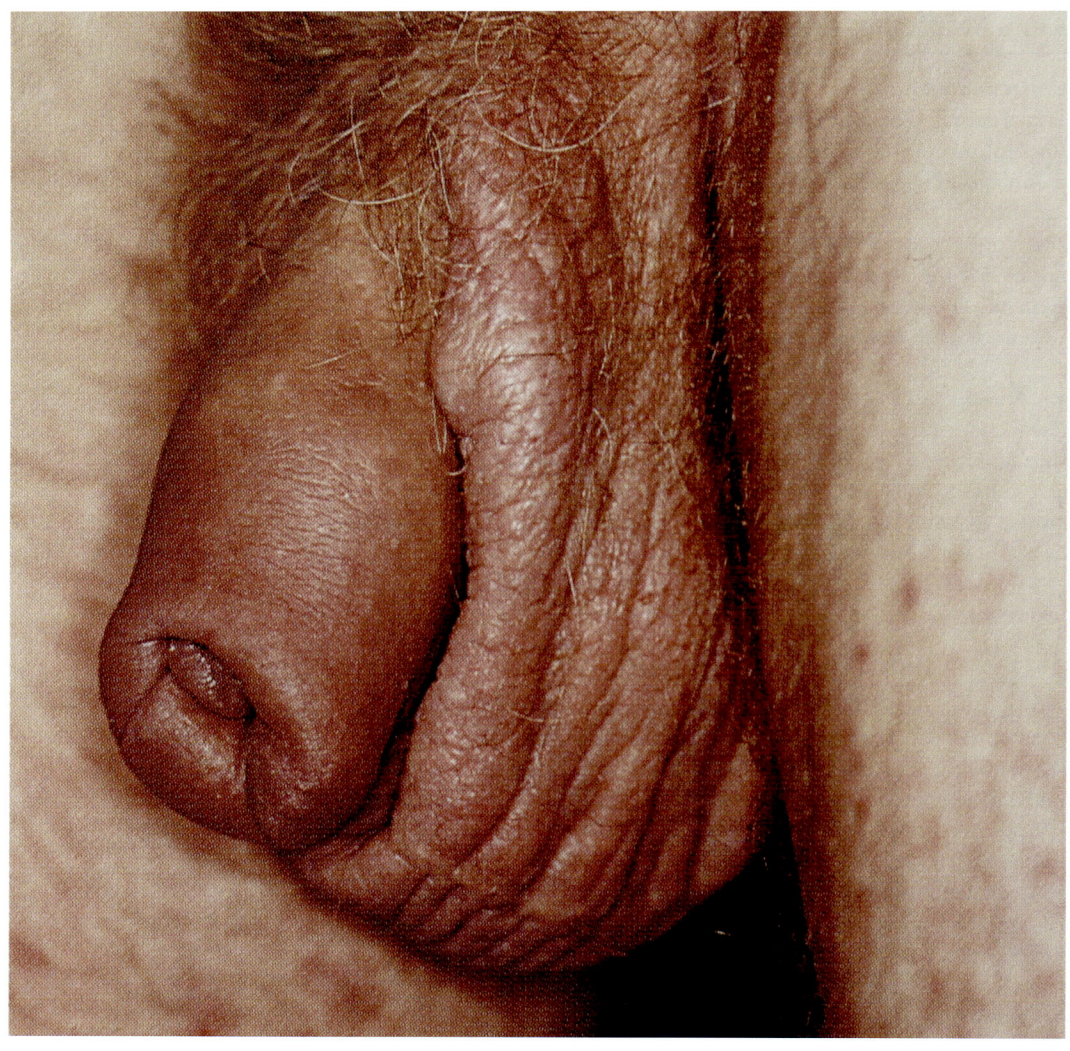

Abb. 4.7 Atopisches Ekzem des Penis: Typisch ist die verdickte Vorhaut und Skrotalhaut

4.5 Basalzellkarzinom (Basaliom)

Epidemiologie

Das Basalzellkarzinom (früher als »Basaliom« bezeichnet) ist eine lokal destruierende epitheliale Neoplasie, die nicht metastasiert. In Deutschland beträgt die Inzidenz ca. 170 Neuerkrankungen pro 100.000 Einwohner und Jahr. Die Tumoren entstehen bevorzugt in lichtbelasteter Haut oder nach Immunsuppression, genetische Faktoren spielen eine wichtige Rolle. Beide Geschlechter sind gleichmäßig betroffen.

4.5 • Basalzellkarzinom (Basaliom)

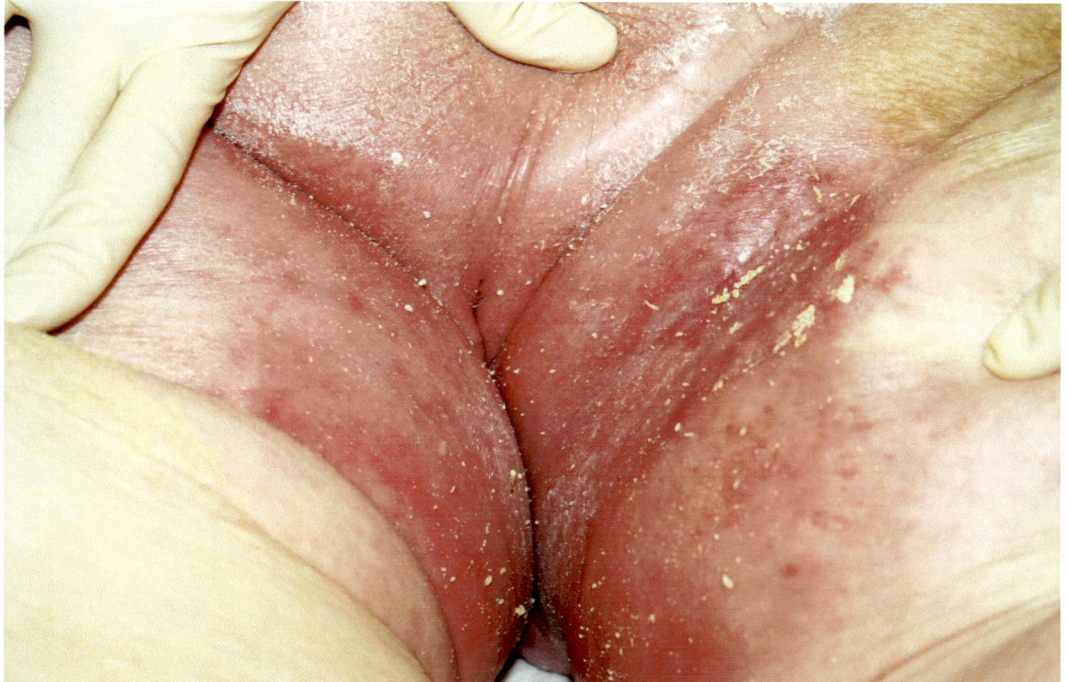

Abb. 4.8 Atopisches Ekzem im Bereich der Vulva: Rötung und geringe Schuppung, keine deutliche Lichenifikation

Klinik

Prädilektionsstelle ist das Gesicht. In der Anogenitalregion sind Basalzellkarzinome eher selten, die Lokalisation macht weniger als 1% der Tumoren aus. Mehrere klinische Typen werden unterschieden:
- Das knotige Basalzellkarzinom ist ein breitbasiger, flacher Tumor von wachsartiger Farbe und derber Konsistenz (Abb. 4.10). Er hat einen Randsaum, der von Teleangiektasien durchzogen ist. Bei großen Tumoren ist der Randsaum nicht immer zu erkennen.
- Das ulzerierte Basalzellkarzinom (Ulcus rodens) ist ein wachsendes, zerstörendes Ulkus mit diskretem Randwall.
- Das pigmentierte Basalzellkarzinom ist ein knotiger Typ mit überschießender Melaninproduktion.
- Das sklerodermiforme Basalzellkarzinom ist klinisch eher unauffällig. Es gibt den narbenartig aussehenden, langsam im Hautniveau wachsenden Typ und den Rumpfhauttyp, bei diesem handelt es sich um einen oberflächlichen Tumor, der oft am Stamm lokalisiert ist.

Diagnose

Die Verdachtsdiagnose eines Basalzellkarzinoms wird klinisch gestellt. Da Basalzellkarzinome häufig multipel auftreten, sollte die gesamte Haut inspiziert werden. Gesichert wird die Diagnose durch

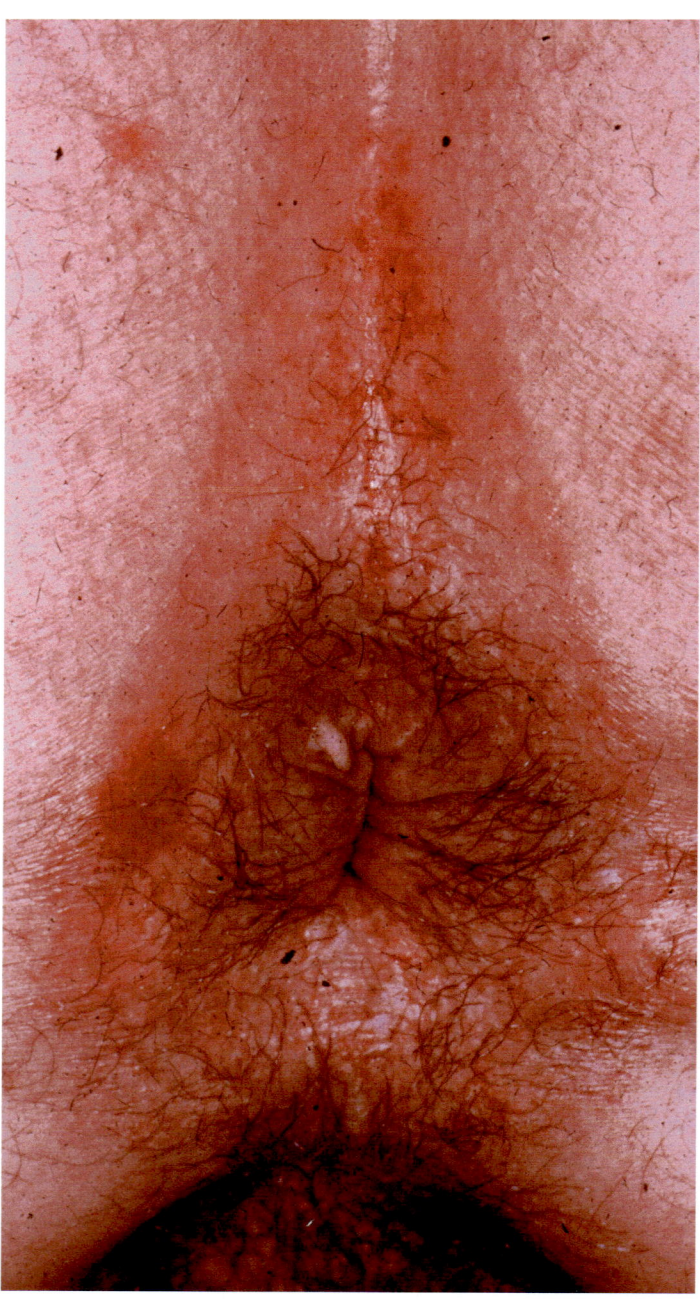

Abb. 4.9 Atopisches Ekzem der Perianalregion: bräunlich-rötlicher, scharf abgegrenzter Bereich

4.5 · Basalzellkarzinom (Basaliom)

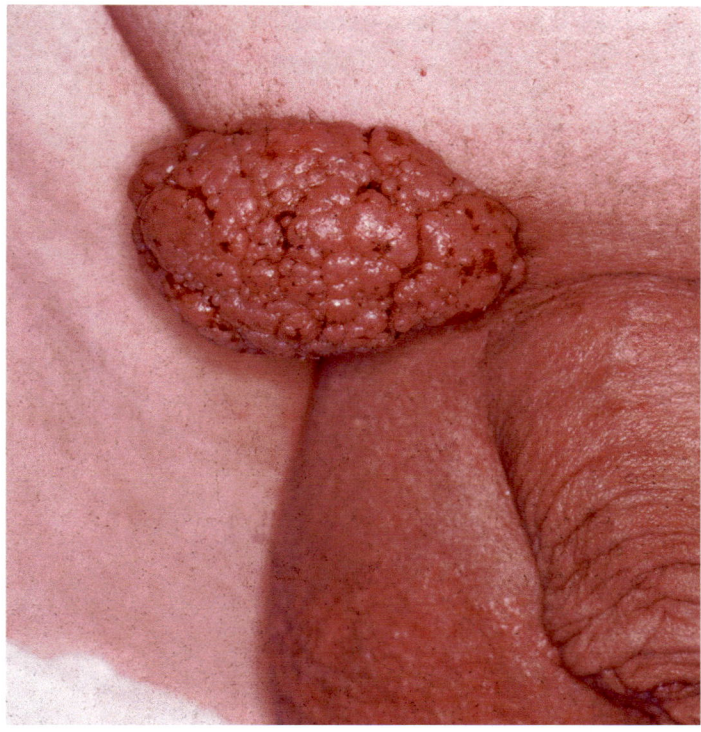

Abb. 4.10 Basalzellkarzinom: großer, knotiger, langsam wachsender Tumor mit warzenartiger Oberfläche

eine histologische Untersuchung, bei der die typischen epidermalen Tumorzellen zu erkennen sind, die an normale epidermale Basalzellen erinnern (■ Abb. 4.11).

- **Therapie**

Methode der Wahl ist die Exzision mit histologischer Kontrolle der vollständigen Entfernung. Das gilt insbesondere für die sklerodermiformen Typen. Während im Gesicht eine einfache Exzision oft nicht möglich ist, da das umgebende Gewebe nicht ausreichend mobilisiert werden kann, und dann zu plastischen Verfahren gegriffen werden muss, spielen solche Schwierigkeiten im Anogenitalbereich kaum eine Rolle.

Alternativ können lokal destruierende Verfahren (Elektrokoagulation, Kürettage, Kryotherapie, Lasertherapie, photodynamische Therapie, Röntgenbestrahlung) und eine topische zytostatische Therapie mit Imiquimod oder 5-Fluorouracil eingesetzt werden. Kürzlich ist eine systemische Therapie mit Hedgehog-Signalweg-Inhibitoren (Vismodegib) zugelassen worden. Alle diese Verfahren sollten nur bei inoperablen Patienten eingesetzt werden (Hauschild et al. 2013).

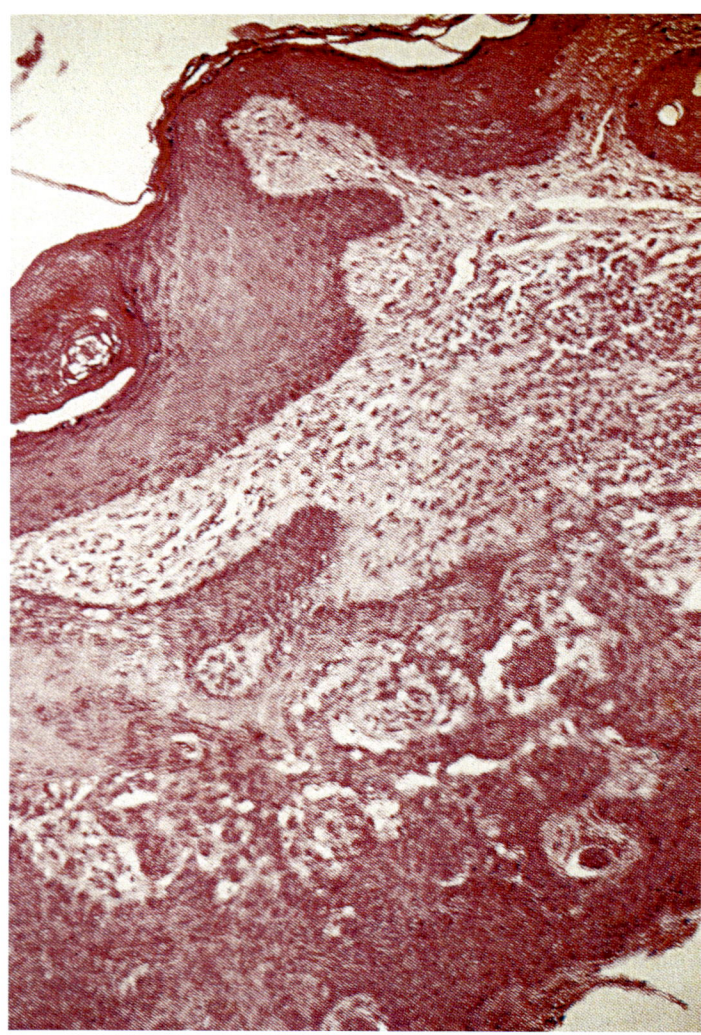

Abb. 4.11 Basalzellkarzinom, Histologie: große Zellkomplexe, die an Basalzellen der Epidermis erinnern. Große strangförmige Tumorzellnester infiltrieren unregelmäßig die Dermis und rufen eine fibrosierende Stromareaktion hervor. Vergr. 25×, Färbung: HE

- **Nachsorge**

Rezidive nach der Resektion sind nicht selten (bis zu 30 % der Tumoren). Deshalb sind eine sorgfältige Nachkontrolle einmal jährlich und eine Anleitung zur Selbstuntersuchung wichtig, besonders für Patienten mit Immunsuppression oder genetischer Disposition.

4.6 Blasenbildende Autoimmundermatosen

4.6.1 Bullöses Pemphigoid

- **Epidemiologie**

In Mitteleuropa treten 10–20 neue Fälle pro Jahr pro eine Million Einwohner auf. Vorwiegend sind ältere Menschen betroffen, der Krankheitsbeginn, der oft mit Traumen, Verbrennungen, Radiotherapie, UV-Behandlungen und Impfungen zusammenhängt, liegt gewöhnlich im späten 70. Lebensjahrzehnt (Schmidt u. Zillikens 2013).

- **Ätiologie und Pathogenese**

Beim Pemphigoid bilden sich Blasen durch subepidermale Kontinuitätstrennung innerhalb der Lamina lucida der Basalmembran. Ursache sind Autoantikörper gegen die Antigene BP180 und BP230, die Bestandteile der Hemidesmosomen sind. Diese Antikörper sind als diagnostisches Kriterium im Blutserum nachweisbar. Es gibt unterschiedliche Formen des Pemphigoids, die nur durch den Nachweis verschiedener Antikörper unterschieden werden können.

Die Erkrankung geht in einem Drittel bis der Hälfte der Fälle mit neurologischen Erkrankungen einher, insbesondere sind Assoziationen mit Demenz, Parkinson-Krankheit, Epilepsie, Schlaganfällen und multipler Sklerose gefunden worden. Die Grundlage dafür könnte sein, dass die wichtigsten Antigene der Pemphigoidantikörper, BP180 und BP230, auch im Zentralnervensystem exprimiert werden.

- **Klinik**

Die Erkrankung beginnt mit einem Erythem, das oft mit starkem Juckreiz und leicht ekzematösen Veränderungen einhergeht. Gelegentlich geht der Juckreiz den Blasen voraus. Nach einigen Tagen oder Wochen entwickeln sich große, relativ stabile, pralle Blasen, deren Randbereiche nicht selten hämorrhagisch sind (Abb. 4.12). Durch die relativ dicke Blasendecke öffnen sich die Blasen nicht leicht, dennoch sieht man am Genitale oft nur Erosionen und Ulzera. Prädilektionsstellen sind die Axillen, das obere Abdomen, die Inguinalregion und die Innenseiten der Oberschenkel. Im Gegensatz zum Pemphigus vulgaris ist das Nikolski-Phänomen (Verschieben der Blase bei seitlichem Druck) nicht nachweisbar.

- **Histologie**

Histologisch ist eine subepidermale Blase ohne Akantholyse nachweisbar, die unterschiedlich viel eosinophile und neutrophile Granulozyten, Lymphozyten und Fibrin enthält. Im oberen Korium finden sich ein Ödem und ein geringes entzündliches diffuses Infiltrat (Abb. 4.13). Bei direkter Immunfluoreszenzuntersuchung sieht man eine homogene lineare IgG-Ablagerung in der Basalmembranzone.

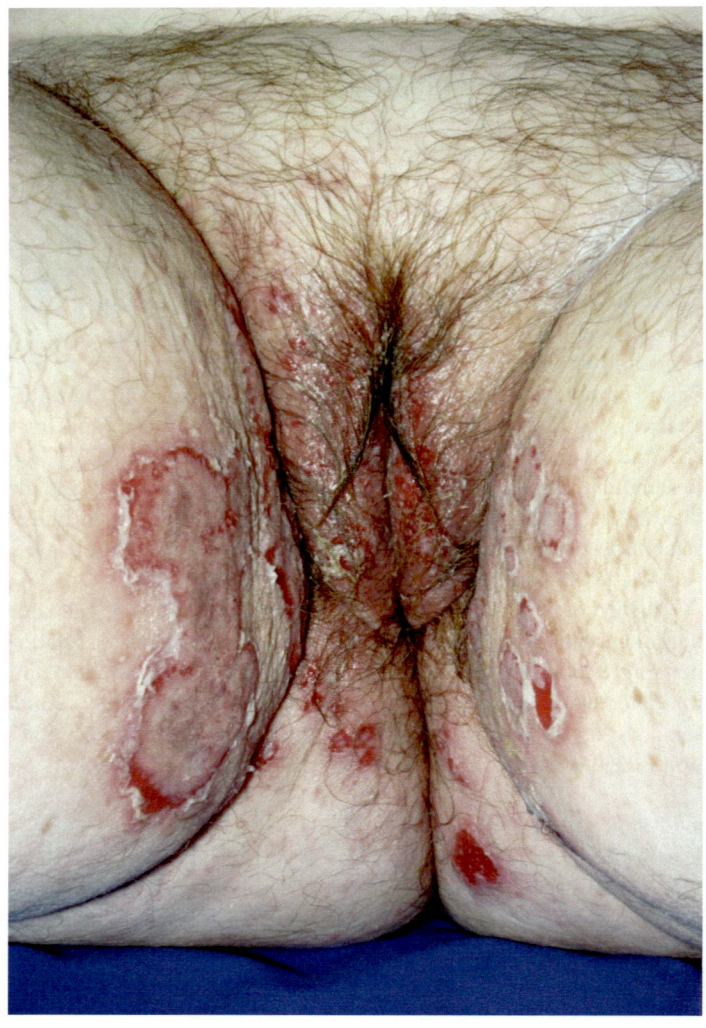

Abb. 4.12 Bullöses Pemphigoid: flächige Abhebungen der Haut mit erosivem Rand, die früheren Blasen entsprechen

Diagnose und Differenzialdiagnose

Für die Diagnose ist neben den klinischen Zeichen auch der Nachweis der Antikörper im histologischen Präparat durch direkte Immunfluoreszenz erforderlich. Dieser Nachweis erlaubt auch die Unterscheidung zwischen Antikörpern gegen BP180 und BP230. Mithilfe von ELISA können zirkulierende Antikörper im Serum nachgewiesen werden. Die Höhe der Antikörpertiter korreliert mit dem Schweregrad der klinischen Symptomatik. Es ist zu beachten, dass niedrige Antikörpertiter auch bei anderen Dermatosen, die mit Juckreiz einhergehen, gefunden werden.

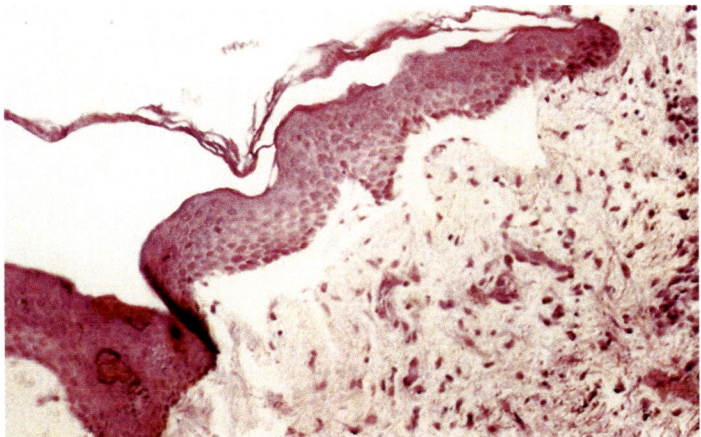

Abb. 4.13 Bullöses Pemphigoid, Histologie: subepidermale Blase ohne Ankantholyse, Trennung zwischen Epidermis und Korium. Im oberen Korium ein Ödem und ein geringes entzündliches Infiltrat. Vergr. 25×, Färbung: HE

Differenzialdiagnostisch ist an Pemphigus vulgaris, die bullöse Form der Dermatitis herpetiformis Duhring sowie bullöse Arzneimittelexantheme zu denken.

Therapie

Systemische Glukokortikoide gelten als Mittel der Wahl (Cochrane-Analyse, Khumalo et al. 2005). Die Dosis beträgt bei Therapiebeginn bei Patienten über 70 Jahre 40–50 mg Prednisolon/Tag, bei Patienten unter 70 Jahre 70–80 mg Prednisolon/Tag, die Erhaltungsdosis beträgt 10 mg/Tag. Falls kein Ansprechen auf Glukokortikoidtherapie zu beobachten ist, kann zusätzlich Azathioprin (100–150 mg/Tag), Methotrexat (25–50 mg i.v. einmal pro Woche) oder Mycophenolat Mofetil appliziert werden. Auch Ciclosporin A und Anti-CD20-Antikörper sind eingesetzt worden. Eine neue Therapieform ist der Einsatz von intravenösen Immunglobulinen (Czernik et al. 2012). Auch die Kombination von Tetracyclin und Nicotinamid ist eingesetzt worden.

Topisch finden zur Behandlung der Erosionen antiseptische Lösungen (z. B. Prontosan Wundlösung, Octenisept Antiseptikum) und/oder antibiotikahaltige Wundgaze (z. B. Fucidine-Gaze, Sofra-Tüll) Anwendung.

Die 1-Jahres-Mortalität für das bullöse Pemphigoid liegt bei 20–40 %, deswegen sind eine rasche Diagnose und eine suffiziente Behandlung erforderlich.

4.6.2 Dermatitis herpetiformis Duhring

Ätiologie und Pathogenese

Die Dermatitis herpetiformis Duhring, auch Morbus Duhring genannt, kann sich in jedem Lebensalter manifestieren, sie tritt jedoch

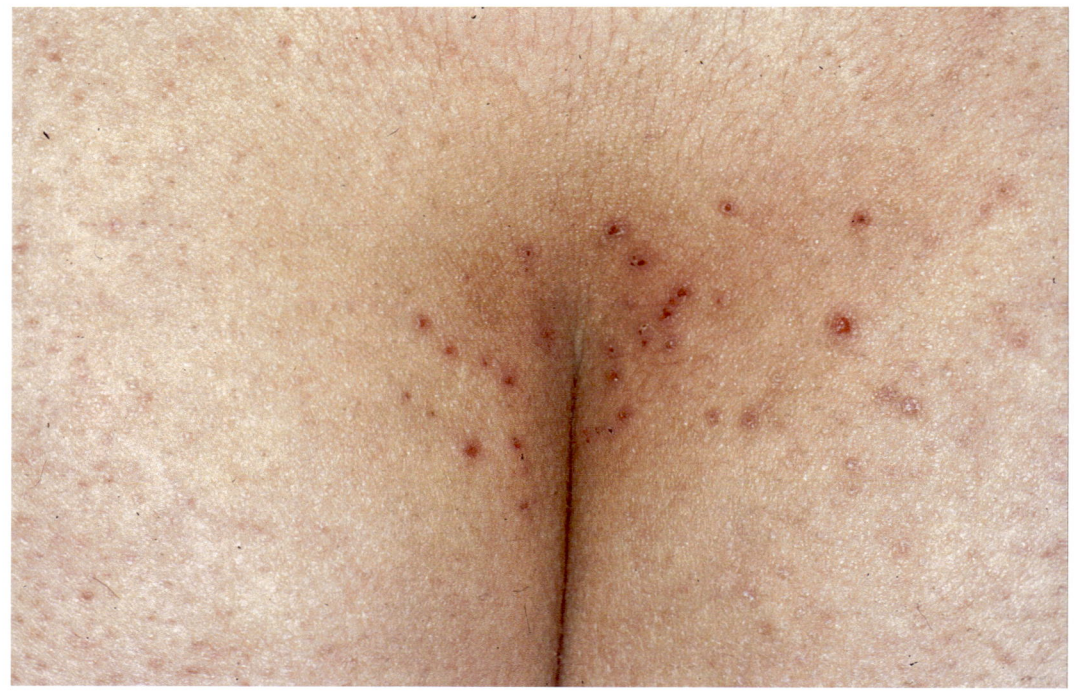

◘ Abb. 4.14 Dermatitis herpetiformis Duhring: urtikarielle Papeln auf ekzematösem Boden

gehäuft im Alter zwischen 25 und 55 Jahren auf. Männer sind nahezu doppelt so häufig betroffen wie Frauen. Die Erkrankung gilt als kutane Manifestation der glutensensitiven Enteropathie, wobei die Enteropathie nur in 10–20 % der Fälle auch klinisch manifest ist. Sie ist häufig mit anderen Autoimmunerkrankungen, wie z. B. Autoimmunthyreoiditis, Vitiligo, Typ-I-Diabetes oder perniziöse Anämie, assoziiert (Kneisel u. Hertl 2011a, Bonciani et al. 2012).

Das Autoantigen bei der Dermatitis herpetiformis ist eine epidermale Transglutaminase. Nach Glutenexposition – Gluten ist ein glykosiliertes Speicherprotein von Weizen, Reis und Gerste – kommt es zur Ausbildung von IgA-Autoantikörpern gegen Komplexe aus Gluten und der Transglutaminase. Im Blut sind Antitransglutaminaseantikörper der IgA-Fraktion nachweisbar.

■ **Klinik**
Klinisches Leitsymptom ist häufig quälender, brennend bis stechender Juckreiz. Der Beginn ist oft plötzlich mit juckenden oder brennenden Erythemen und gruppierten »herpetiformen« Bläschen. Große Blasen sind eher selten. Die Effloreszenzen sind meist symmetrisch verteilt (◘ Abb. 4.14). Prädilektionsstellen sind der obere Schultergürtel, die iliosakralen und glutealen Areale, außerdem die Extremitätenstreckseiten unter Betonung der Ellbogen und Knie sowie das Kapillitium. In etwa 10 % der Fälle kommt es zur Spontanremission.

4.6 · Blasenbildende Autoimmundermatosen

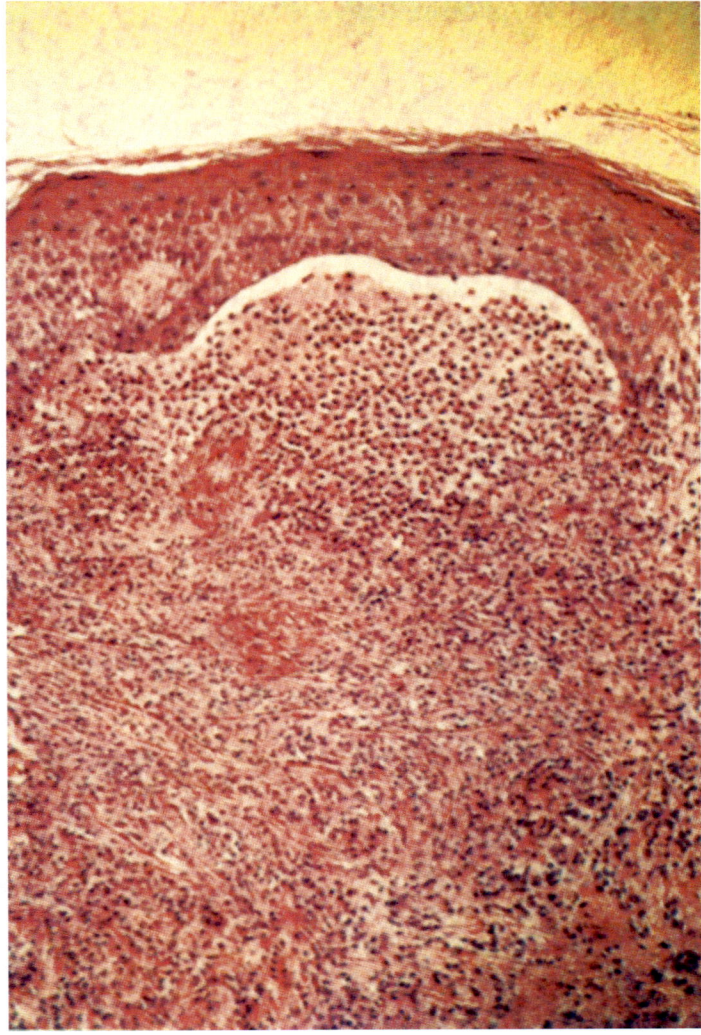

Abb. 4.15 Dermatitis herpetiformis Duhring, Histologie: subepidermale Blase ohne Akantholyse mit neutrophilen und eosinophilen Granulozyten, Lymphozyten und Fibrin im Lumen. Vergr. 25×, Färbung: HE

Histologie

Die Hautveränderungen sind durch das Vorkommen eines entzündlichen Infiltrats charakterisiert, das vorwiegend aus neutrophilen Granulozyten besteht. Während die Läsionen entstehen, sammeln sich mehr und mehr Neutrophile, assoziiert mit wenigen Eosinophilen und Fibrin, in den dermalen Papillen als Mikroabszesse (Abb. 4.15). Diese konfluieren und bilden die subepidermalen Blasen. Die Trennung erfolgt innerhalb der Lamina lucida. Immunhistologisch sind granuläre IgA-Deposite an den Spitzen der papillären Dermis nahezu beweisend (Bolotin et al. 2011a).

- **Diagnose und Differenzialdiagnose**

Für die Diagnose ist der Nachweis der HLA-DQ2- oder HLA-DQ8-Haplotypen wichtig, der bei nahezu allen Patienten vorhanden ist. Auch andere, weniger gut definierte genetische Faktoren spielen eine Rolle. Charakteristisch ist die rasche Besserung des Juckreizes nach Gabe von Diaminodiphenylsulfon (Dapson).

Differenzialdiagnostisch ist bei großblasiger Form an ein bullöses Pemphigoid zu denken. Bei den ersten Exazerbationen einer Dermatitis herpetiformis, die überwiegend mit Papeln und anhaltendem Juckreiz einhergehen, sind Prurigo simplex subacuta sowie andere pruriginöse Dermatosen auszuschließen.

- **Therapie**

Von allen Behandlungsmaßnahmen am wichtigsten ist eine glutenfreie Diät (Evidenzlevel IIa). Die Wirkung tritt aber erst langsam ein, deswegen ist eine medikamentöse Behandlung unerlässlich. Sie kann mit Dapson, Sulfapyridin, Sulfasalazin oder Sulfamethoxypyridin erfolgen. Systemische Kortikosteroide sind im Allgemeinen nicht effektiv. Antihistamine können den aktuellen Juckreiz lindern (Bolotin et al. 2011b).

Die wichtigste Nebenwirkung von Dapson ist die Bildung von Methämoglobin. Bei langdauernder Therapie sind regelmäßige Kontrollen des Blutbilds, der peripheren motorischen Nerven sowie Leber- und Nierenfunktionstest sinnvoll.

Die Prognose für Patienten, die sich strikt glutenfrei ernähren, ist gut. Nur 15 % dieser Patienten benötigen zusätzlich Dapson, auch von diesen kann die Hälfte mit geringerer Dosis auskommen. Die Aktivität der Erkrankung kann durch Kontrolle der IgA-Antikörper im Serum überwacht werden.

4.6.3 Pemphigus

- **Definition und Epidemiologie**

Beim Pemphigus vulgaris entstehen Blasen, weil die interzelluläre Adhäsion der Keratinozyten durch Autoantikörper gestört wird. Die Krankheit hat eine Inzidenz von 0,1–0,5 pro 100.000 Einwohner. Sie tritt insbesondere im mittleren Lebensalter auf, aber auch Kinder können betroffen sein (Kneisel u. Hertl 2011a).

- **Ätiologie und Pathogenese**

Das Auftreten der Autoantikörper wird in einem Teil der Fälle durch Herpesinfektionen getriggert (Senger u. Sinha 2012), meist bleibt die Ursache jedoch unklar. Auch eine genetische Prädisposition ist bekannt, bei Betroffenen finden sich gehäuft die HLA-Typen HLA-DRB1*0402 und HLA-DQB1*0503.

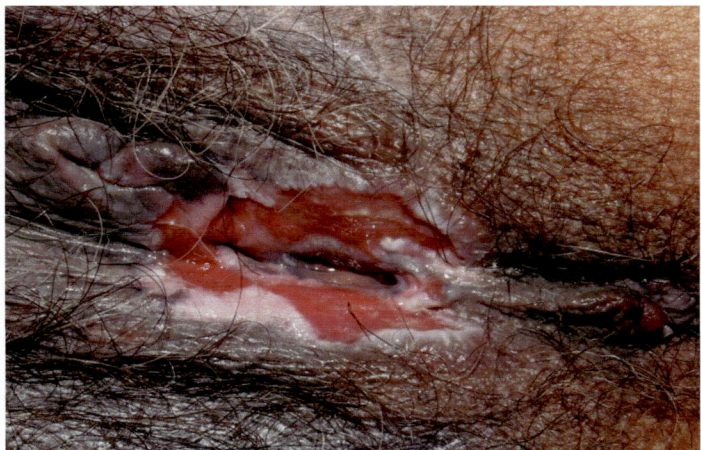

Abb. 4.16 Pemphigus: flache Blasen, deren Blasendecke leicht zerstört wird. Hier sind nur noch krustös belegte Erosionen sichtbar

Klinik

Die Erkrankung beginnt meist mit schmerzhaften Erosionen der Mundschleimhaut. Oft bleibt sie in diesem Stadium lange Zeit unerkannt. Auch eine Mitbeteiligung anderer Schleimhäute ist möglich. Später entstehen schlaffe Blasen und großflächige, nässende und im Verlauf krustös belegte hellrote Erosionen an der Haut (Abb. 4.16). Die Blasendecke ist dünn, deshalb sind die Blasen oft nicht mehr sichtbar. Prädilektionsstellen sind mechanisch belastete sowie die intertriginösen Areale. Besonders typisch sind die Nikolski-Phänomene: 1) auf unauffälliger Haut lässt sich durch seitlichen Druck auf die Haut eine Blase auslösen, 2) eine intakte Blase kann durch Fingerdruck seitlich verschoben werden.

Histologie

Intraepidermal ist eine Akantholyse, d. h. ein Auseinanderweichen der Keratinozyten, zu sehen. In älteren Blasen findet man neutrophile und eosinophile Granulozyten (Abb. 4.17). In der direkten Immunfluoreszenz sieht man die Interzellularräume der Keratinozyten durch Anti-IgG-Antikörper markiert (Abb. 4.18).

Diagnose

Die direkte Immunfluoreszenzuntersuchung ermöglicht zuverlässig den Nachweis von in vivo gebundenen Antikörpern. Wichtig ist es, nicht die Blasen selbst zu untersuchen, da darin die Immunglobuline abgebaut werden, sondern periläsionale Haut. Man findet netzförmige Ablagerungen von Immunglobulinen in der Epidermis.

Mithilfe serologischer Bestätigungstests (ELISA, Immunoblot, Immunpräzipitation) lassen sich die Autoantikörper im Serum nach-

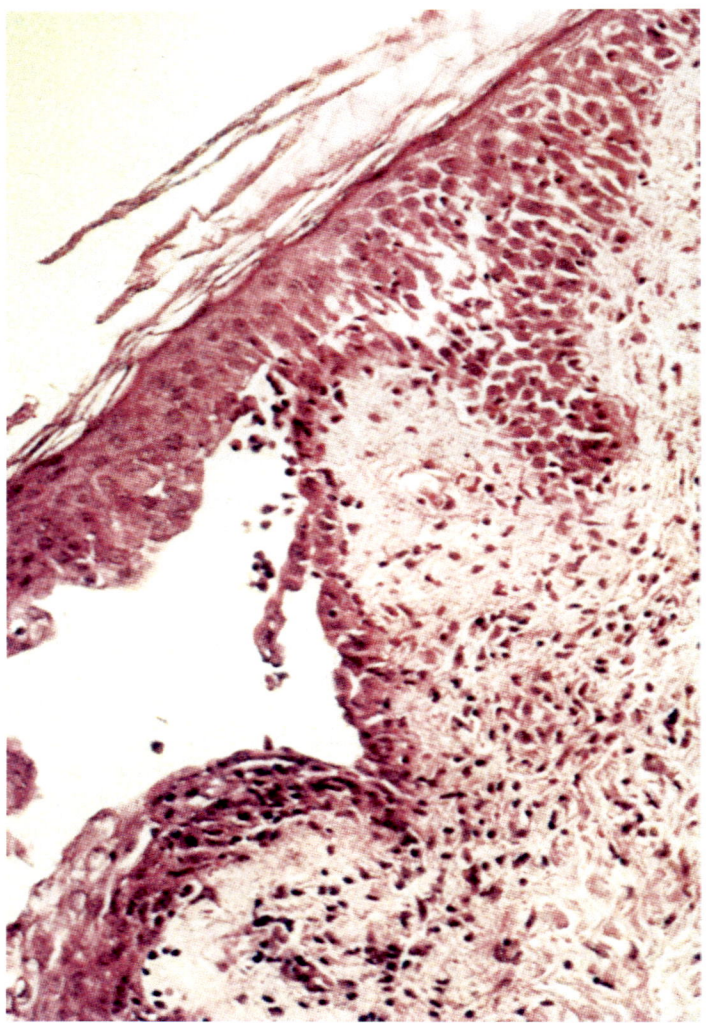

Abb. 4.17 Pemphigus, Histologie: intraepidermale, durch suprabasale Akantholyse induzierte Blase mit akantholytischen Zellen (Tzanck-Zellen) im Lumen. Vergr. 25×, Färbung: HE

weisen. Beim Pemphigus liegen Autoantikörper gegen Desmoglein 1 und 3 vor. Da die Autoantikörpertiter in der Regel mit der klinischen Aktivität korrelieren, eignen sich ELISA-Tests zur Verlaufskontrolle.

- **Therapie**

Das Mittel der Wahl sind systemische Glukokortikoide in einer (Anfangs-)Dosis von 0,5–1 mg/kgKG täglich p.o. Auf die allgemeinen Nebenwirkungen einer systemischen Glukokortikoidtherapie (Hautatrophie, Osteoporose, Katarakt, Glaukom, Magen-Darm-Ulzera, Diabetes mellitus, Hypertonie) ist zu achten (Kneisel u. Hertl 2011b).

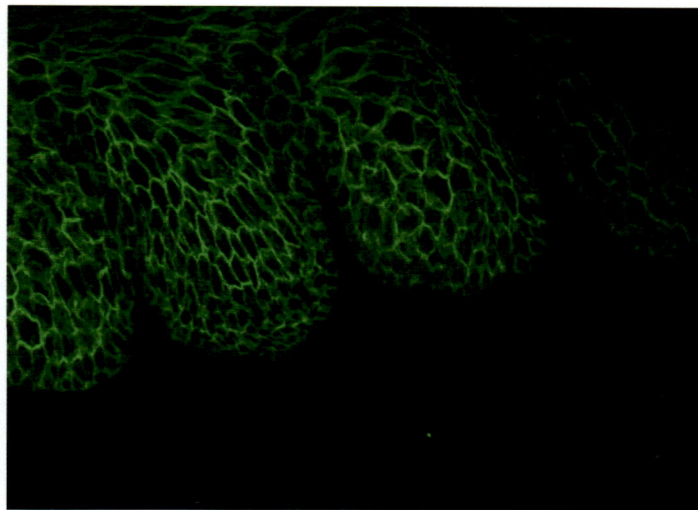

Abb. 4.18 Pemphigus, direkte Immunhistologie: farbstoffmarkierte Antikörper gegen IgG binden an die Keratinozytenadhäsionsmoleküle und zeigen so die dort vorliegenden Antikörper an. Vergr. 40×, Färbung: FITC

Andere Möglichkeiten sind Cyclophosphamid, Methotrexat, Ciclosporin A, die intravenöse Immunglobulintherapie (IVIG), die Immunadsorption und Rituximab, ein monoklonaler Antikörper zur Depletion der peripheren B-Zellen.

4.7 Erythema exsudativum multiforme (Kokardenerythem)

- **Ätiologie und Pathogenese**

Das Erythema exsudativum multiforme (EEM) ist eine akute, immunologisch bedingte mukokutane, selbstlimitierende Erkrankung, die häufig durch eine Infektion mit dem Herpes-simplex-Virus ausgelöst wird. Andere Ursachen sind: Medikamente, darunter NSAID, Sulfonamide, Antiepileptika und Antibiotika.

- **Klinik**

Das EEM beginnt mit runden, erythematösen Papeln, die von Ringen blasserer Farbe umgeben sind. Diese können sich vergrößern und zu den klassischen Kokarden entwickeln. Im Zentrum liegt ein Bezirk mit epidermaler Nekrose, die als Blase erscheint (Abb. 4.19). Im Verlauf der Erkrankung können die Effloreszenzen konfluieren und geographische oder polyzyklische Bilder bilden. Die Effloreszenzen sind typischerweise an den Akren lokalisiert und symmetrisch. Der Rumpf ist deutlich weniger betroffen als die Extremitäten. Handrücken und Fußsohlen können einbezogen sein.

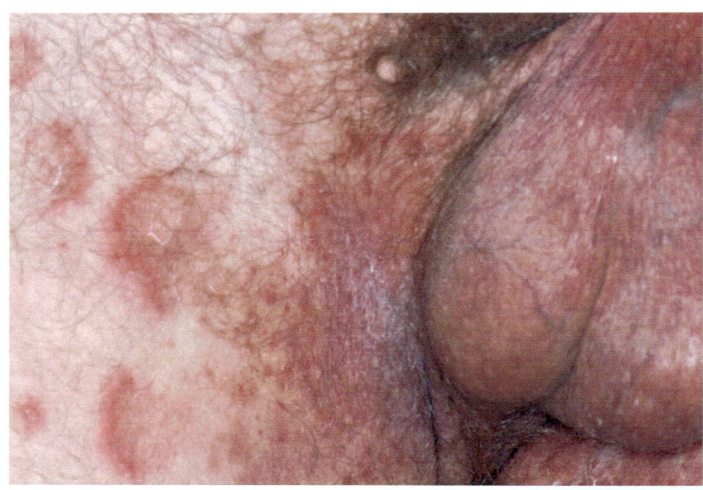

Abb. 4.19 Erythema exsudativum multiforme: leicht ödematöse, kokardenförmige, erythematöse Herde, oft mit zentraler Blasenbildung

In bis zu 60 % der Fälle wird das EEM von oralen, genitalen oder okulären Schleimhauterosionen begleitet. Selten kommen Schleimhautläsionen ohne Läsionen der äußeren Haut vor. Meist ist die orale Mukosa beteiligt. In einer Studie an 65 Patienten mit Schleimhautbeteiligung hatten 69 % Läsionen im Mund, 25 % am Genitale und 17 % an den Konjunktiven (Sokumbi u. Wetter 2012).

Üblicherweise sistiert die Erkrankung spontan, die Abheilung ist nach 1–2 Wochen erreicht, die Schleimhautveränderungen können 6 Wochen andauern. Rezidivierende Verläufe kommen jedoch vor.

- **Histologie**

Es zeigen sich eine verflüssigende Degeneration der basalen Epidermis, nekrotisch Keratinozyten, Exozytose von Lymphozyten, subepidermale Spaltbildungen und eine vakuolige Degeneration der Baselzellen (Abb. 4.20). ein lichenoides Infiltrat findet sich entlang der dermoepidermalen Junktionszone. Dermale Veränderungen wie Ödeme und Gefäßerweiterungen sind in frühen Stadien ausgeprägter, epidermale Veränderungen werden in den späteren Stadien deutlicher. Immunhistologisch kann eine granuläre Ablagerung von Complement 3 (C3) und IgM an der dermoepidermalen Junktionszone gefunden werden.

- **Diagnose und Differenzialdiagnose**

Das klinische Bild ist sehr typisch. Zur Ursachenfindung dienen folgende Verfahren:
- Medikamentenanamnese, ggf. allergologische Testungen
- Herpes-simplex-Antikörper-Titer (IgM-Antikörper)

4.7 · Erythema exsudativum multiforme (Kokardenerythem)

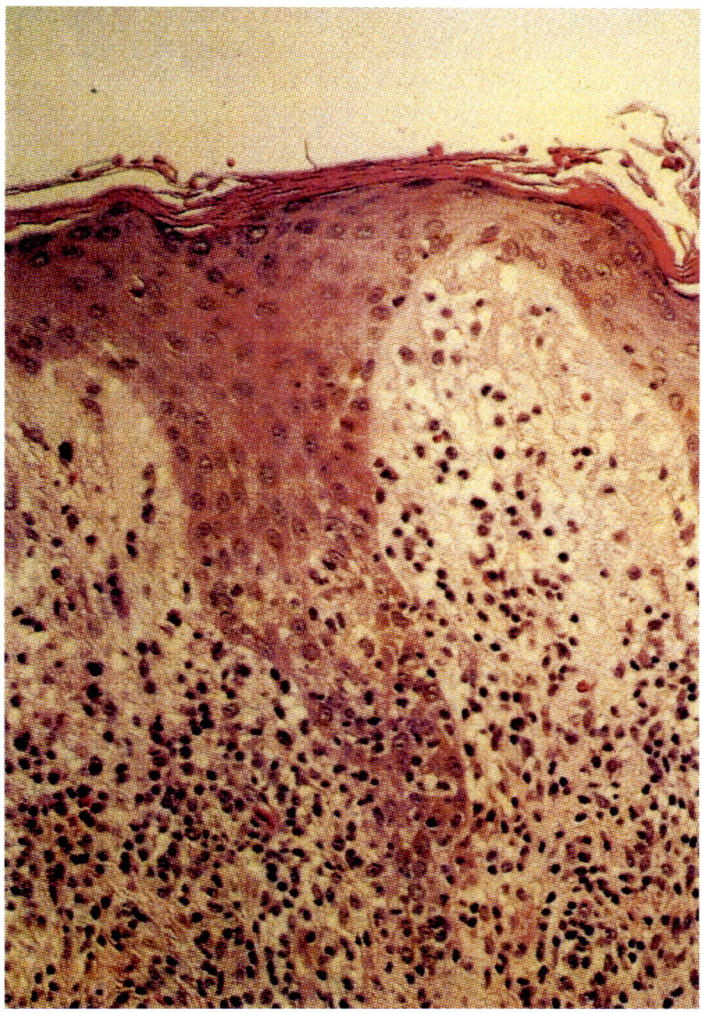

Abb. 4.20 Erythema exsudativum multiforme: intraepidermales Ödem, subepidermale Blase ohne Akantholyse mit wenigen Lymphozyten und Fibrin im Lumen. Das histologische Bild entspricht dem der klassischen akuten zytotoxischen Interface-Dermatitis. Vergr. 25×, Färbung HE

- Blutsenkungsgeschwindigkeit, Blutbild, Anti-Streptokokken-Titer, Anti-Staphylokokken-Titer
- Lichtempfindlichkeitstest (polymorphe Lichtdermatose)

Differenzialdiagnostisch sollte an polymorphe Formen einer Vasculitis allergica gedacht werden. Bei Hand-Fuß-Mund-Krankheit durch Coxsackie-Virus sind eher eine dolente Stomatitis und kleine rundliche Erytheme an den Palmae und Plantae zu erwarten.

Therapie

Wichtige Grundlage ist die Vermeidung möglicher Noxen. Kortikosteroide und Antihistaminika können zur Juckreizmilderung angezeigt sein, sie ändern aber nicht den Verlauf.

4.8 Erythema chronicum migrans

Epidemiologie

Das Erythema chronicum migrans (ECM) ist die Erstmanifestation einer Borreliose nach Zeckenbiss. Es betrifft beide Geschlechter gleich häufig. In Europa wird die höchste Inzidenz aus Deutschland, Österreich, Slowenien und der Schweiz berichtet. Das Infektionsrisiko bei einem Zeckenbiss liegt bei unter 5 %. Dies hängt auch von der Häufigkeit der infizierten Zecken ab, in Deutschland sind bis zu 36,2 % der Zecken Bakterienträger.

Erreger

Der Erreger, *Borrelia burgdorferi*, wird durch den Holzbock *Ixodes ricinus* übertragen. Die Lipoproteine der Oberflächenantigene bestimmen die Virulenz, die Antigenität und die Überlebensfähigkeit der Bakterien. Innerhalb der Art *B. burgdorferi* sensu lato unterscheidet man *B. burgdorferi* sensu stricto, *B. afzelii*, *B. garinii* und andere. In Amerika ist der einzige Erreger der Borreliose *B. burgdorferi* sensu stricto, während in Europa auch andere Borrelien vorkommen (Bhate u. Schwartz 2011a).

Klinik

Die Borrelienkrankheit verläuft in 3 Stadien:
1. Erythema chronicum migrans (ECM; ◘ Abb. 4.21)
2. Disseminierung mit neurologischen, Gelenk- und Herzbeteiligung
3. persistierende neurologische Symptome, rezidivierende Arthritis und Acrodermatitis chronica atrophicans

Im Verlauf sind asymptomatische Perioden häufig. Die klinischen Bilder sind in Abhängigkeit von den Typen von *B. burgdorferi* variabel. Das typische ECM entsteht meist an der Stelle des Zeckenbisses. Die Größe verändert sich mit der Dauer des Bestehens. 64 % der Patienten erinnern sich an einen Zeckenbiss. Nur bei europäischen Formen gibt es im zweiten Stadium als Hautsymptom die Lymphadenosis benigna cutis, im dritten Stadium die Acrodermatitis chronica atrophicans.

Diagnose

Das typische ECM ist klinisch leicht zu erkennen. Bei untypischen Erscheinungen und in späteren Stadien ist die Diagnose schwieriger. Auch serologische Untersuchungen helfen nur bedingt. Die Deutsche Gesellschaft für Hygiene und Mikrobiologie empfiehlt einen ELISA und bei positiven Befunden einen Western Blot. Die Antikörper kön-

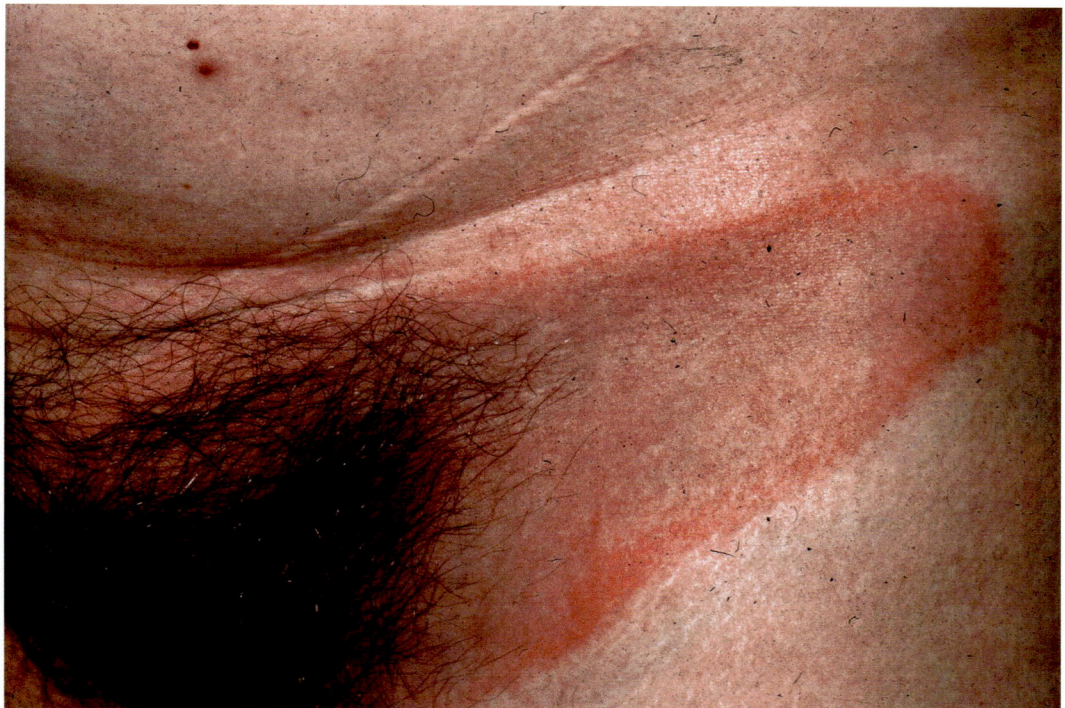

Abb. 4.21 Erythema chronicum migrans: Von einer kleinen (meist nicht mehr sichtbaren) Papel breitet sich zentrifugal ein Erythem aus

nen nach erfolgreicher Behandlung persistieren, insbesondere die IgG-Antikörper. Falsch positive Befunde sind nicht selten, sie können bei Gesunden auftreten und müssen mit Vorsicht interpretiert werden. Da die Antikörper gegenüber Borrelienantigenen auch nach der Behandlung bis zu 20 Jahre lang persistieren können, ist der Wert der Serologie zweifelhaft. Die Sensitivität des Erregernachweises, auch mit Nucleinsäureamplifikation, ist zu gering, als dass er für die Klinik eingesetzt werden könnte.

- **Therapie**

Die Therapie richtet sich nach dem Stadium. Tab. 4.2 zeigt eine Zusammenfassung.

4.9 Erythrasma

Es handelt sich um eine häufig bei adipösen Menschen vorkommende superfizielle bakterielle Kolonisation der intertriginösen Bereiche, die symptomarm verläuft und deshalb im Rahmen einer Untersuchung oft als Zufallsbefund beobachtet wird. Männer sind häufiger befallen als Frauen (Messerschmidt et al. 2014).

Tab. 4.2 Behandlung der Borreliose. (Adaptiert nach Bhate u. Schwartz 2011b)

Stadium	Antibiotikum	Dosis pro Tag	Anwendungsdauer
1 (ECM)	Doxycyclin	2-mal 100 mg	2–3 Wochen
	Amoxicillin	2-mal 500 mg	
	Cefuroxim	2-mal 500 mg	
2 (disseminiert)	Ceftriaxon i.v.	1-mal 2000 mg	3–4 Wochen
	Penicillin G i.v.	18–24 Mio. IE	
	Doxycyclin	2-mal 100 mg	
	Amoxicillin	3-mal 500 mg	
3 (chronisch)	Doxycyclin	2-mal 100 mg	Min. 4 Wochen
	Amoxicillin	3-mal 500 mg	
	Cefuroxim	2-mal 500 mg	
	Ceftriaxon i.v.	1-mal 2000 mg	

- **Ätiologie**

Der Erreger ist *Corynebacterium minutissimum*, welches Porphyrine bildet. Die Schädigung des natürlichen Säuremantels der Haut, ein feuchtwarmes Mikroklima sowie Mazerationen prädisponieren zu der Infektion.

- **Klinik**

Prädilektionsstellen sind die Leistenregion und die Achselhöhlen. Man findet einen scharf begrenzten, flächenhaften, bis zu handtellergroßen, rotbraunen, meist schuppenlosen Fleck (Abb. 4.22, Abb. 4.23), der sich langsam ausbreitet.

- **Diagnose und Differenzialdiagnose**

Neben dem typischen Hautbefund trägt die porphyrinbedingte korallenrote Fluoreszenz der Herde im Wood-Licht zur Diagnose bei. Die Kultur der Erreger ist möglich, sie ist jedoch zur Indikation der Therapie nicht zwingend notwendig. Differenzialdiagnostisch ist an Inguinalmykosen und Intertrigines zu denken.

- **Therapie**

Zur topischen Behandlung kommen – neben einer erythromycinhaltigen Creme oder Lösung – bakterienwirksame Azol-Antimykotika (z. B. Canesten, Cloderm) zur Anwendung. In hartnäckigen Fällen bzw. bei Rezidiven kann die orale Gabe von Erythromycin (1–2 g/Tag) über 7 Tage empfohlen werden.

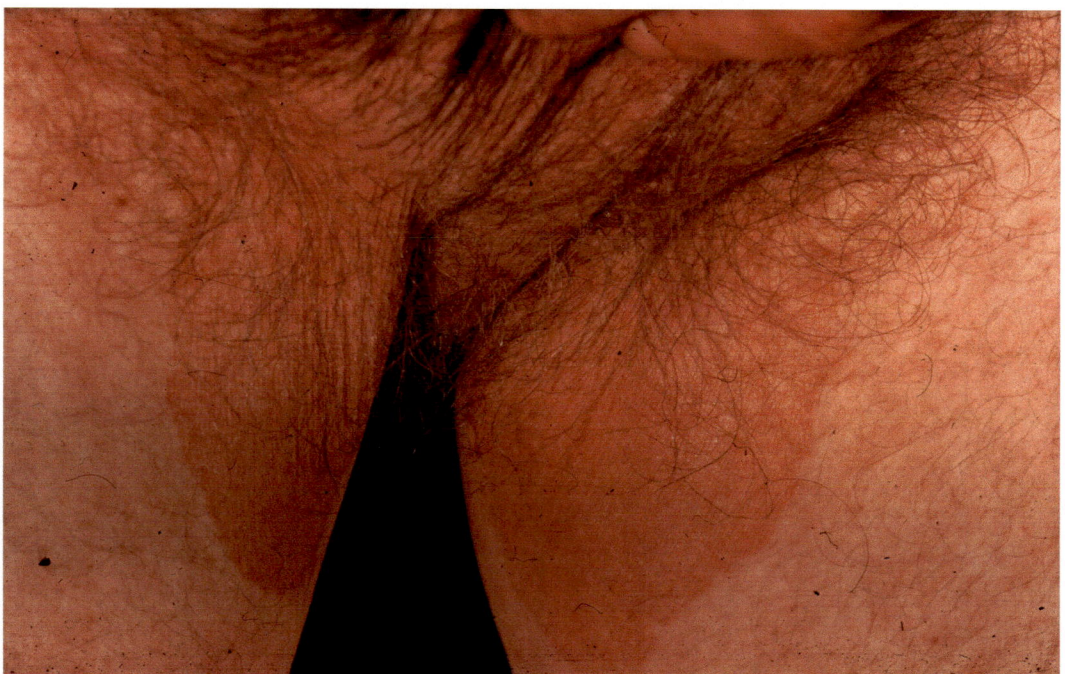

◘ **Abb. 4.22** Erythrasma: scharf begrenzte, bräunliche Verfärbung der Haut ohne entzündliche Schwellung

4.10 Filariosis

- **Definition**

Es handelt sich um eine endemische tropische Wurmerkrankung, die gewöhnlich mit einem chronischen Lymphödem im Anogenitalbereich oder an den unteren Extremitäten endet.

- **Ätiologie**

Die Erreger sind *Wuchereria bancrofti* und *Brugia* spec., die durch sowohl nachts als auch am Tag stechende Mücken (*Culex, Anopheles, Aedes*) übertragen werden. Die Filarien entwickeln sich in den Lymphgefäßen der Beine und des Genitalapparats. Sie verursachen Entzündungen und schließlich Verlegungen der Lymphabflusswege.

- **Klinik**

Zu Beginn der Infektion sind blau-livide Knoten auf erythematösem Boden an den unteren Extremitäten oder im Genitalbereich zu beobachten. Fieber und Schüttelfrost treten auf. Es entwickelt sich dann eine Lymphangitis, Orchitis oder Epididymitis mit erysipelartigen Hautveränderungen. Als Folge der chronischen Lymphangitis entsteht allmählich ein Lymphödem. Hinzu können Hydrozele und

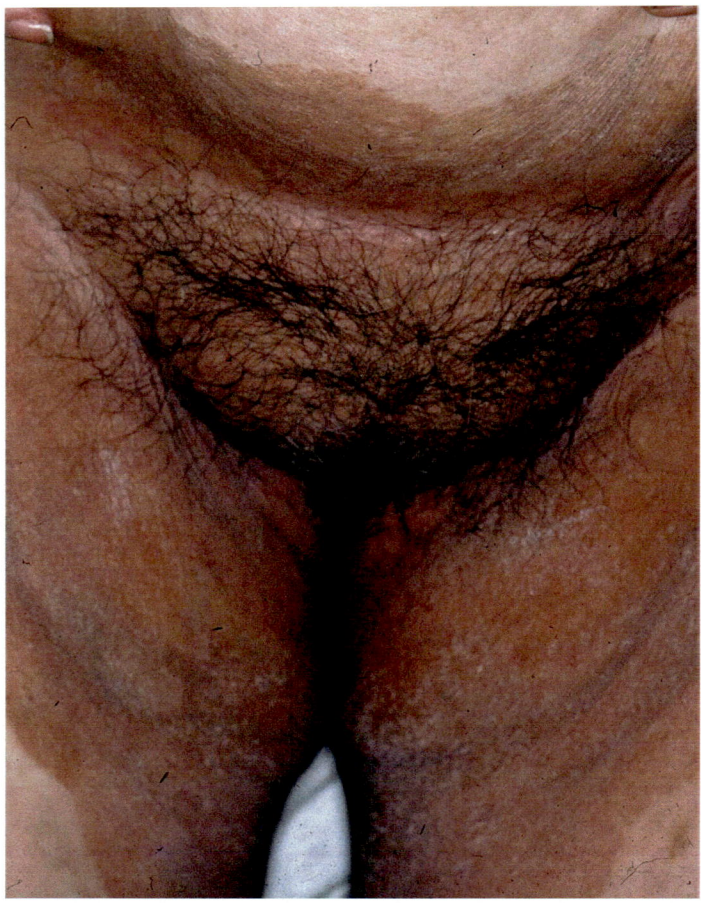

◘ Abb. 4.23 Erythrasma: ausgedehnte rotbraune Verfärbung der Haut in der Perigenitalregion mit geringer, kleieförmiger Schuppung

Aszites kommen. Die unförmige, meist irreversible, unilaterale Anschwellung der Beine und der Genitalien wird als Elephantiasis tropica bezeichnet (◘ Abb. 4.24).

▪ **Diagnose und Differenzialdiagnose**

Der Nachweis von Mikrofilarien aus Blut oder Lymphe ist im Frühstadium der Infektion möglich. Begleitend tritt eine Eosinophilie auf. In fortgeschrittenen Stadien basiert die Diagnose lediglich auf klinischen Befunden und anamnestischer Angaben über einen Tropenaufenthalt. Die epikutane Testung auf die Antigene ergibt unspezifische Ergebnisse.

Differenzialdiagnostisch ist die Erkrankung von einem metastasenbedingten Lymphödem, einer primären Hydrozele, einer Hernia inguinalis oder einem rezidivierenden Erysipel abzugrenzen.

4.11 · Gestationsdermatosen

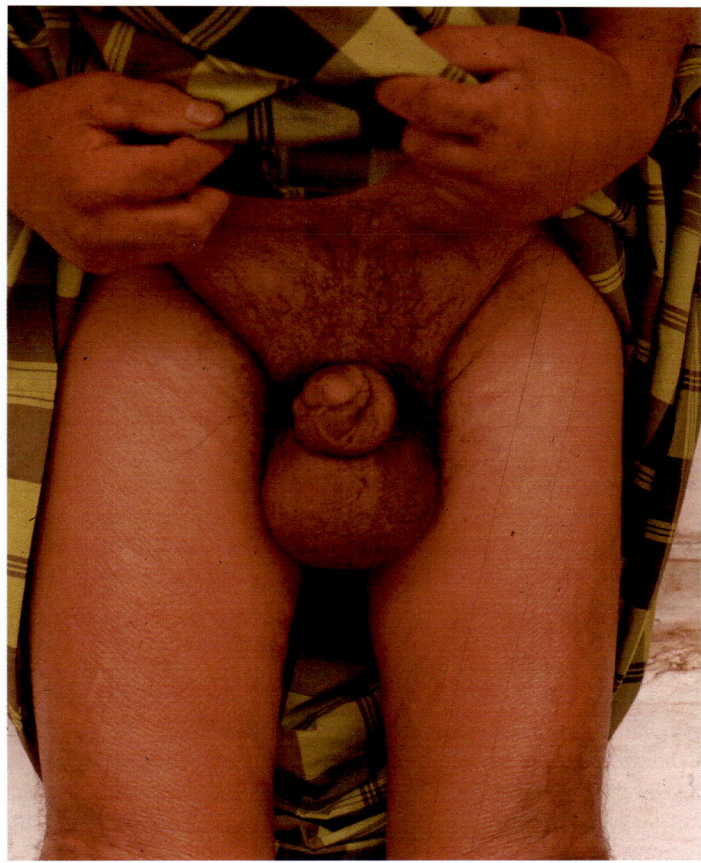

Abb. 4.24 Als Folge einer chronischen Lymphangitis entsteht ein Lymphödem mit Anschwellung der Beine und der Genitalien (Elephantiasis tropica)

Therapie
Die orale Gabe von Diethylcarbamazin (4–6 mg/kgKG täglich) erfolgt über 14 Tage. Ferner können auch Mebendazol (1 g/Tag) über 4 Wochen oder Suramin i.v. nach Vorschrift eingesetzt werden. Die unförmige, irreversible Anschwellung der Körperteile können nur durch operative Maßnahmen korrigiert werden.

4.11 Gestationsdermatosen

Ätiologie und Pathogenese
Den spezifischen Schwangerschaftsdermatosen (Holmes u. Black 1983) gemeinsam ist die Beschränkung auf die Zeit der Schwangerschaft, ihre größte Intensität erreichen sie meist im dritten Trimenon. Nach dem Ende der Schwangerschaft heilen sie rasch und spontan ab.

Die Ätiologie ist unklar. Als pathogenetische Faktoren werden plazentare und fetale Antigene und hormonelle Einflüsse diskutiert. In Einzelfällen konnte (bei männlichen Feten) männliche DNA in den Effloreszenzen gefunden werden. Der Schwangerschaftsverlauf und der Gesundheitszustand des Neugeborenen bleiben üblicherweise unbeeinflusst.

- **Klinik und Therapie**

Impetigo herpetiformis
Es handelt sich um eine sehr seltene Variante der Psoriasis pustulosa mit schwerer Allgemeinsymptomatik, die möglicherweise durch einen graviditätsbedingten Hypoparathyreoidismus ausgelöst wird. Die Erkrankung beginnt meist im zweiten Drittel der Schwangerschaft. Klinisch sieht man vor allem am Stamm und an den Extremitäten großflächige, gerötete, pustulöse Areale mit randständiger halskrausenartiger Schuppung (◘ Abb. 4.25). Hinzu treten Fieber, Erbrechen, schweres Krankheitsgefühl. Therapeutisch sind orale Glukokortikoide, Elektrolyt- und Flüssigkeitsausgleich und eine intensive gynäkologische Überwachung angezeigt.

- **Pemphigoid gestationis**

Diese relativ seltene bullöse Dermatose (Inzidenz etwa 1:1700 Schwangerschaften) ist eine Form des bullösen Pemphigoids. Bei gleichem Kindsvater ist ein Rezidiv in den nachfolgenden Schwangerschaften zu erwarten. Es handelt sich um eine Autoimmunerkrankung, Antikörper gegen ein Strukturprotein der dermoepidermalen Grenzfläche (BP180) sind nachweisbar.

Die Erkrankung tritt oft im zweiten Drittel der Gravidität auf. Das klinische polymorphe Bild ähnelt dem des bullösen Pemphigoids, starker Juckreiz herrscht vor. Prädilektionsstellen sind Abdomen, Inguinalbereich und Extremitäten (◘ Abb. 4.26). Eine spontane Rückbildung ist meist innerhalb von 3 Monaten nach der Entbindung zu beobachten, sonst klingt die Erkrankung innerhalb von 2 Tagen nach der Entbindung ab.

Histologisch sind die subepidermalen Blasen charakteristisch, in deren Umgebung ein Infiltrat aus neutrophilen und eosinophilen Granulozyten zu sehen ist. In der Immunfluoreszenz findet man lineare Ablagerungen von C3 und IgG in der dermoepidermalen Junktionszone.

Die Behandlung ist die gleiche wie bei anderen bullösen Autoimmundermatosen: systemische Glukokortikosteroide und Immunapherese (Hertl 2005).

4.11 · Gestationsdermatosen

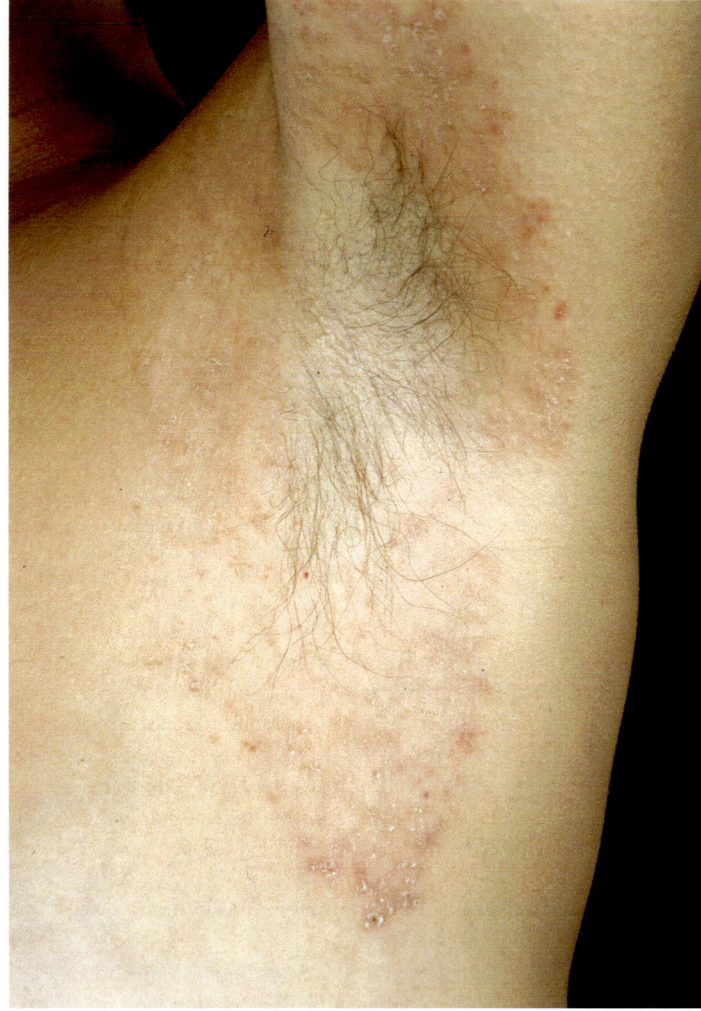

Abb. 4.25 Impetigo herpetiformis: vor allem am Stamm und an den Extremitäten großflächige, gerötete, pustulöse Areale mit randständiger halskrausenartiger Schuppung

Die Antikörper können diaplazentar auf den Fetus übergehen, beim Neugeborenen können daher vergleichbare Hauterscheinungen auftreten (Sherard u. Atkinson 2001).

Pruritus gravidarum

Pruritus im gesamten Integument tritt relativ häufig während der Gravidität auf, insbesondere in den letzten Monaten der Schwanger-

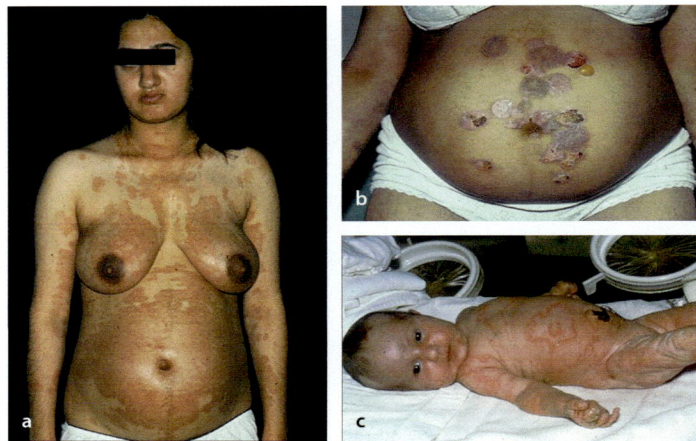

Abb. 4.26a–c Pemphigoid gestationis: Das klinische polymorphe Bild ähnelt dem des bullösen Pemphighoids, starker Juckreiz herrscht vor. **a, b** Prädilektionsstellen sind Abdomen und Inguinalbereich. **c** Die Autoantikörper können auf den Feten übertragen werden, sodass das Neugeborene ähnliche Hauterscheinungen hat. (Mit freundlicher Genehmigung von Prof. M. Hertl, Marburg)

schaft. Ein großer Anteil der Patientinnen hat eine atopische Disposition (Abb. 4.27). Am Abdomen scheint der Juckreiz am stärksten. Klinisch sieht man gelegentlich Exkoriationen und Lichenifikationen, oft jedoch keine Hauteffloreszenzen. Zur topischen symptomatischen Therapie kommen Antihistaminika- und Thesit-Gele zur Anwendung. Die orale Gabe von Gallensäurebildnern (Quantalan) kann ebenfalls versucht werden.

- **Pruritische urtikarielle Papeln und Plaques in der Schwangerschaft (PUPPP)**

Sie ist die häufigste Dermatose in der Schwangerschaft und tritt bei einer von 200 Schwangerschaften auf. Meist kommt es im dritten Trimenon zu urtikariellen Papeln und Plaques, begleitet von immer stärker werdendem Juckreiz, sie nehmen meist am Abdomen ihren Anfang (Abb. 4.28). Später breiten sich die Effloreszenzen auf Inguinalbereich, Oberschenkel und Oberarme aus. Die Ätiologie ist nicht bekannt. Die Laborbefunde sind unauffällig. Histologisch findet man bei den frühen Läsionen ein Ödem in der Epidermis und ein perivaskuläres lymphozytäres Infiltrat im Korium. Bei späteren Läsionen zeigt die Epidermis fokale Spongiose und Parakeratose. Die wichtigsten Differenzialdiagnosen sind Urtikaria und Pemphigoid gestationis.

Die Behandlung kann mit systemischen Glukokortikoiden erfolgen. Die Prognose ist gut, fast immer klingen die Erscheinungen innerhalb weniger Tage nach der Entbindung ab.

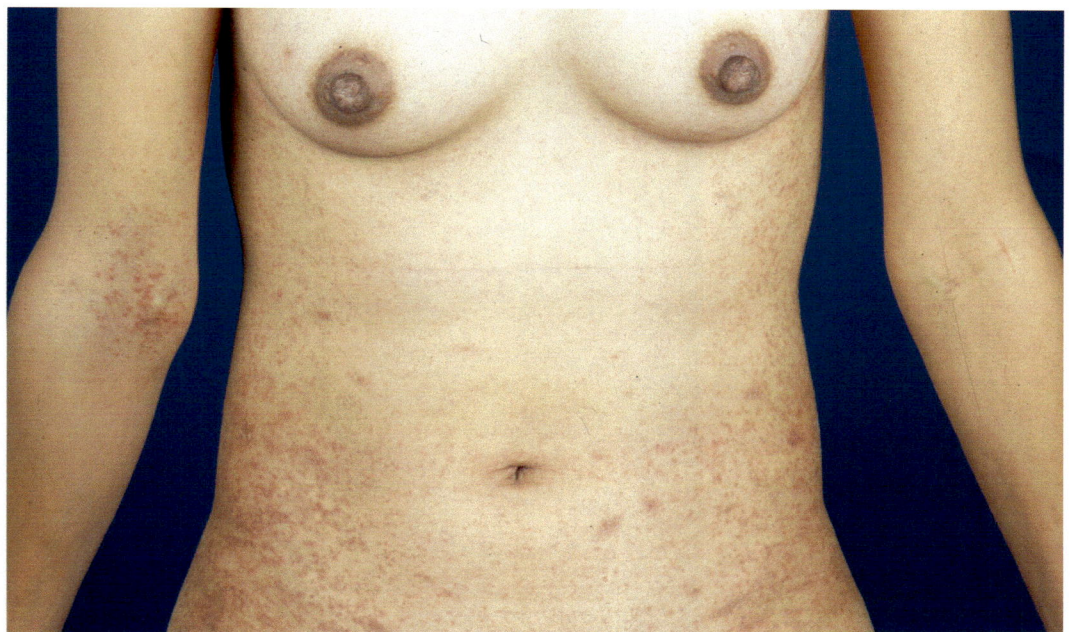

◘ **Abb. 4.27** Atopisches Ekzem in der Schwangerschaft: Rötung und Lichenifikation mit Kratzeffekten

- **Allgemeine Hautkrankheiten in der Schwangerschaft und Striae gravidarum**

Es ist unklar, ob die Häufigkeit bestimmter Dermatosen in der Schwangerschaft verändert ist. Studien mit zuverlässigen Vergleichsgruppen gibt es nicht. Seeger et al. (2007) analysierten die Krankenversicherungsdaten von 2,4 Millionen Frauen im Alter zwischen 10 und 49 Jahren und fanden bei Psoriasis, atopischer Dermatitis, Vitiligo, Lichen planus, seborrhoischer Dermatitis oder Kontaktekzemen keine Unterschiede in der Häufigkeit bei Schwangeren gegenüber nicht schwangeren Frauen. Weatherhead et al. (2007) kamen aufgrund einer Literaturübersicht zu dem Schluss, dass sich eine Psoriasis in der Mehrzahl der Schwangerschaften bessert, aber auch in 10–20 % der Fälle verschlechtert.

60–88 % der Schwangeren entwickeln Striae gravidarum (Ghasemi et al. 2007). Sie treten besonders häufig am Bauch und an den Brüsten auf. Sie sind häufiger bei familiärer Belastung, höherem BMI und höherem Geburtsgewicht des Kindes.

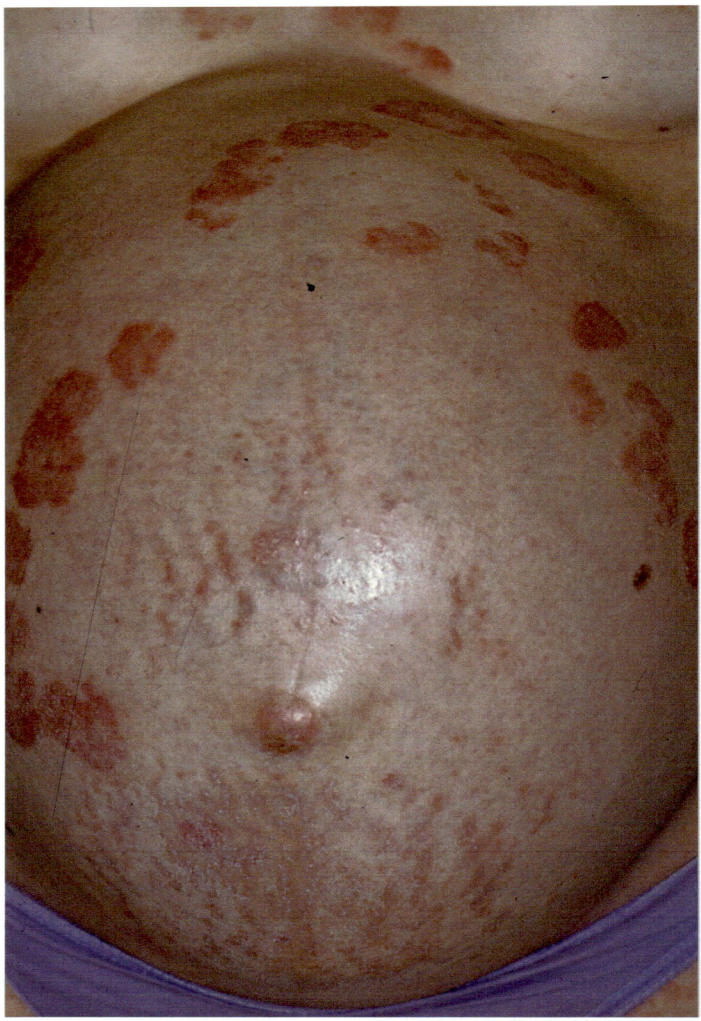

Abb. 4.28 PUPPP: Die urtikariellen und papulösen Effloreszenzen treten zuerst am Bauch auf, oft in Striae, und breiten sich auf Oberkörper und Oberschenkel aus

4.12 Kavernöses Hämangiom (Blutschwamm, Säuglingshämangiom)

- **Definition**

Hämangiome sind die häufigsten benignen Tumoren des Kindesalters, 10–12 % der Säuglinge haben ein Hämangiom. Mädchen sind häufiger betroffen als Jungen.

- **Ätiologie und Pathogenese**

Das Glukosetransporterprotein GLUT1 ist ein spezifischer Marker für alle Entwicklungsstadien der Säuglingshämangiome. Es wird norma-

4.12 · Kavernöses Hämangiom (Blutschwamm, Säuglingshämangiom)

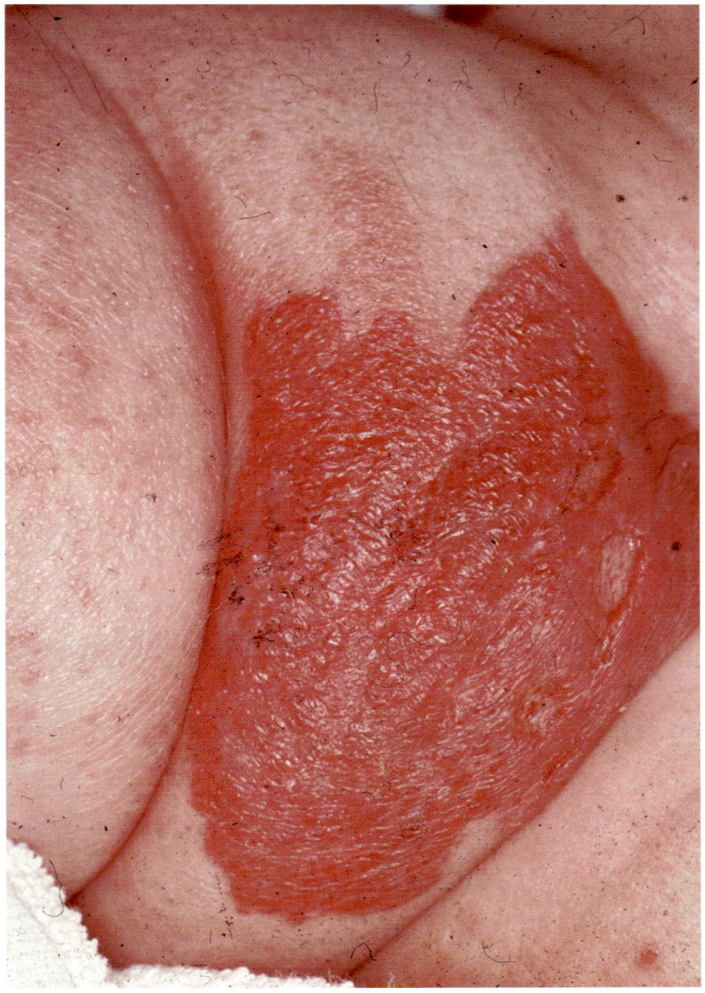

Abb. 4.29 Kavernöses Hämangiom: flacher, livider, scharf begrenzter Tumor

lerweise in den Endothelien von Gehirn, Retina, Plazenta und Endoneurium exprimiert. Durch Hypoxie werden Transkription und Oberflächenexpression von GLUT1 in Endothelzellen induziert. Dadurch kommt es letztlich zur Neubildung von Gefäßen (Höger 2012).

- **Klinik**

Klinisch imponiert ein oft schwammartiger, erhabener, praller Tumor mit einer Größe von 1–15 cm im Längsdurchmesser (Abb. 4.29, Abb. 4.30). Je nach Lage (kutan oder subkutan) sieht der Tumor sattrot oder blaurötlich aus. Ein kavernöses Hämangiom kann überall am Körper auftreten. Es wächst nicht infiltrierend und besitzt keine Blutungsneigung. Das intertriginöse Hämangiom neigt zur Ulzeration. Es tritt spätestens bis zur 6. Lebenswoche auf und zeigt ab dem 6. Monat

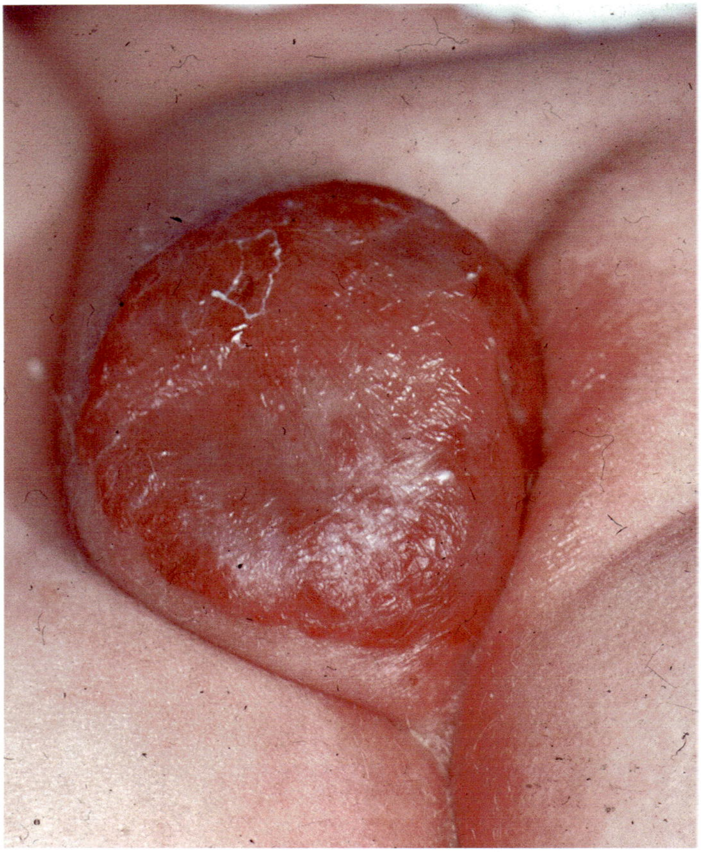

○ **Abb. 4.30** Kavernöses Hämangiom: kugeliger, in der Mitte abblassender weicher Tumor

eine deutliche Regression. Bis zum Ende des 2. Lebensjahres sind die meisten Hämangiome auch ohne Therapie wieder verschwunden.

- **Histologie**

Im Korium finden sich zahlreiche erweiterte, blutgefüllte Hohlräume mit flachem Endothel (○ Abb. 4.31).

- **Diagnose**

Die Diagnose wird klinisch gestellt. Es ist ratsam, die Läsionen zu vermessen bzw. mit Größenmessung zu fotodokumentieren. Bei subkutanen Hämangiomen ist eine Sonographie indiziert. Naevus flammeus und venöse Malformationen sind leicht abzugrenzen.

- **Therapie**

Da sich fast alle Hämangiome spontan zurückbilden, ist Zuwarten eine legitime Behandlungsoption. Oft wird jedoch eine Behandlung

4.12 · Kavernöses Hämangiom (Blutschwamm, Säuglingshämangiom)

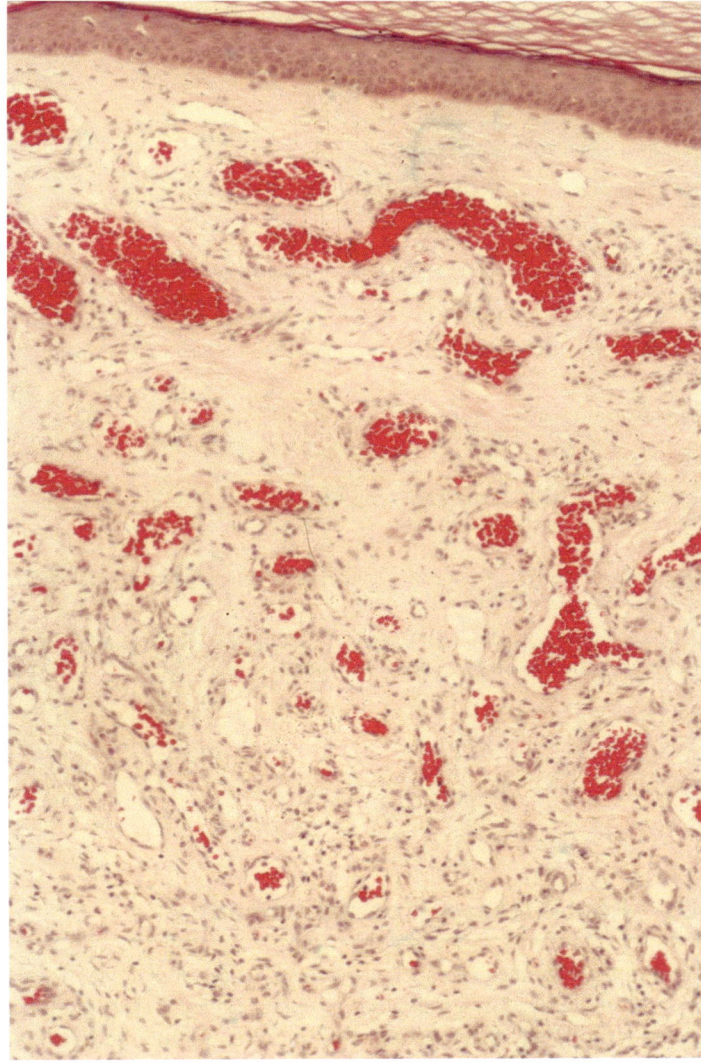

Abb. 4.31 Hämangiom, Histologie: im Korium zahlreiche blutgefüllte Hohlräume mit flachem Endothel. Vergr. 10×, Färbung: HE

gewünscht oder ist bei bestimmten Lokalisationen indiziert. Die Kontaktkryotherapie ist ein einfaches Verfahren, das bei kleinen Hämangiomen effizient ist. Die Lasertherapie ist mit einem Nd:YAG-Laser oder einem blitzlampengepulsten Farbstofflaser möglich. Damit wird das Hämangiom nicht entfernt, sondern die Rückbildung beschleunigt. Auch Propranolol 2 mg/kgKG pro Tag in 3 Einzeldosen postprandial kann über einen Zeitraum von 6 Monaten verabreicht werden. Überwachung von Blutdruck und Blutzucker erforderlich!

Tab. 4.3 Häufige Kontaktallergene im Genitalbereich. (Adaptiert nach Eubel et al. 2015)

Kontaktallergen	Beispiele
Stoffgruppen	
Antibiotika	Neomycin, Framycetin, Polymyxin, Clindamycin
Antimykotika	Clotrimazol, Nystatin
Antiseptika	Polihexanid, Chlorhexidin
Duftstoffe	Perubalsam, Zimtalkohol, Zimtaldehyd, Eugenol, Hydroxycitronellal
Externagrundlagen	Propylenglykol, Cocamidopropylbetain, Wollwachsalkohole
Konservierungsmittel	Methylisothiazolinon, Chlormethylisothiazolinon/Methylisothiazolinon, Parabene, Formaldehyd
Kortikosteroide	Hydrokortison, Tixocortol-21-pivalat
Lokalanästhetika	Benzocain
Textilfarben	Dispers blau 106, Dispers blau 124, Dispers orange 3
Produktgruppen	
Gummiprodukte	Kondome, Sexspielzeuge, Diaphragma, Kondomurinal, Vulkanisationsbeschleuniger (Thiurame, Dithiocarbamate, Thiazole)
Antioxidanzien	N-Isopropyl-N-phenyl-p-phenylendiamin (IPPD), N-Cyclohexyl-N-phenyl-p-phenylendiamin (CPPD), N,N-Diphenyl-p-phenylendiamin (NPPD)
Spermizide	Nonoxynol-9
Gleitgele	
Damenbinden/Slipeinlagen	Duftstoffe, Konservierungsmittel, Acrylate

4.13 Kontaktekzem (Kontaktdermatitis)

Das Kontaktekzem ist eine nicht infektiöse Hautkrankheit, die sich in erster Linie in der Epidermis und im oberen Korium abspielt (Dermoepidermitis). Charakteristisch sind Juckreiz, Rötung und Schuppung. Es gibt eine allergische und eine irritative (toxische) Genese.

- **Ätiologie und Pathogenese**

Das allergische Kontaktekzem beruht auf einer epikutanen Sensibilisierung gegenüber bestimmten Stoffen (Allergenen; ◘ Tab. 4.3), entsprechend einer Typ-IV-Reaktion. Das irritative Kontaktekzem wird durch hautschädigende exogene Faktoren (physikalische und chemische Noxen) ausgelöst. In beiden Fällen kommt es zu einer charakteristischen, lymphozytären Entzündung.

- **Klinik**

Das Kontaktekzem macht sich subjektiv durch Juckreiz bemerkbar. Bei der Inspektion sieht man lokalisierte Rötung, z. B. der Glans penis, des Skrotums (◘ Abb. 4.32), der großen und kleinen Labien

4.13 · Kontaktekzem (Kontaktdermatitis)

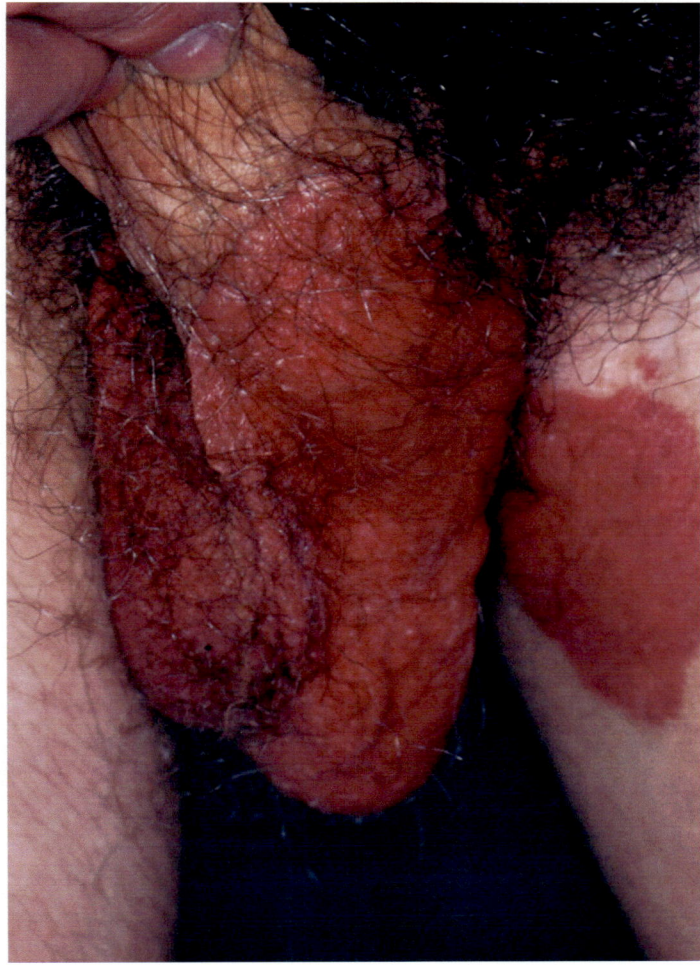

Abb. 4.32 Kontaktekzem: scharf begrenzte Rötung und feine Schuppung am Skrotum und an der angrenzenden Oberschenkelregion

(Abb. 4.33) oder der Analregion. Die Lokalisation hängt von der einwirkenden Noxe ab. Die typische Schuppung ist im Anogenitalbereich wenig ausgeprägt.

Diagnose

Bei längerer Bestandsdauer der Hauterscheinungen muss an ein Kontaktekzem gedacht werden. Die irritative Genese ist mitunter schwierig nachzuweisen, da die Patienten nicht alle Maßnahmen benennen können, die als mögliche Irritanzien infrage kommen.

Zum Nachweis der allergischen Ursache dient der Epikutantest. Typische Allergene im Anogenitalbereich sind in Tab. 4.3 aufgeführt. Die Allergene müssen nicht vom Patienten direkt auf die Haut gebracht werden, sondern auch eine Übertragung durch die Hände,

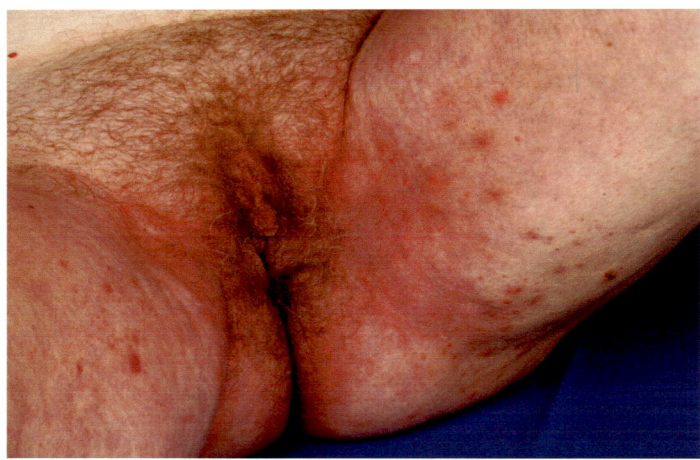

Abb. 4.33 Kontaktekzem: Rötung und Schuppung mit unscharfer Begrenzung an der Vulva und in der Perigenitalregion

eine Herkunft aus der Nahrung (bei perianalem Ekzem) oder ein Heterotransfer durch Sperma (bei vulvärem Ekzem) sind möglich.

Besonderheiten sind die Latexallergie, bei der die im Latex enthaltenen Pflanzenproteine als Allergene wirken, und die Seminalplasmaallergie. Sie basieren beide auf einer Typ-I-Reaktion. Während die Latexallergie beide Geschlechter betreffen kann, ist die Spermaallergie nur bei der Frau möglich. Neben den Lokalbefunden sind generalisierte Symptome (Urtikaria, Atemnot) möglich.

- **Therapie**

Erste Maßnahme der Behandlung ist die Vermeidung der schädigenden Noxe. Danach ist eine Lokaltherapie mit Kortikosteroiden die Methode der Wahl. Dabei ist die rasche Permeation der Kortikosteroide durch die Haut der Anogenitalregion zu berücksichtigen. Deshalb sind weniger stark wirksame Externa der Klasse I oder II empfehlenswert, Cremes sind Salben vorzuziehen. Die Behandlungsdauer sollte eine Woche nicht überschreiten.

4.14 Lentigines (Pigmentflecken)

- **Ätiologie und Pathogenese**

Es handelt sich um harmlose, hyperpigmentierte Flecken mit einem Durchmesser von 0,1–0,5 cm, die sowohl an der Haut als auch an der Schleimhaut vorkommen können. Die Ätiologie ist unbekannt. Pathogenetisch liegt eine Zunahme der Melanozytenzahl mit vermehrtem Melaningehalt in den Basalzellen vor.

4.14 · Lentigines (Pigmentflecken)

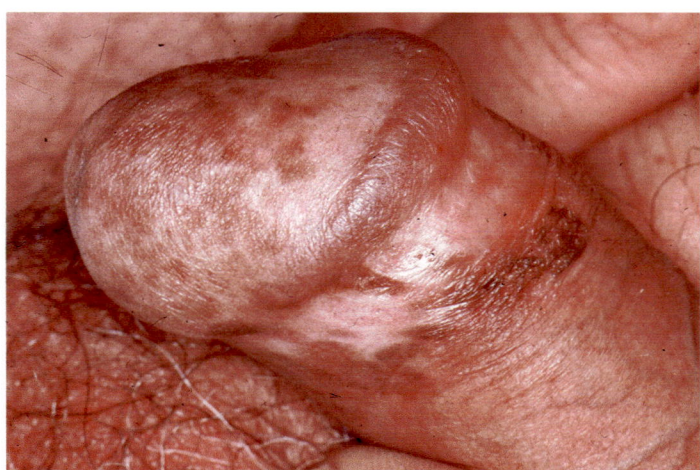

Abb. 4.34 Penile Lentigines: flache Pigmentflecken ohne Hautreaktion

Klinik
Die Veränderungen beginnen mit vereinzelten, hellbräunlichen, nicht erhabenen Flecken, die später dunkelbraun werden sowie vermehrt und disseminiert auftreten können. Im Genitalbereich sieht man die Pigmentflecken bei Männern meist an Glans penis und Präputium (Abb. 4.34), bei Frauen an den Innenseiten der kleinen Labien sowie auch in der Perianalregion (Abb. 4.35). Sie verursachen keinerlei Beschwerden. Unter Einwirkung von Sonnen- oder künstlichem UV-Licht verändern sich die Flecken nicht.

Histologie
Die Reteleisten sind verlängert, im Bereich der Läsion besteht eine gleichmäßige und starke Vermehrung des Melaninpigments, insbesondere im Stratum basale. Im oberen Korium ist ein leichtes perivaskuläres Infiltrat aus Lympho- und Histiozyten vorhanden (Abb. 4.36).

Diagnose und Differenzialdiagnose
Das klinische Bild, vor allem unter einem Dermatoskop, erlaubt die Diagnose. Die Histologie dient lediglich zur Verifizierung der Diagnose. Bei Verdacht auf einen malignen Hauttumor, z. B. ein Melanom, sind entsprechende Maßnahmen zu ergreifen.

Therapie
Wegen Harmlosigkeit und Symptomfreiheit der Hautveränderungen ist eine Behandlung nicht notwendig.

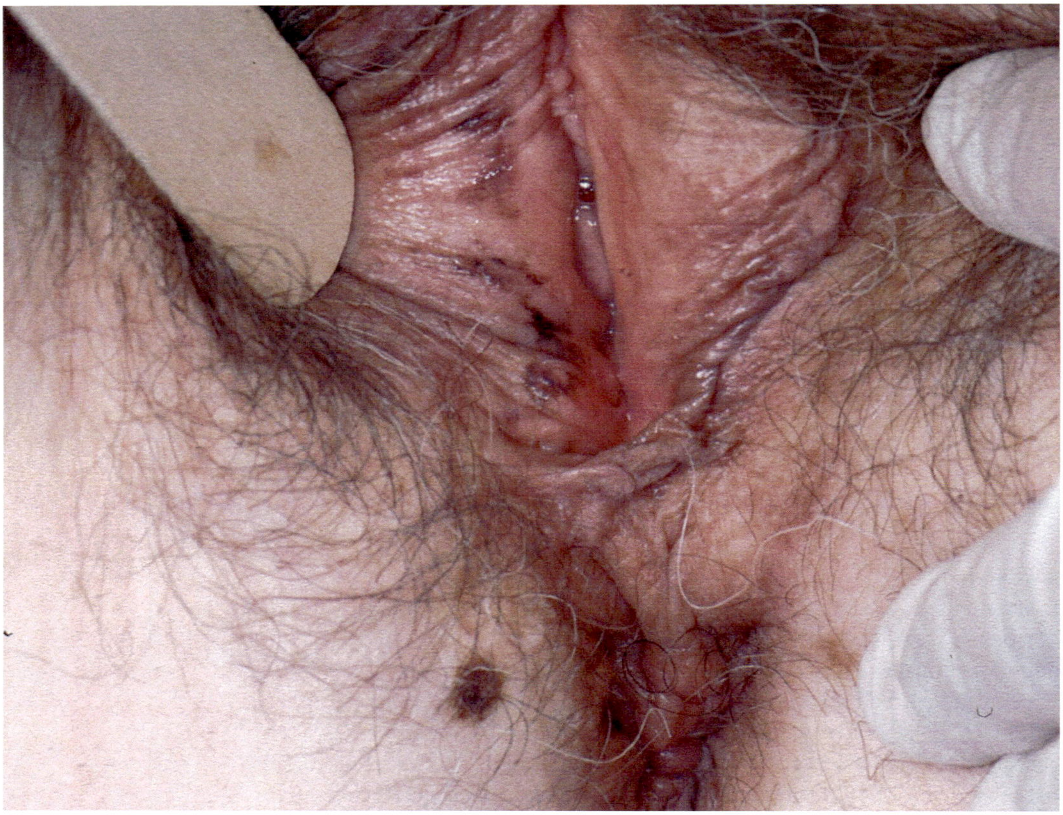

Abb. 4.35 Vulväre Lentigines: Pigmentierungen im Hautniveau ohne weitere Hautveränderungen

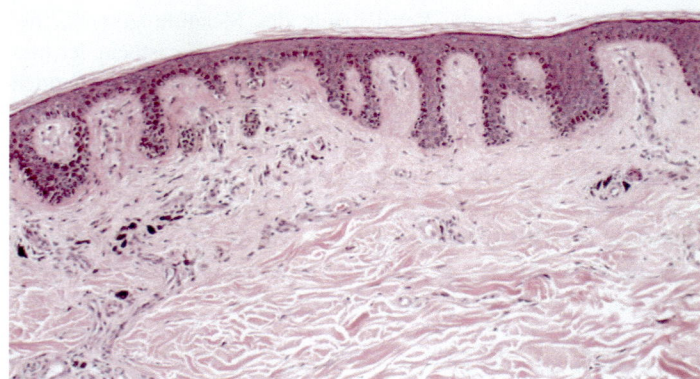

Abb. 4.36 Vulväre Lentigo, Histologie: normale Hautstruktur mit vermehrten basalen Melanozyten. Vergr. 25×, Färbung: Melanin

4.15 Lichen ruber planus (Knötchenflechte)

- **Definition und Epidemiologie**

Es handelt sich um eine entzündliche Hauterkrankung mit Beteiligung der Schleimhäute (in 30–70 % der Fälle), die zum chronischen Verlauf neigt. Der Lichen ruber planus kann in jedem Lebensalter auftreten, am häufigsten zwischen dem 30. und 60. Lebensjahr. Die Prävalenz liegt bei 0,5–1 % (Wagner et al. 2013).

- **Ätiologie und Pathogenese**

Die Ursache dieser Dermatose ist nicht bekannt. Diskutiert werden Virusinfektionen (bei der oralen Form findet man gehäuft Hepatitis-C-Antikörper), neurologisches Geschehen, psychogene Genese. Sehr wahrscheinlich liegt bei Lichen ruber planus eine Autoimmunpathogenese vor, zumal er auch im Rahmen von Graft-versus-host-Erkrankungen oft vorkommt.

- **Klinik**

An der Haut sieht man meist 4–10 mm große, polygonale, derbe, plateauartige Papeln mit typischer lila-rötlicher Farbe. An der planen Oberfläche, besonders bei größeren Papeln, findet man eine feine, weiße, durchscheinende, netzförmige Zeichnung, das Wickham-Phänomen. Es besteht meist Juckreiz. In etwa 20 % der Fälle werden Veränderungen am Genitale registriert. Am häufigsten ist die Glans penis betroffen (Abb. 4.37); man findet dort kleine hexagonale flache Papeln, welche später zentral abheilen können. Ähnliche Veränderungen kommen an der Vulva vor, dort können sie erosiv sein. Das Risiko, dass sich auf dem Boden eines vulvären Lichen ruber planus ein Karzinom entwickelt, ist gegenüber normaler Haut deutlich erhöht.

- **Histologie**

Es finden sich eine Orthohyperkeratose und unregelmäßige Akanthose; das Stratum basale zeigt eine Verflüssigungsdegeneration. Im oberen Korium entwickelt sich ein vorwiegend lymphozytäres Infiltrat, das sich der Epidermis bandförmig anschmiegt (Abb. 4.38).

- **Diagnose und Differenzialdiagnose**

Das typische klinische Bild an der Haut und der Schleimhaut erlaubt die Diagnose, welche durch die charakteristische Histologie bestätigt werden kann. Differenzialdiagnostisch muss an Lichen sclerosus, Psoriasis punctata sowie an ein lichenoides Arzneimittelexanthem gedacht werden.

- **Therapie**

Bei genitalem Befall genügt eine topische Therapie mit externen Kortikosteroiden (Klasse II und III).

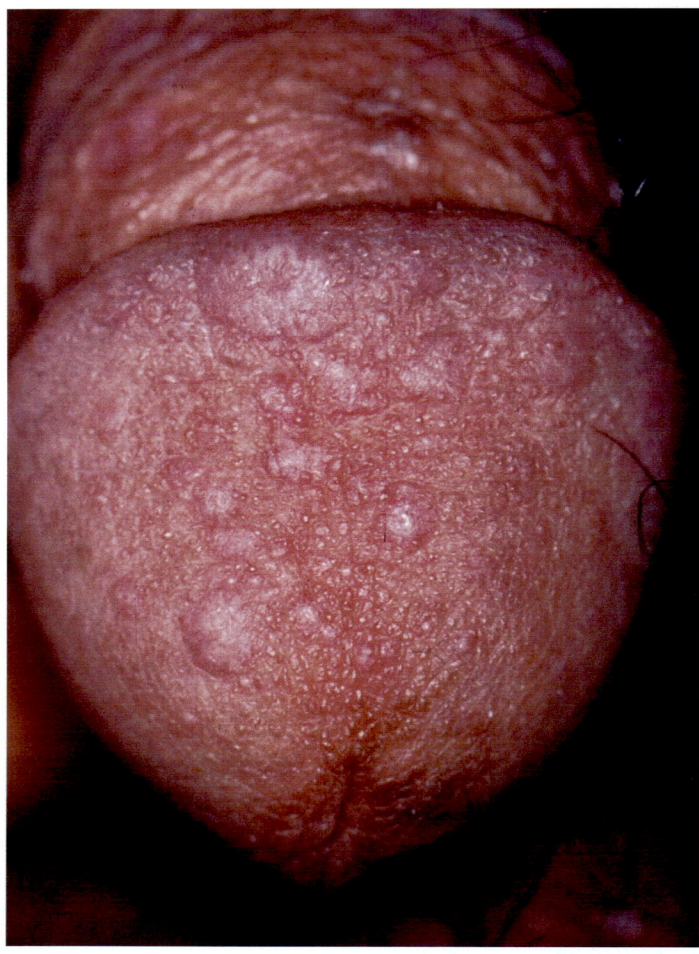

Abb. 4.37 Lichen ruber planus: typische hexagonale, flache Papel an der Glans penis

4.16 Lichen sclerosus

▪ Definition und Epidemiologie

Diese lymphozytär vermittelte Dermatose manifestiert sich häufig am Genitale. Die Erkrankung ist überwiegend bei älteren Patienten zu beobachten, Frauen sind häufiger betroffen als Männer. Der Lichen sclerosus ist nicht mit dem Lichen planus zu verwechseln.

Die Epidemiologie ist nicht sicher bekannt. Risikofaktoren außer dem Alter sind nicht eruierbar. Eine familiäre Häufung ist zu beobachten. Zahlreiche Assoziationen mit anderen Autoimmunkrankheiten wurden nachgewiesen.

4.16 · Lichen sclerosus

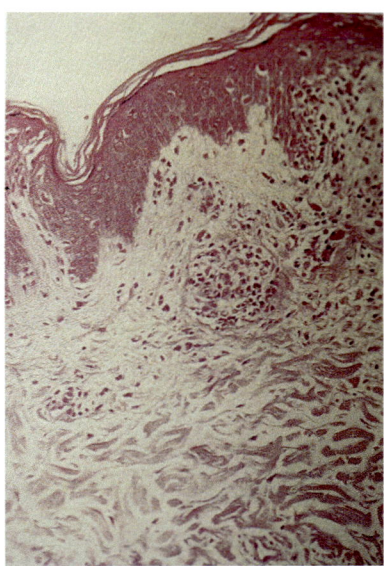

Abb. 4.38 Lichen ruber planus, Histologie: Orthohyperkeratose und Akanthose, basale Verflüssigungstendenz, lymphozytäres, bandförmiges Infiltrat im oberen Korium. Vergr. 25×, Färbung: HE

Ätiologie und Pathogenese

Die Ursache ist unbekannt. Pathogenetisch handelt es sich um einen Abbau bzw. Schwund der Elastica und eine ödematöse Veränderung der hyalinisierten Kollagenfasern. Die ätiologische Rolle von Borrelieninfektionen ist nicht belegt.

Klinik

Das klinische Bild ist charakteristisch. Beim Mann sind Glans penis und Präputium, bei der Frau die Vulva die Prädilektionsstellen. Es finden sich weißliche atrophische Herde mit sklerotischer Schrumpfung. Bei Männern manifestiert sich die Erkrankung oft als erworbene Phimose mit chronischer Balanitis (Abb. 4.39, Abb. 4.40). Die Veränderungen an der Glans penis können zu einer Stenose der Urethralmündung führen. Bei Frauen besteht oft ein starker Juckreiz. Die Läsionen betreffen die interlabialen Sulci, die Labia minora, die Klitoris und das Perineum (Abb. 4.41). Die genitale Schleimhaut ist nicht betroffen. Eine Dyspareunie kann Folge von Erosionen, Rhagaden und sklerotischen Einengungen des Introitus vaginae sein (Neill et al. 2002),

Auch in der Kindheit kann der Lichen sclerosus auftreten. Die narbenartigen Veränderungen und Ekchymosen werden oft als Folgen sexuellen Missbrauchs gedeutet (Abb. 4.42). Die Unterscheidung ist schwierig. Das Fehlen von sexuell übertragenen Infektionen

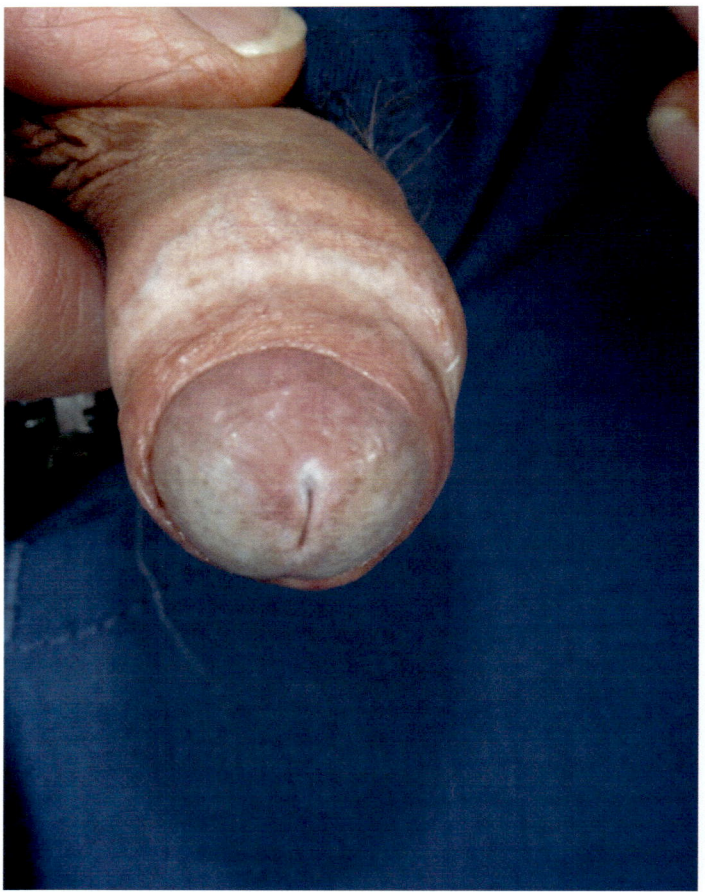

Abb. 4.39 Lichen sclerosus: weißliche Verfärbung der Glans, Verengung der Vorhaut

ist ein Zeichen für Lichen sclerosus. Die Erkrankung verschwindet bei Kindern nicht, wie oft angegeben, in der Pubertät. Bei Behandlung können die Symptome kontrolliert werden, Befunde sind aber weiter vorhanden (Powell u. Wojnarowska 2001).

In den betroffenen Bezirken ist das Risiko der Entstehung eines Plattenepithelkarzinoms erhöht, es beträgt lebenslang etwa 4–5 %. Bei 25 % der Karzinome findet man histologisch in der Umgebung Zeichen eines Lichen sclerosus. Es ist unklar, wie häufig eine zusätzliche Infektion mit dem humanen Papillomavirus zur Genese des Karzinoms beiträgt (Powell u. Wojnarowska 1999).

Histologie

Es findet sich eine Orthohyperkeratose mit follikulärer keratotischer Pfropfenbildung. Im oberen Korium entwickelt sich ein starkes Ödem

4.16 · Lichen sclerosus

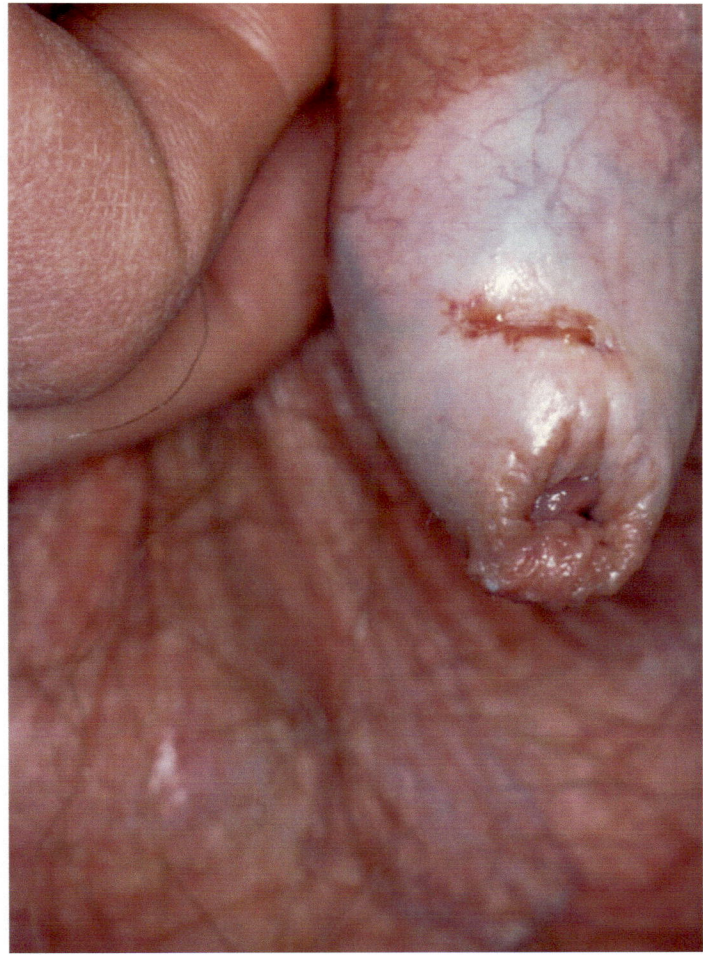

Abb. 4.40 Lichen sclerosus: langsam zunehmende Verengung der Vorhaut mit narbenartigen Veränderungen

mit Homogenisierung des Kollagens; im mittleren Korium bildet sich ein bandförmiges entzündliches Infiltrat (Abb. 4.43).

- **Diagnose und Differenzialdiagnose**

Allein der klinische Befund erlaubt meist die Diagnose. Die Histologie kann zur Bestätigung dienen. Differenzialdiagnostisch kommen eine kleinfleckige zirkumskripte Sklerodermie oder eine Leukoplakie an der Genitalschleimhaut infrage.

- **Therapie**

Die Behandlung gilt als ausgesprochen schwierig. Systemische Behandlungen erwiesen sich bislang als unbefriedigend. An erster Stelle

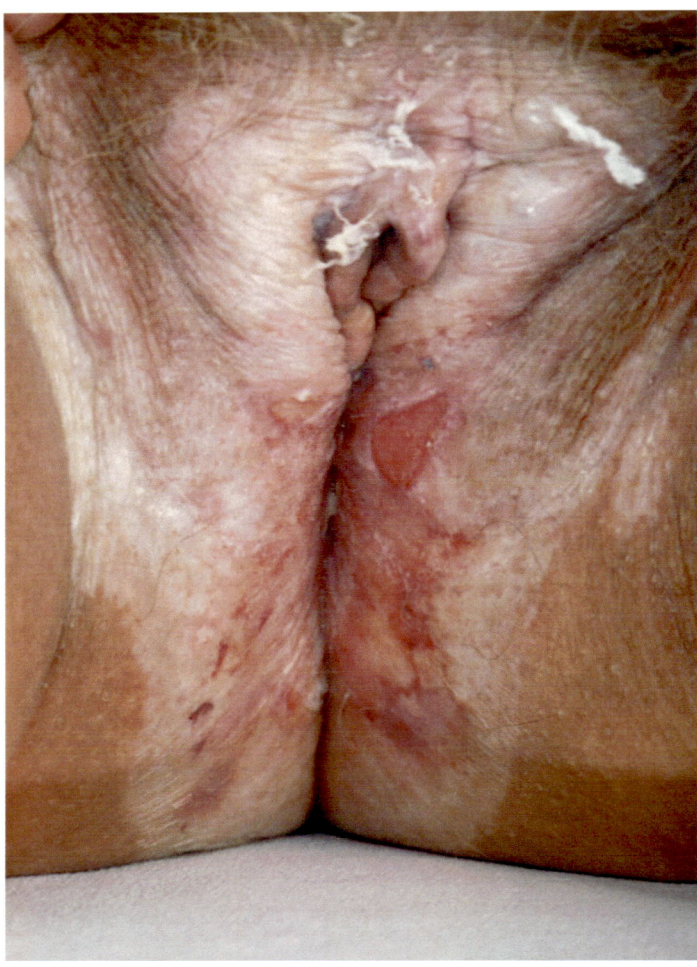

Abb. 4.41 Lichen sclerosus: Die Läsionen betreffen die interlabialen Sulci, die Labia minora, die Klitoris und das Perineum. Es besteht starker Juckreiz. Die genitale Schleimhaut ist nicht betroffen

stehen – auch bei Kindern – hochpotente topische Glukokortikoide wie Clobetasol, die topisch angewendet werden. Die mögliche Atrophie als unerwünschte Wirkung ist zu vernachlässigen. Topische Anwendungen von Testosteron sind wenig wirksam, in vergleichenden Studien zeigten sie sich den wirkstofffreien Externa nicht überlegen (Neill et al. 2002). Eine neuere Therapiemöglichkeit sind die Calcineurinantagonisten wie Tacrolimus und Pimecrolimus (Hengge et al. 2006). Bei Männern kommt oft eine Zirkumzision in Betracht. Ein spontaner Stillstand der Erkrankung ist möglich, jedoch bildet sich die Atrophie nicht zurück.

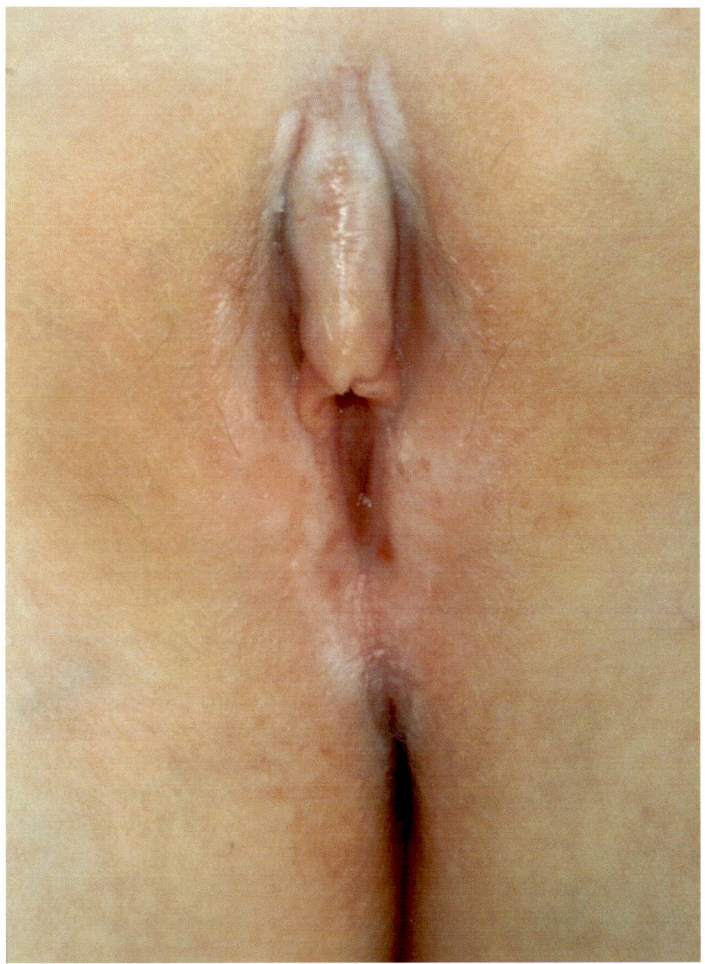

Abb. 4.42 Lichen sclerosus: narbenartige Veränderungen und Ekchymosen am kindlichen Genitale, die zum Verdacht auf sexuellen Missbrauch führen

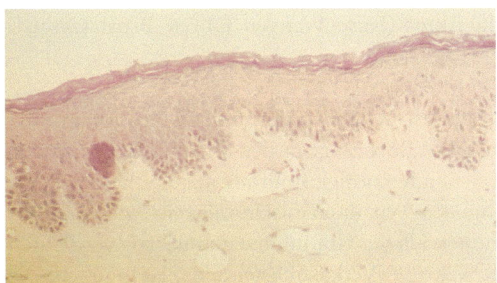

Abb. 4.43 Lichen sclerosus, Histologie: typische dreizonale Schichtung mit orthostatischer Atrophie der Epidermis und hydropischer Degeneration der Basalzellen, homogener Zone und bandförmigem, vorwiegend lymphozytärem Infiltrat. Vergr. 25×, Färbung: HE

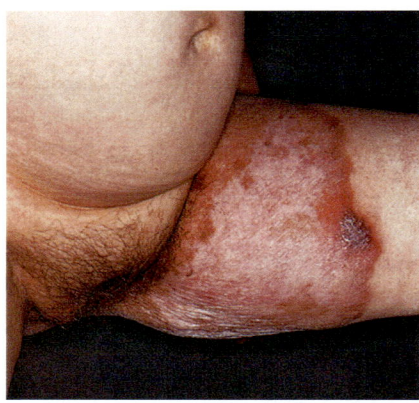

Abb. 4.44 Lupus vulgaris: rötlich braune bis livide, flächige Läsionen mit Teleangiektasien, deren Rand aus Knötchen besteht

4.17 Lupus vulgaris (Tuberculosis cutis luposa)

- **Ätiologie und Pathogenese**

Die heute selten gewordene Hauttuberkulose verläuft chronisch über Jahre und Jahrzehnte. Frauen sind weitaus häufiger betroffen als Männer. Sie entwickelt sich meistens im Rahmen einer Lungentuberkulose. Der Erreger, *Mycobacterium tuberculosis*, kann lymphogen oder hämatogen in die Haut gelangen. Körperteile mit geringer bzw. gestörter Durchblutung wie die Akren werden bevorzugt befallen.

- **Klinik**

Klinisch fallen relativ große, rötlich braune bis livide, flächige Läsionen mit Teleangiektasien auf (Abb. 4.44, Abb. 4.45). Am Rand solcher Herde sieht man das kutane »Lupusknötchen« als Primäreffloreszenz, welches nur 3–4 mm groß ist und bei Diaskopie eine apfelgeleeartige Farbe (lupoides Infiltrat) im Herdzentrum zeigt. Mit einer Sonde bricht man bei leichtem Druck auf das Lupusknötchen in das koriale nekrotisierende Granulom ein (»Sondenphänomen«). Prädilektionsstellen sind die Akren (Nase, Wangen, Ohren, Brust, Gesäß).

- **Histologie**

Die Epidermis ist atrophisch, seltener akanthotisch. Erosionen oder Ulzerationen sind möglich. Bevorzugt in der oberen Dermis finden sich bis in die Tiefe reichende knotige Infiltrate aus Epitheloidzellen, Riesenzellen vom Langhans-Typ, untermischt mit reichlich Lymphozyten, die sich im Randbereich der Granulome mantelartig verdichten können. Eine zentrale Nekrose (Verkäsungstendenz) ist möglich. Die Hautanhangsgebilde in den Granulomen werden zerstört. Tuberkelbazillen sind nur selten nachweisbar (Altmeyer 2015).

4.17 · Lupus vulgaris (Tuberculosis cutis luposa)

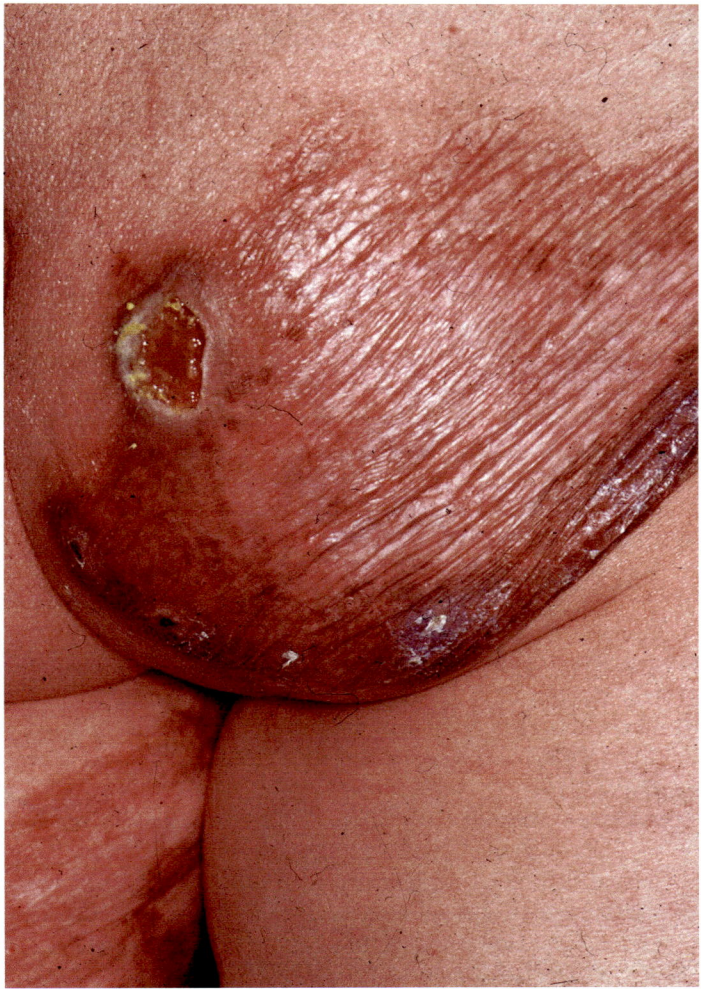

Abb. 4.45 Lupus vulgaris: rötlich-braune Läsion mit Randbetonung und Ulzerationen am Gesäß

Diagnose und Differenzialdiagnose
Histologie, Erregernachweis und der Nachweis von Lungenherden ermöglichen die Diagnose. Differenzialdiagnostisch kommen die Hautsarkoidose und tuberoserpiginöse Syphilis infrage.

Therapie
Isonicotinsäurehydrazid (INH, z. B. Neoteben, Isozid) wird in einer Dosis von 6,0 mg/kgKG pro Tag bis 6 Monate über den Zeitraum der klinischen Heilung hinaus eingesetzt. Bei Erregerresistenz erfolgt die Gabe einer Dreierkombination (INH, Rifampicin und Ethambutol) unter strenger Kontrolle der Nebenwirkungen.

4.18 Malignes Melanom

- **Epidemiologie**

Das maligne Melanom ist der gefährlichste Hauttumor, deshalb ist seine Erkennung und frühzeitige Behandlung wichtig. Im Jahr 2008 wurden geschätzt 17.800 Melanome in Deutschland neu beobachtet (Pflugfelder et al. 2013).

- **Ätiologie und Pathogenese**

Die Ursache ist nicht bekannt. Der wichtigste Risikofaktor ist die UV-Belastung (Sonnenlicht). Personen mit multiplen Nävuszellnävi sind erhöht gefährdet. Während sich ca. 20 % der malignen Melanome auf klinisch unveränderter Haut entwickeln, entstehen ca. 30 % auf dem Boden eines bislang unauffälligen Pigmentnävus (Nävuszellnävus).

- **Klinik**

Man unterscheidet 4 klinische Typen des malignen Hautmelanoms:
- **Lentigo-maligna-Melanom:** Es findet sich – oft an lichtexponierten Stellen (z. B. Gesicht) – ein unscharf begrenzter, immer dunkler werdender Fleck, der bereits über mehrere Jahre besteht.
- **Superfiziell spreitendes Melanom:** Sie fallen durch unregelmäßig pigmentierte, unscharf begrenzte, über 6 mm große Flecke bzw. Plaques auf, teils mit knotigem Anteil innerhalb des Tumors. Der Tumor wächst langsam horizontal (◘ Abb. 4.46, ◘ Abb. 4.47).
- **Noduläres Melanom:** Klinisch sieht man einen dunkelbraunen, oft leicht erodierten Knoten auf unregelmäßig begrenztem, unterschiedlich pigmentiertem Boden.
- **Akrolentiginöses Melanom:** Dieser Tumor findet sich an Hautarealen ohne Haarfollikel (z. B. Palmae, Plantae). Klinisch handelt es sich meist um ein superfizielles spreitendes oder knotiges Melanom (◘ Abb. 4.48).

Allen Typen gemeinsam ist die charakteristische dunkelbraune bis schwärzliche Farbe.

- **Diagnose und Differenzialdiagnose**

Die klinische Inspektion orientiert sich an der »ABCDE-Regel«:
- A = »asymmetry«: asymmetrische Gestalt
- B = »border«: unregelmäßige Begrenzung
- C = »color«: ungleichmäßige Farbe
- D = »diameter«: Durchmesser über 0,5 cm
- E = »elevation«: ungleichmäßige Erhebung

Hautveränderungen, auf die diese Merkmale zutreffen, sollen exzidiert werden. Es sollte keine Probebiopsie vorgenommen werden, sondern die gesamte verdächtige Veränderung muss entfernt werden.

4.18 • Malignes Melanom

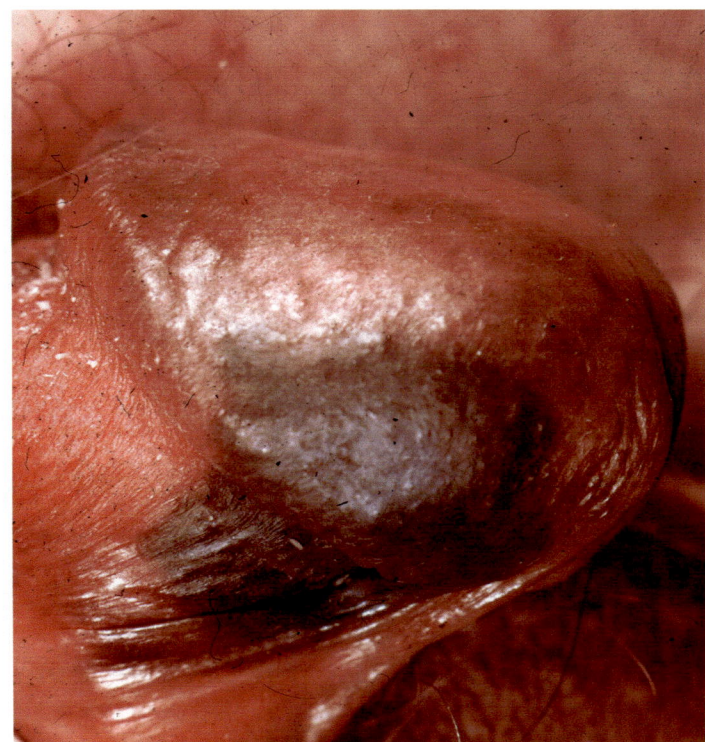

Abb. 4.46 Malignes Melanom: scharf begrenzter, flacher Tumor, Typ des superfiziell spreitenden Melanoms

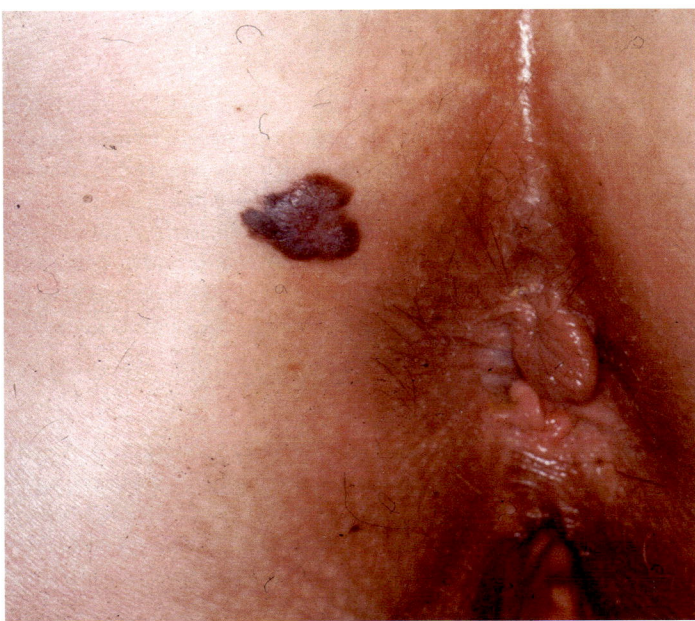

Abb. 4.47 Malignes Melanom: in einem Nävuszellnävus entstandener, knotiger Tumor, Typ des superfiziell spreitenden Melanoms

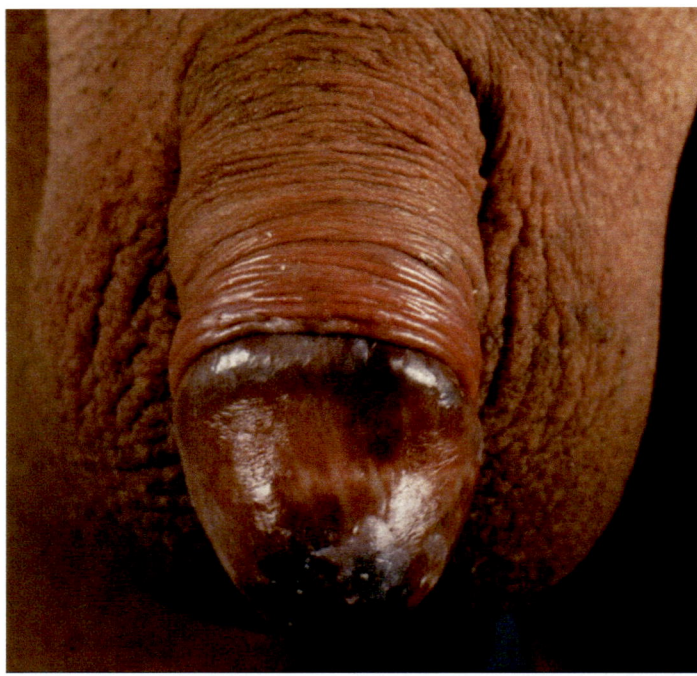

Abb. 4.48 Malignes Melanom: infiltrierender Tumor ohne sicher erkennbare Begrenzung, Typ des akrolentiginösen Melanoms

Differenzialdiagnostisch kommen Pigmentnävi und Gefäßtumoren infrage.

- **Histologie**

Für die Diagnose ist die histologische Untersuchung unverzichtbar. Dabei muss die Tumordicke nach Breslow gemessen werden, die ein wichtiger prognostischer Parameter ist. Klassifiziert wird in Tumordicke ≤1,0 mm, 1,01–2,0 mm, 2,01–4,0 mm, >4 mm.

Bei superfiziell spreitendem Melanom ist die leicht akanthotische Epidermis verbreitert; in der gesamten Epidermis finden sich große rundliche atypische (pagetoide) Melanozyten. Subepidermal bzw. im oberen Korium findet sich ein perivaskuläres, unspezifisches lymphohistiozytäres Infiltrat (◘ Abb. 4.49).

- **Therapie**

Die operative Entfernung des Tumors steht im Vordergrund. Weitergehende Behandlungsmaßnahmen (Entfernung der Wächterlymphknoten, Lymphadenektomie, Antikörperchemotherapie etc.) richten sich nach der Tumorausdehnung. Für weitere Details sei auf die Melanom-Leitlinien der DDG (► www.awmf.de) bzw. auf die Lehrbücher der Dermatologie verwiesen.

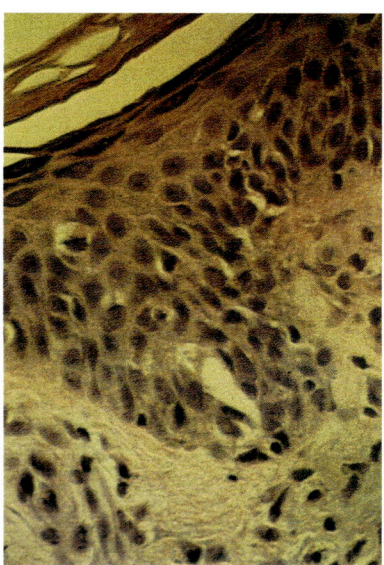

Abb. 4.49 Malignes Melanom, Histologie. superfiziell spreitendes Melanom mit leicht akantothischer Epidermis, in der gesamten Epidermis große rundliche atypische (pagetoide) Melanozyten, subepidermal ein perivaskuläres, unspezifisches lymphohistiozytäres Infiltrat. Vergr. 40×, Färbung: HE

4.19 Morbus Behçet (maligne Aphtose)

▪ Definition
Bei der malignen Aphthose, auch »grand aphthose Touraine« genannt, handelt es sich um eine chronische Systemvaskulitis mit der charakteristischen Symptomentrias aus oralen Aphthen, Ulzera am Genitale und Hypopyoniritis. Die Erkrankung kommt überwiegend im Vorderen Orient (Türkei) und in Japan vor.

▪ Ätiologie und Pathogenese
Die Ursache ist nicht bekannt. Diskutiert werden autoimmunologische Vorgänge, genetische Mechanismen oder Virusinfektionen, die für die Entstehung der Erkrankung verantwortlich sein können (Kalayciyan u. Zouboulis 2007).

▪ Klinik
– **Hauptsymptome:** In der Mundhöhle finden sich in der Regel mehrere (oft mehr als 5) große Aphthen, die rezidivieren und damit hartnäckig erscheinen (100 %). Am Genitale treten indolente aphthöse Ulzera auf (90 %; ◘ Abb. 4.50). Am Auge sieht man etwa in 50 % der Fälle eine chronisch rezidivierende Hypopyoniritis (Chorioretinitis), die zur Erblindung führen kann.
– **Nebensymptome:** Hautmanifestationen (Erythema nodosum und sterile Pusteln [80 %], Thrombophlebitiden [25 %]),

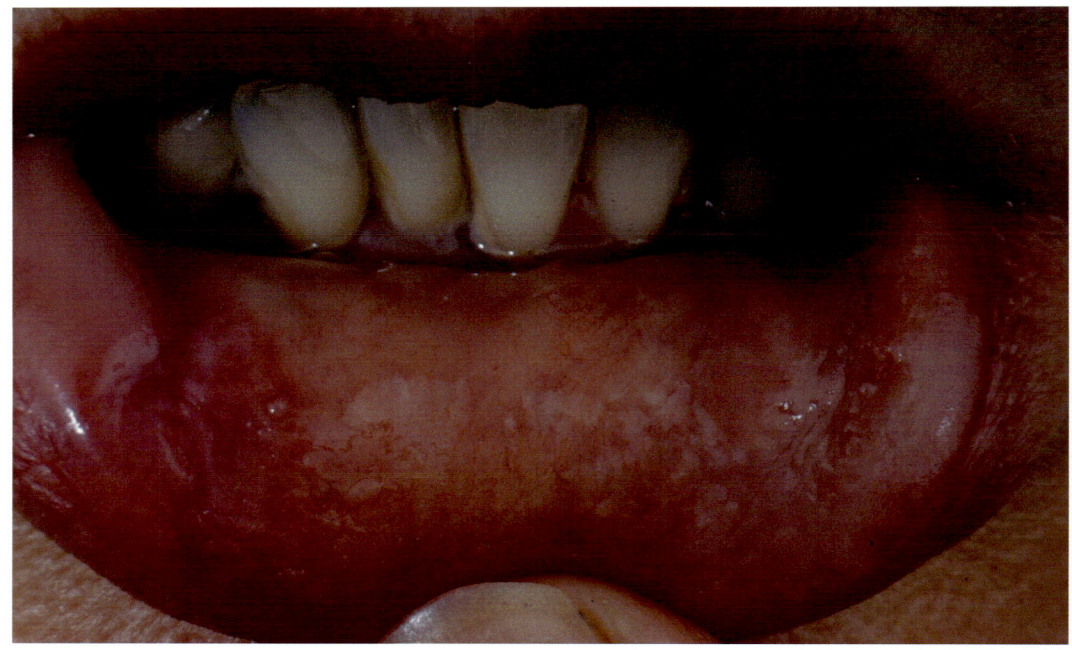

Abb. 4.50 Morbus Behçet: flaches Geschwür auf gerötetem Grund

Epididymitis, Orchitis, Beteiligung der Gelenke (Arthritiden [40 %]), des Gastrointestinaltrakts (20 %) sowie des Nervensystems (Enzephalitis [1–10 %]) können auftreten. Während des Schubs besteht massive Abgeschlagenheit mit Fieber, Appetitlosigkeit, erhöhte Blutsenkungsgeschwindigkeit (Mat et al. 2014).

- **Diagnose und Differenzialdiagnose**

Als gesichert kann die Diagnose gelten, wenn 3 klinische Hauptsymptome oder 2 Haupt- und 2 Nebensymptome vorhanden sind. Die Erkrankung kann assoziiert sein mit dem Vorliegen von HLA-B5, -B12 und -B27. Differenzialdiagnostisch ist an habituelle Aphthen (chronisch-rezidivierende Aphthen) zu denken, insbesondere bei symptomarmem Morbus Behçet.

- **Therapie**

Colchicin (1–2 mg/Tag) gilt derzeit als Mittel der Wahl. Glukokortikoide und Zytostatika können unter Umständen zusätzlich gegeben werden. Die Wirksamkeit neuerer Biologika (Anti-TNF-Antikörper) kann noch nicht abschließend beurteilt werden (Arida u. Sfikakis 2014). Zur äußerlichen symptomatischen Therapie der Aphthen sind anästhesierende Externa (z. B. Dolo-Dobendan Lösung, Dynexan A Gel, Herviros Lösung) hilfreich.

4.20 Klippel-Trenaunay-Weber-Syndrom (Angioosteohypertrophiesyndrom)

- **Definition**

Das Klippel-Trenaunay-Weber-Syndrom ist durch große kutane Hämangiome und eine Hypertrophie von Knochen und Weichteilen im Bereich der betroffenen Extremitäten charakterisiert. Es tritt familiär gehäuft auf, jedoch ist kein eindeutiger Erbgang feststellbar. Nach Happle (1993) sind heterozygote Individuen klinisch unauffällig; wenn jedoch auch das unveränderte der beiden Allele eine somatische Mutation erfährt, kommt es zu einer Anomalie der Haut.

- **Klinik**

Typisch ist ein großflächiger bizarrer Naevus flammeus durch Gefäßhyperplasie und -fehlbildungen (◘ Abb. 4.51) im Bereich einer Extremität. Es kommt zu Weichteil- und Knochenhypertrophie und dadurch zu partiellem Riesenwuchs der betroffenen Extremität mit starker Vaskularisation. Bei der Mehrzahl der Patienten gibt es außer den flächigen Naevi flammei (Feuermale) auch venöse Varikositäten, aber keine arteriovenösen Fisteln. Als Komplikationen sind Herzinsuffizienz durch zahlreiche arteriovenöse Anastomosen sowie Gelenkstörungen durch Weichteil- und Knochenhypertrophie möglich.

- **Therapie**

Nach abklärenden Gefäßuntersuchungen kann eine Kompressionstherapie durchgeführt werden.

4.21 Morphaea

- **Definition und Epidemiologie**

Morphaea (zirkumskripte Sklerodermie) ist eine umschriebene Verhärtung der Haut. Ein Übergang in die systemische Sklerodermie und eine Beteiligung innerer Organe kommen nicht vor. Die Inzidenz wird mit 2,7 pro 100.000 Einwohner angegeben, das weibliche Geschlecht ist bevorzugt (Kreuter et al. 2013).

- **Ätiologie und Pathogenese**

Die Ätiologie ist nicht bekannt. Die eine Zeitlang als wahrscheinlich zugrunde liegend angesehene Borrelieninfektion konnte nicht bewiesen werden. Pathogenetisch liegt eine chronisch fibrosierende Bindegewebereaktion vor. Zuerst entstehen entzündliche Infiltrate, die dann durch Zytokine zu einer Aktivierung von mesenchymalen Zellen führen. Später bleibt nur das veränderte Bindegewebe zurück.

- **Klinik**

Die häufigste Form sind einzelne, scheibenförmige, 2–10 cm große, sklerosierende Herd mit narbenartigen, weißlich glänzenden Bezir-

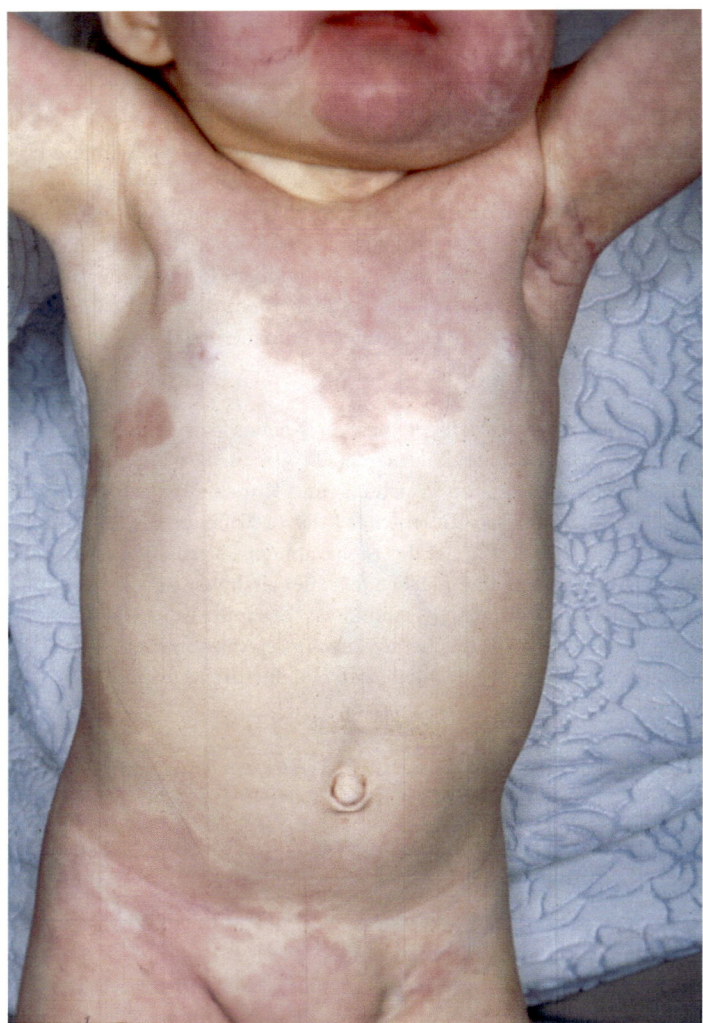

Abb. 4.51 Klippel-Trenaunay-Weber-Syndrom: großflächiger Naevus flammeus und Gefäßhyperplasie

ken und rötlich violettem Randsaum (Abb. 4.52). Bei längerem Bestehen verschwinden Haare und Hautanhangsgebilde. Es gibt darüber hinaus verschiedene klinische Varianten: herdförmige, kleinfleckige, bandförmige, disseminierte, erythematöse und generalisierte. Die spontane Rückbildung ist möglich.

- **Histologie**

Die Epidermis ist unverändert. In der Frühphase werden dichte perivaskuläre und peradnexielle entzündliche Infiltrate gesehen, dazu eine Schwellung der kollagenen Fasern im mittleren und unteren

4.21 · Morphaea

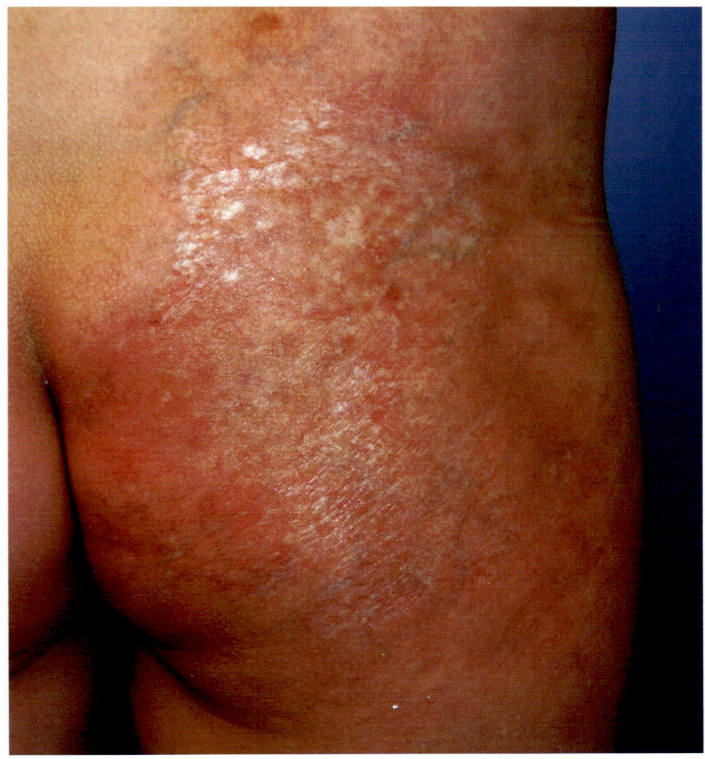

Abb. 4.52 Morphaea: narbenartige, weißlich glänzende Läsion mit gerötetem Rand

Korium. In der Spätphase ist das Korium sklerosiert, die Adnexstrukturen sind verschwunden.

Diagnose und Differenzialdiagnose
Die Diagnose ergibt sich aus dem klinischen Bild. Vor allem zur Abgrenzung zur systemischen Sklerodermie sind ein Routinelabor und die Suche nach Autoantikörpern sinnvoll. Eine Borrelienserologie kann in bestimmten Fällen die entsprechende Ätiologie nachweisen. Differenzialdiagnostisch sind vor allem der Lichen sclerosus und die diffuse Sklerodermie abzugrenzen.

Therapie
Eine sicher wirksame Standardtherapie gibt es nicht. Bei kleinen Herden werden topische Glukokortikosteroide (mittel- bis hochpotent, einmal täglich, auch mit Okklusion) oder Calcipotriol (einmal täglich) für 3 Monate eingesetzt. Bei größeren und multiplen Herden ist Phototherapie (Bade-PUVA) die effektivste Maßnahme (Gordon-Spratt et al. 2014).

4.22 Mycosis fungoides

▪ Definition und Epidemiologie
Das häufigste Hautlymphom (T-Zelltyp) mit niedrigem Malignitätsgrad befällt vor allem Erwachsene im 4. und 5. Lebensjahrzehnt. Die Inzidenz liegt unter 1 pro 100.000. Männer sind häufiger betroffen als Frauen. Die Erkrankung verläuft chronisch, sie kann sich über Jahre oder Jahrzehnte hinziehen. Im späteren Stadium ist eine Beteiligung von Lymphknoten und inneren Organen möglich.

▪ Ätiologie und Pathogenese
Die Ursache und Pathogenese sind nicht bekannt. Ein möglicher Zusammenhang mit Virusinfektionen, Entzündungsfaktoren, Kontaktallergenen wird diskutiert.

▪ Klinik
Drei klinische Stadien werden unterschieden:
- Ekzemstadium: relativ atypische, ekzematöse Hautveränderungen, die über viele Jahre bestehen können, mit unspezifischer Histologie.
- Infiltratives Stadium: Nach einiger Zeit kommt es zur Entwicklung der typischen plaqueförmigen Infiltration der bisher ekzematösen Läsionen (◘ Abb. 4.53) mit spezifischer Histologie.
- Tumorstadium: Nach vielen Jahren rasche Entwicklung von halbkugeligen, schwammartigen (fungoiden) Tumoren, der Allgemeinzustand ist reduziert. Lymphknoten und Knochenmark sind jetzt befallen.

Die beschriebenen Veränderungen befallen auch die Anogenitalregion, jedoch so gut wie nie isoliert, sodass die Inspektion des gesamten Integuments notwendig ist.

▪ Histologie
Im Ekzemstadium erscheint oft unspezifisch, erst bei Infiltrationen zeigt sich ein typisches Bild. Die Epidermis wird von atypischen Lymphozyten überschwemmt, die Mikroabszesse bilden können. Daneben kommen Plasmazellen und Granulozyten vor. In den Haarfollikeln können muzinöse Substanzen gefunden werden.

▪ Diagnose und Differenzialdiagnose
Therapiehartnäckigkeit bei ekzematösen Hautveränderungen ist ein mögliches Frühzeichen. Probebiopsien aus mehreren Hautläsionen sichern die Diagnose. Lediglich im Ekzemstadium können nummuläre Ekzeme, allergische Kontaktdermatitis oder Psoriasis vulgaris differenzialdiagnostisch in Betracht kommen.

4.22 · Mycosis fungoides

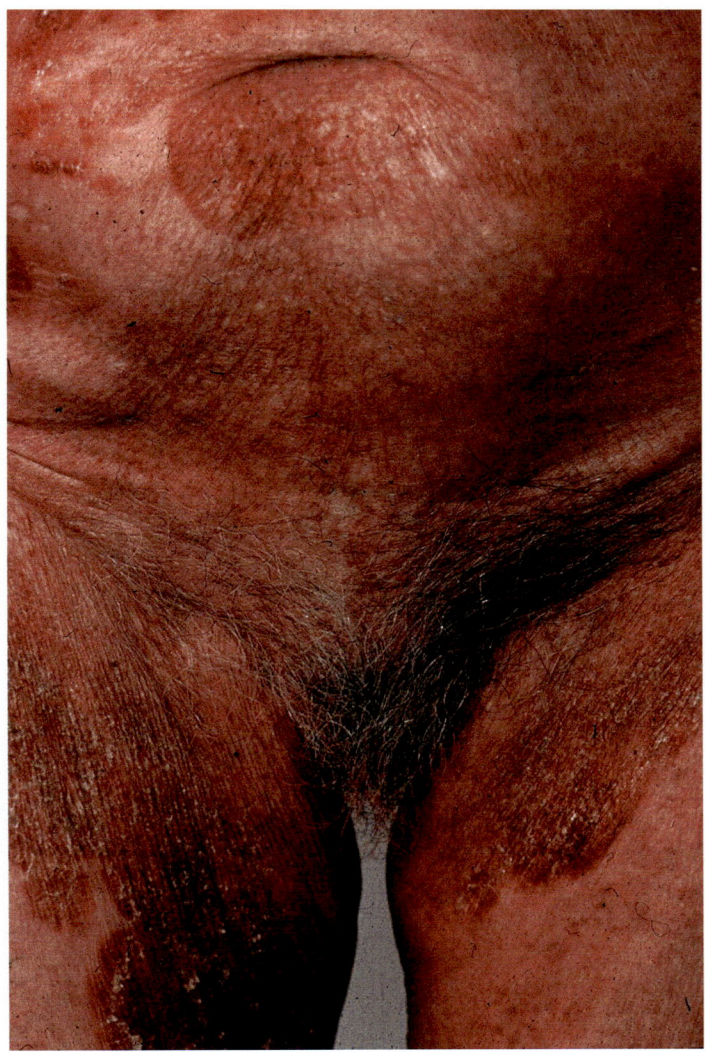

Abb. 4.53 Mycosis fungoides: flächige, infiltrierte, gerötete Herde mit oberflächlicher Schuppung

- **Therapie**

Im ekzematösen und im infiltrativen Stadium werden UV-B- und PUVA-Behandlung (Psoralen plus UV-A-Bestrahlung) und Glukortikoidexterna eingesetzt. In späteren Stadien konnte der Krankheitsverlauf mit extrakorporaler Photopherese, Interferon A, systemischen Retinoiden, Denileukin Diftitox, Histon-Deacetylase-Inhibitoren oder Antikörpern gegen CD4-Rezeptoren auf den T-Lymphozyten verzögert werden. Eine zytotoxische Chemotherapie ist wenig erfolgreich (Pandey et al. 2014).

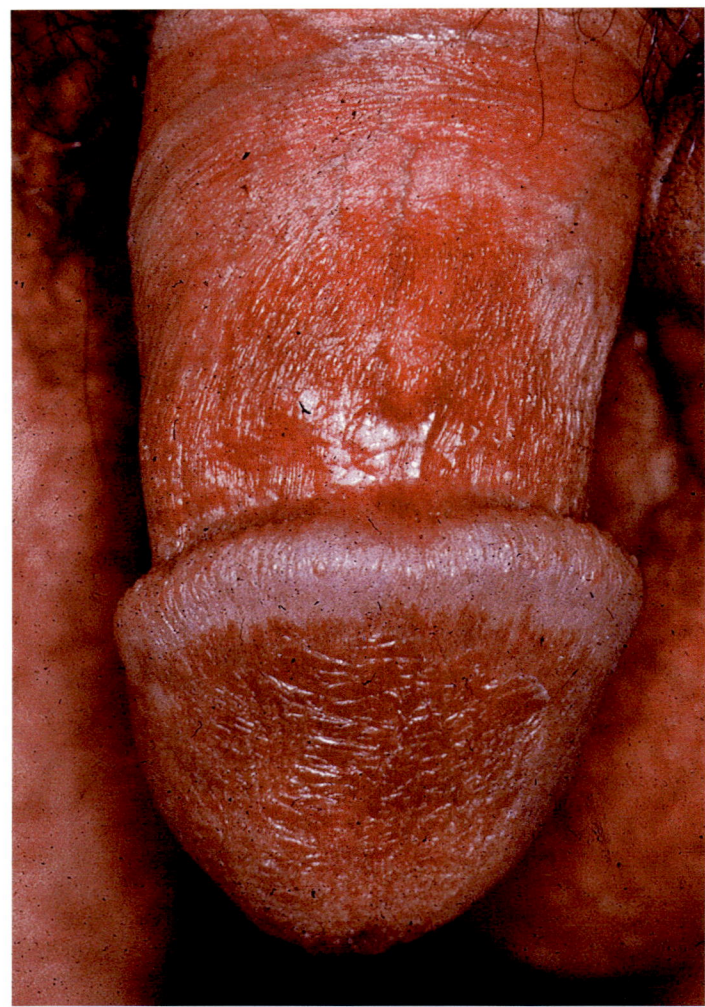

Abb. 4.54 Naevus flammeus: livid-rötliche Verfärbung der Haut ohne Niveauunterschied

4.23 Naevus flammeus (Feuermal, Portweinfleck)

- **Definition**

Es handelt sich um eine nävoide Gefäßfehlbildung mit umschriebenen dilatierten Kapillaren, die seit Geburt oder dem frühen Kindesalter manifest ist.

- **Klinik**

Die umschriebenen, herdförmigen bis großflächigen, hellroten bis rosafarbenen Flecken (Abb. 4.54) werden unter Glasspateldruck unsichtbar. Es besteht weder Wachstums- noch Regressionstendenz.

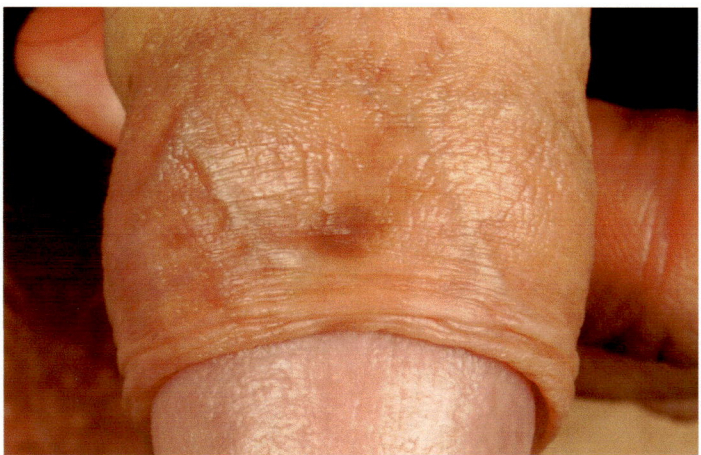

Abb. 4.55 Nävuszellnävus: kleiner hellbrauner, flacher, glatter Tumor

- **Therapie**

In sichtbaren Hautarealen, z. B. im Gesicht, kommt eine ästhetische Behandlung mittels Camouflage (z. B. Covermark) oder eine Koagulationstherapie durch Argonlaser in Betracht.

4.24 Naevus naevocellularis (melanozytärer Nävus, Pigmentnävus)

- **Definition**

Bei jedem Menschen kommt diese gutartige, fleckförmige oder papillomatöse Hautveränderung mit unterschiedlich starker Pigmentierung vor. Jeder hellhäutige Mensch hat etwa 20 Pigmentnävi. Meistens sind die Nävi nach Geburt entstanden. Die Zahl der vorhandenen Nävuszellnävi erreicht das Maximum meistens in der 2. Lebensdekade. Im Alter vermindert sich ihre Pigmentierung meist (Helmbold et al. 1999).

- **Ätiologie und Pathogenese**

Nävuszellen sind aus der Neuralleiste stammende Zellen, die in die Haut einwandern. Sie stellen einen besonderen Differenzierungstyp der Melanozyten dar und sind wie die Melanozyten in der Lage, Melanin zu bilden.

- **Klinik**

Nävuszellnävi können überall am Körper – auch an der Schleimhaut – vorkommen, es gibt keine Prädilektionsstellen. Anfangs beobachtet man oft einen leicht bräunlich pigmentierten, meist rundlichen, punktförmigen bzw. kleinflächigen Fleck mit einem Durchmesser von 1–2 mm (Abb. 4.55, Abb. 4.56). Im Lauf der Zeit kann sich dieser allmählich vergrößern, dabei auch erhaben oder papillomatös wer-

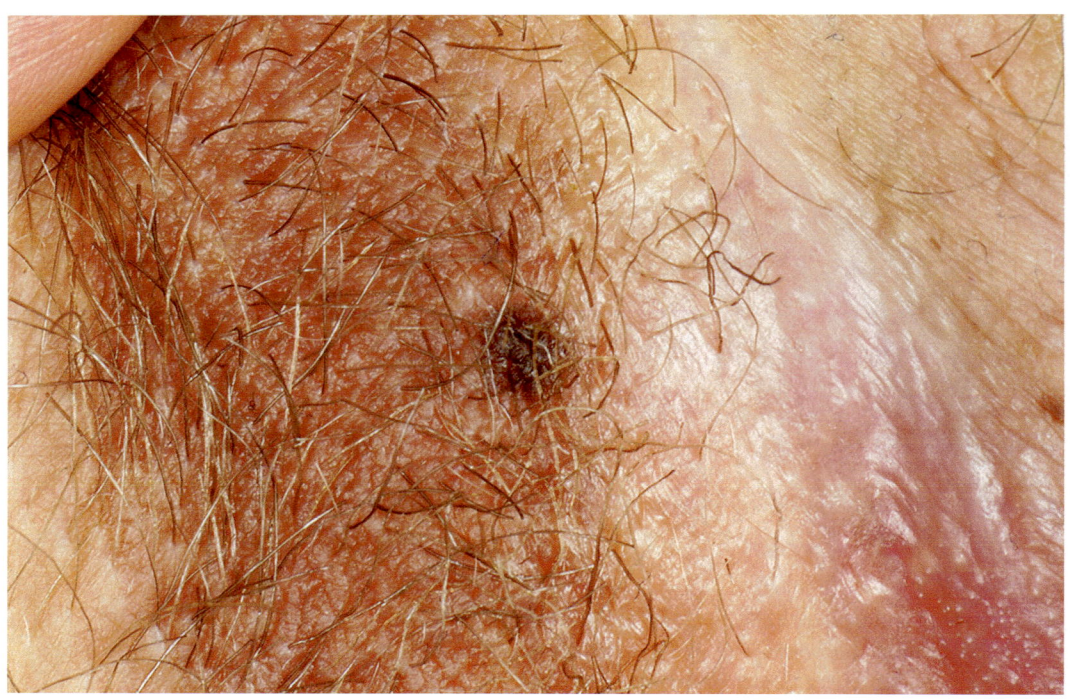

Abb. 4.56 Nävuszellnävus: kleiner, papillomatöser Tumor

den. In einer aktiven Wachstumsphase sind die Nävuszellnävi meist stark pigmentiert (Abb. 4.57), in späteren Jahren in Ruhephase bildet sich die Pigmentierung oft völlig zurück. Kongentiale Nävi sind bei jungen Kindern immer stark pigmentiert (Abb. 4.58). Unter Sonnenlichteinfluss nimmt die Pigmentierung zu. 20–25 % der Hautmelanome sollen in einem vorher bestehenden Nävuszellnävus entstehen.

- **Histologie**

Beim Nävuszellnävus vom Compound-Typ finden sich sowohl in der Epidermis als auch im Korium unterschiedlich große, unregelmäßig ovale Nester von Nävuszellen (Abb. 4.59). Die Melaninbildung nimmt mit dem »Abtropfen« der Nävuszellen in die Dermis ab.

- **Diagnose und Differenzialdiagnose**

Klinischer Befund und Histologie erlauben die Diagnose. Dermatofibrome, Neurofibrome und das Lentigo-maligna-Melanom sind abzugrenzen.

- **Therapie**

Unauffällige, kleine Nävuszellnävi bedürfen keiner Therapie. Gelegentlich wird eine Exzision aus ästhetischen Gründen gewünscht. Le-

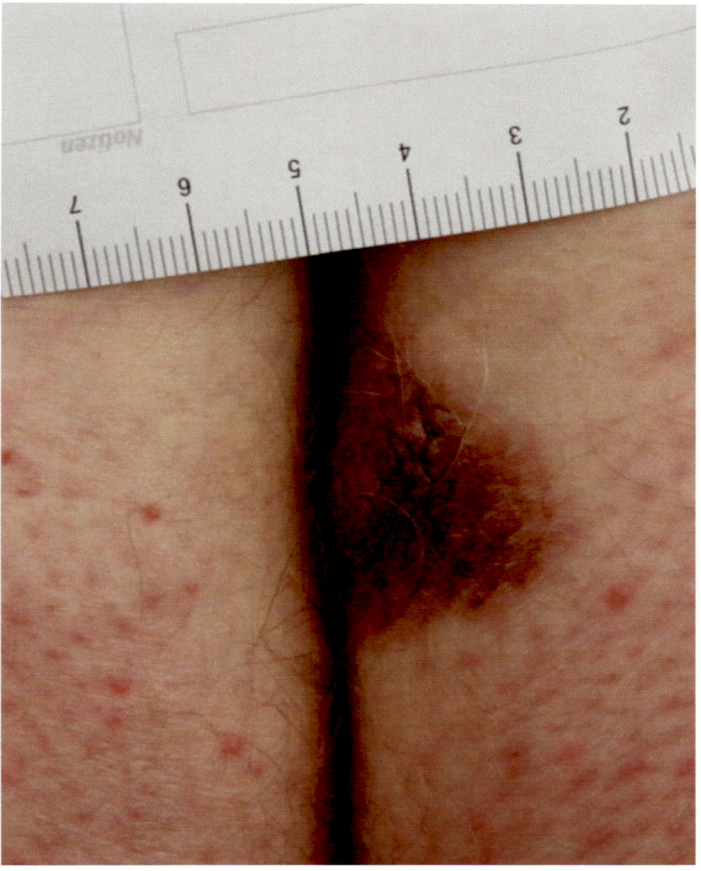

◘ **Abb. 4.57** Nävuszellnävus: großer, dunkelbrauner, papillomatöser Tumor

diglich dysplastische Nävuszellnävi (ABCDE-Regel, ▶ Abschn. 4.18) und kongenitale Riesenpigmentnävi sollten zur Melanomprophylaxe exzidiert werden.

4.25 Pemphigus chronicus benignus familiaris (Morbus Hailey-Hailey)

- **Ätiologie und Pathogenese**

Die autosomal dominante Erkrankung beruht auf Mutationen im Gen einer kalziumtransportierenden ATPase (OMIM [online mendelian inheritance of men], 169600). Die Krankheitsbezeichnung weist auf die Ähnlichkeit des klinischen Bildes mit der Autoimmundermatose Pemphigus hin, die Ätiologie ist jedoch eine völlig andere. Äußere Einwirkungen wie Reiben, Wärme, Schwitzen und mikrobielle Infektionen (Bakterien, Hefepilze) lösen die Hauterscheinungen aus.

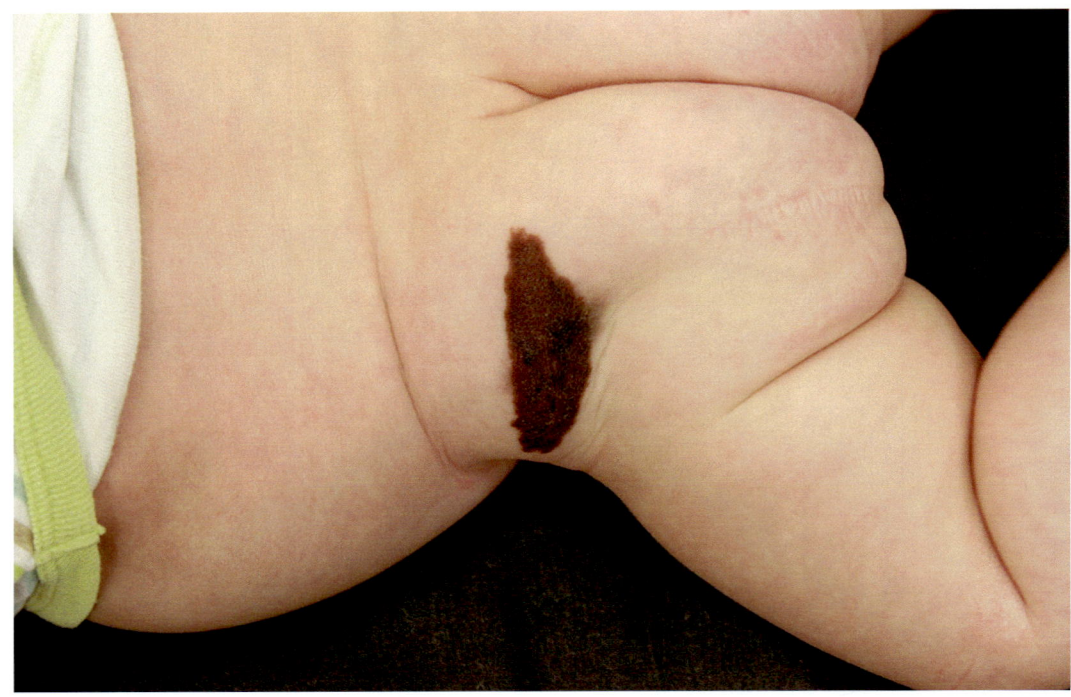

Abb. 4.58 Nävuszellnävus, kongenitaler: großer, dunkelbrauner, papillomatöser Tumor

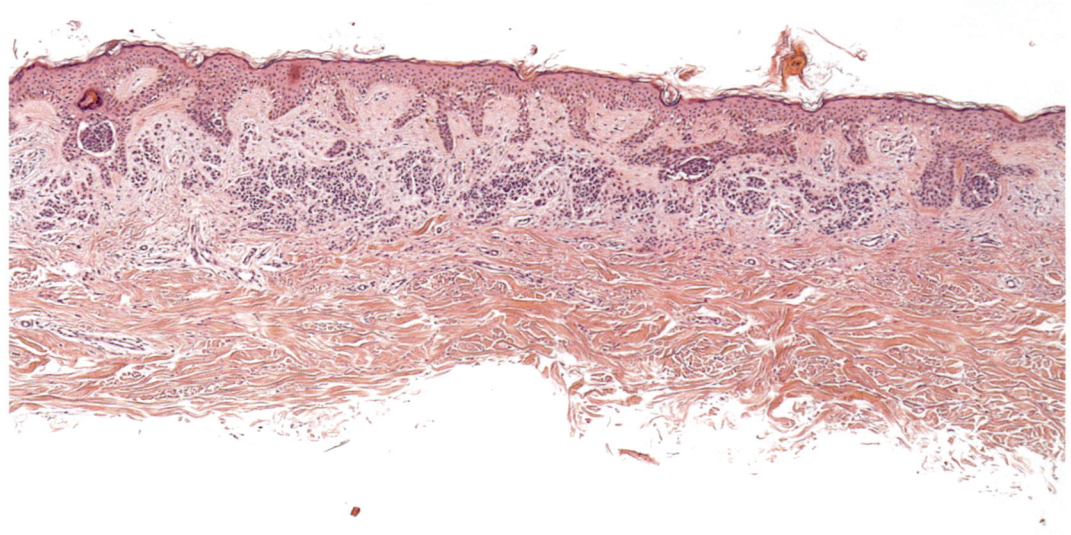

Abb. 4.59 Nävuszellnävus, Histologie: Melanozytäre Nävi zeigen intraepidermale und/oder dermale Ansammlungen von Melanozyten. Der Pigmentierungsgrad ist unterschiedlich. Tiefer in der Dermis liegen die Melanozyten in Strängen. Vergr. 10×, Färbung: HE. (Mit freundlicher Genehmigung von PD Dr. M. Nilles, Gießen)

4.25 · Pemphigus chronicus benignus familiaris (Morbus Hailey-Hailey)

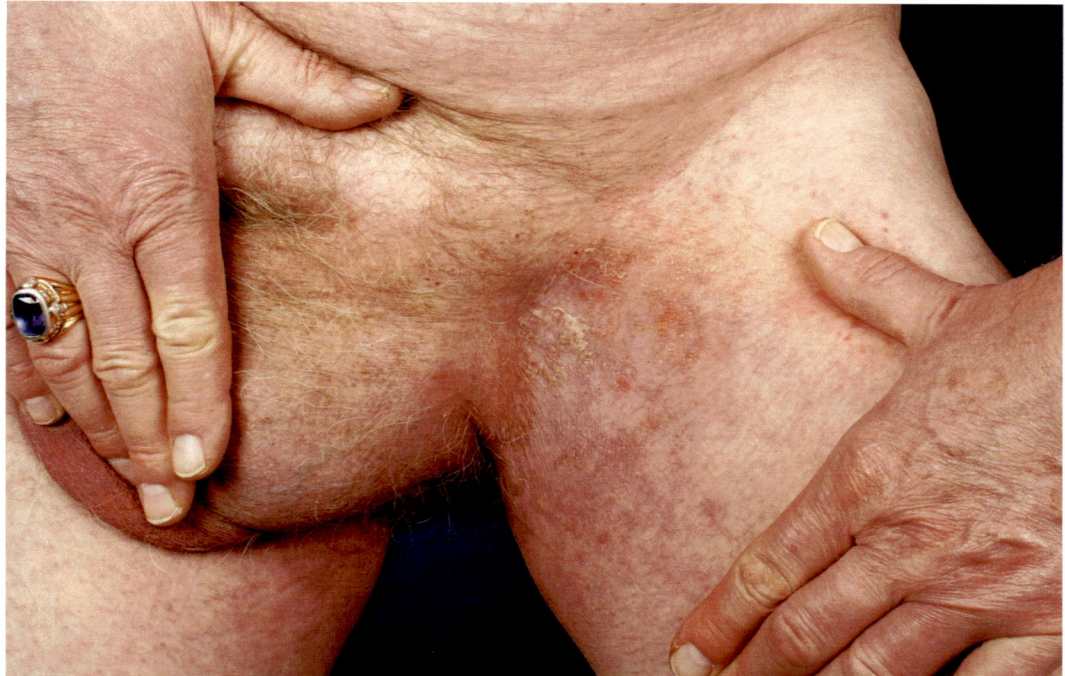

Abb. 4.60 Pemphigus benignus: Bläschen, die rasch in krustös bedeckte Erosionen übergehen (nur diese sind hier noch sichtbar)

Klinik
Vorwiegend intertriginös und an anderen mechanisch belasteten Hautstellen bilden sich konfluierende, schlaffe Bläschen, die erodieren. Auf der Haut entstehen Schuppenkrusten (Abb. 4.60, Abb. 4.61). Besonders in den Leistenbeugen treten scharf begrenzte, nässende ekzemartige Flächen mit fötidem Geruch auf, die eine verruköse Oberfläche haben können.

Diagnose und Differenzialdiagnose
Bei der histologischen Untersuchung ist die Akantholyse (Lockerung des Zellgefüges der Keratinozyten) sehr charakteristisch. Wichtig ist die Abgrenzung von der banalen Intertrigo und der Mykose der Leistenbeugen sowie von flachen Kondylomen.

Therapie
Die topische Behandlung mit Antibiotika und Kortikoiden bessert das klinische Bild, ohne die Rezidivneigung zu vermindern. Gut wirksam ist auch topische Vitamin-A-Säure (Isotretinoin). Als Therapie der Wahl gilt jedoch die Dermabrasion. Die Haut regeneriert sich dann aus nicht betroffenen Keratinozyten der Hautfollikel.

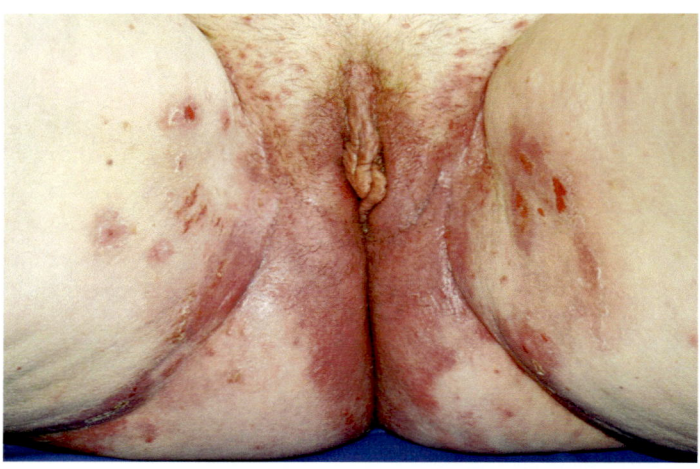

Abb. 4.61 Pemphigus benignus: große, ekzemtöse, nässende Flächen, die sich am Rand in Erosionen auflösen

4.26 Pityriasis rosea (Röschenflechte)

Die relativ häufige, entzündliche Hauterkrankung tritt akut auf und bildet sich im Verlauf von wenigen Wochen spontan zurück. Meist sind junge Erwachsene betroffen.

- **Ätiologie und Pathogenese**

Die Ursache ist unbekannt. Ein Virusnachweis fehlt bislang, allerdings werden humane Herpesviren Typ 6 und 7 (HHV 6 und HHV 7) gehäuft nachgewiesen (Drago et al. 2014).

- **Klinik**

In der Regel tritt zuerst ein hellroter, rundlich-ovaler, zentral leicht eingesunkener Herd (Primärmedaillon) mit randständiger halskrausenartiger Schuppung und einem Längsdurchmesser von 2–4 cm auf, oft am Stamm bzw. im rumpfnahen Bereich lokalisiert (◘ Abb. 4.62). Einige Tage später erfolgt die exanthemische, relativ symmetrische Aussaat von kleineren erythematosquamosen Plaques an den bedeckten Körperbereichen, welche ca. 1–2 cm groß sind und parallel zu den Spaltlinien der Haut liegen. Außer einem milden Juckreiz treten keine Allgemeinsymptome auf.

- **Diagnose und Differenzialdiagnose**

Anamnese und typischer Hautbefund (Primärmedaillon) ermöglichen die Diagnose. Differenzialdiagnostisch sind Dermatomykosen, sekundäre Syphilis, exanthematische Psoriasis in Betracht zu ziehen.

4.26 · Pityriasis rosea (Röschenflechte)

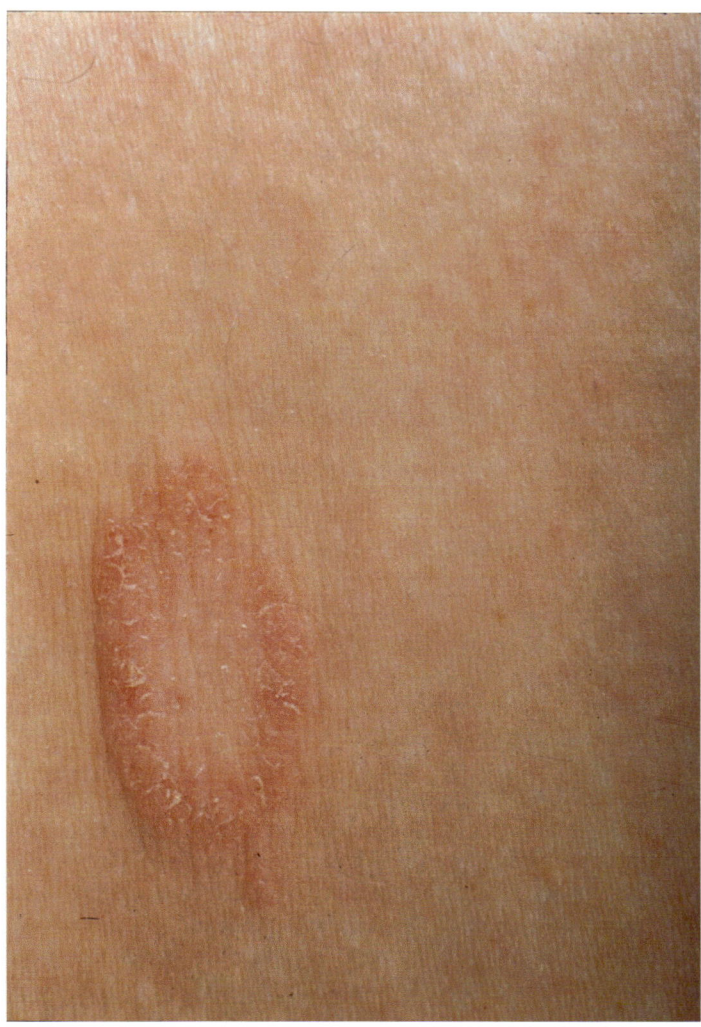

Abb. 4.62 Pityriasis rosea, Primärmedaillon: hellroter, rundlich-ovaler, zentral leicht eingesunkener Herd mit randständiger Schuppung

Therapie

Die spontane Remission erfolgt innerhalb von 2–8 Wochen. Zur unterstützenden Behandlung ist die kurzfristige Anwendung von glukokortikoidhaltiger Creme bzw. Lotion angezeigt. Meidung von Irritationen (häufiges Duschen oder Baden) ist unbedingt zu empfehlen.

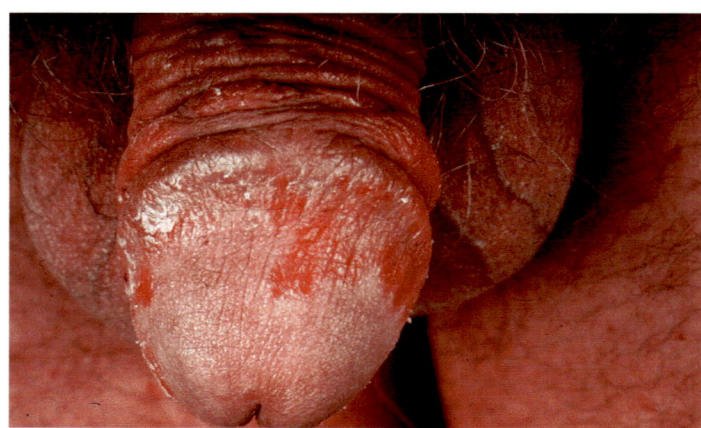

Abb. 4.63 Psoriasis vulgaris: kleine, schuppende Papeln an der Glans penis

4.27 Psoriasis vulgaris (Schuppenflechte)

Definition
Als Psoriasis wird eine polygene, chronisch rezidivierende entzündliche Erkrankung bezeichnet, die meist nach der Pubertät bzw. in der 5. bis 6. Lebensdekade beginnt. Außer der Haut werden nur die Gelenke in Form der Psoriasisarthritis befallen (Nast et al. 2012).

Ätiologie und Pathogenese
Die Ätiologie ist noch nicht vollständig geklärt. Aktivierte T-Lymphozyten und ihre Zytokine spielen eine zentrale Rolle. Die mitotische Aktivität und die DNA-Synthese der Basalzellen der Epidermis sind im Psoriasisherd auf das 5- bis 8-Fache gegenüber der Norm erhöht. Hinzu kommen Provokationsfaktoren wie Streptokokkenantigene und Medikamente (Lithium, β-Blocker).

Klinik
Das klinische Bild der Psoriasis ist vielfältig. Die häufigste Form ist die Psoriasis vulgaris: Klinische Kennzeichen sind scharf begrenzte, leicht infiltrierte, meist rundliche, im Durchmesser 3–15 cm messende, rötliche Plaques mit typischer groblamellärer, silbrig weißer Schuppung. Prädilektionsstellen sind Ellbogen, Knie, Kapillitium und Sakralregion. Oft liegen typische Nagelveränderungen vor. Die Anogenitalregion kann betroffen sein; hier findet man eher kleine Psoriasisherde bzw. diskrete Effloreszenzen der Psoriasis (Abb. 4.63). Auch können die Hautfalten (Inguinal-, Analfalte) befallen sein (Abb. 4.64). Bei isoliertem Befall spricht man von Psoriasis inversa (Abb. 4.65).

4.27 · Psoriasis vulgaris (Schuppenflechte)

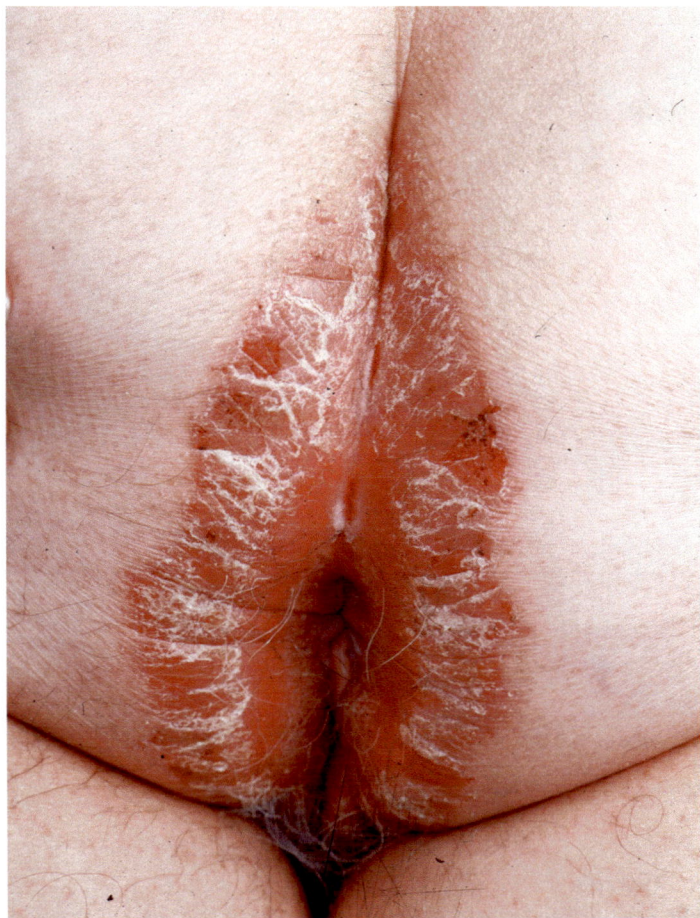

Abb. 4.64 Psoriasis vulgaris: perianale, rote Plaques mit locker aufliegenden gelblichen Schuppen

Histologie
Charakteristisch ist die psoriatische Akanthose mit verlängerten, birnenförmig bzw. kolbig aufgetriebenen Reteleisten (Abb. 4.66). Die Bindegewebepapillen sind schmal und hochgestellt, es entwickelt sich ein Papillarödem. Im Korium findet sich ein unspezifisches Infiltrat.

Diagnose und Differenzialdiagnose
Familienanamnese, typischer Befund, die Auslösung charakteristischer Hautphänomene (Kerzenfleckphänomen, Phänomen des letzten Häutchens sowie der punktförmigen Blutung) und Nagelinspektion führen zur Diagnose. Differenzialdiagnostisch kann die Abgrenzung zu Ekzemen in der Anogenitalregion schwierig sein.

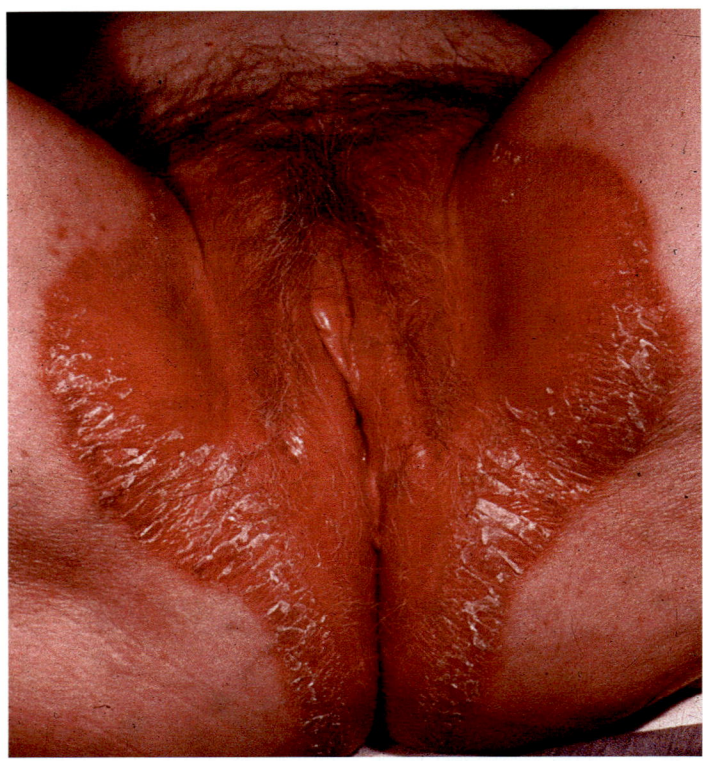

Abb. 4.65 Psoriasis inversa: isolierter Befall der großen Hautfalten

Therapie

Die Behandlung richtet sich nach dem Ausmaß und der Lokalisation der Psoriasisherde. Topisch kommen salizylsäure- und cignolinhaltige Externa, Vitamin-D-Analoga sowie Phototherapie (z. B. PUVA) zur Anwendung. Zur systemischen Behandlung sind Fumarsäure, Retinoide (Tigason, Neotigason), Methotrexat oder Ciclosporin A verfügbar. Seit der letzten Dekade markieren die sog. Biologika (z. B. TNF-α-Antikörper, IL-17-Antikörper) den Durchbruch einer neuen systemischen Behandlung der Psoriaisis.

4.28 Seborrhoisches Ekzem (seborrhoische Dermatitis)

Definition

Prädilektionsstellen dieser relativ häufigen chronischen Hauterkrankung sind der behaarte Kopf, Brustmitte und großen Hautfalten, also talgdrüsenreiche Körperregionen. Die Patienten, insbesondere Säuglinge und Erwachsene, weisen eine gesteigerte Talgdrüsenproduktion (Seborrhö) auf.

4.28 · Seborrhoisches Ekzem (seborrhoische Dermatitis)

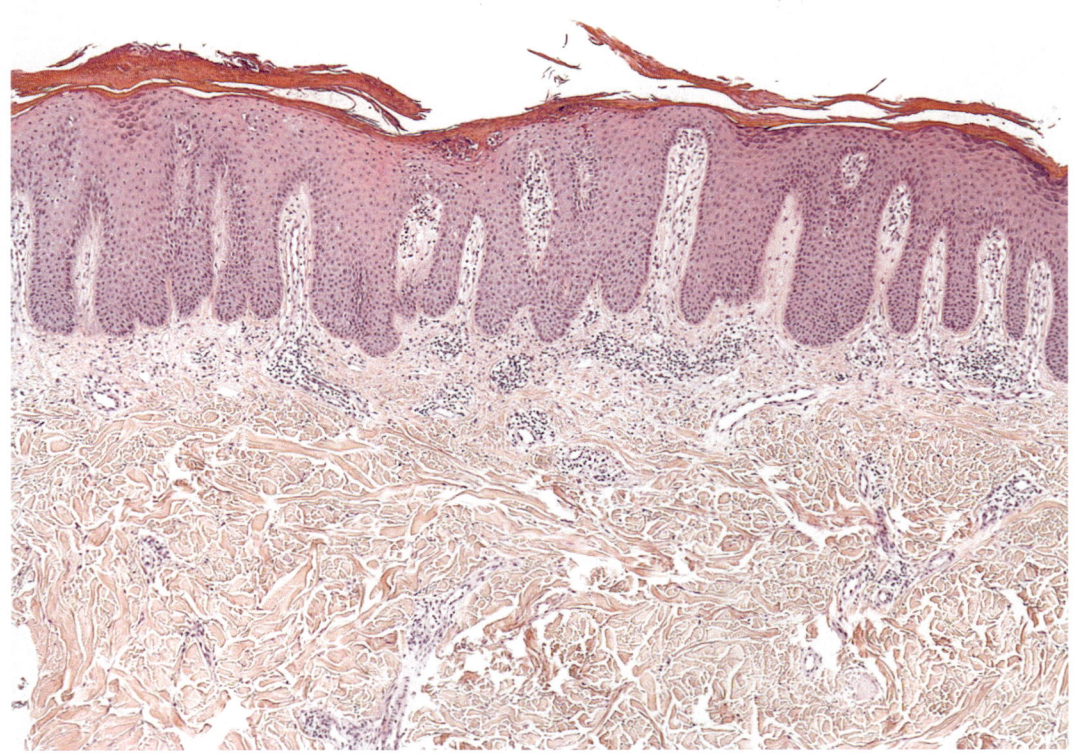

Abb. 4.66 Psoriasis vulgaris, Histologie: Hyper- und kräftige Parahyperkeratose, Akanthose und Papillomatose, elongierte Reteleisten, geringes dermales Infiltrat. Vergr. 25×, Färbung: HE. (Mit freundlicher Genehmigung von PD Dr. M. Nilles, Gießen)

Ätiologie und Pathogenese

Die Ätiologie ist unklar. Es handelt sich am ehesten um eine multifaktorielle Erkrankung. Seborrhö, *Malassezia*-Besiedlung (Hefepilze), Klimaeinfluss, psychische Belastung sowie Immunschwäche scheinen bedeutende Faktoren für die Entstehung bzw. Auslösung der Dermatose zu sein. Auch ein möglicher Zusammenhang mit der Psoriasis wird diskutiert (Aschoff et al. 2011).

Klinik

Ein intertriginöses seborrhoisches Ekzem kann in den Achseln, am Genitalbereich, Inguinalbereich (Abb. 4.67) oder in der Perianalregion (Abb. 4.68) auftreten. Klinisch zeigt es sich als scharf begrenztes, entzündliches Erythem mit oft weiß-gelblicher, fettiger Schuppung. Seborrhoische Herde können auch in anderen talgdrüsenreichen Arealen (Kapillitium, Brustmitte) zu finden sein. Bei HIV-Infizierten ist das seborrhoische Ekzem eine besonders häufige, langwierige Erkrankung.

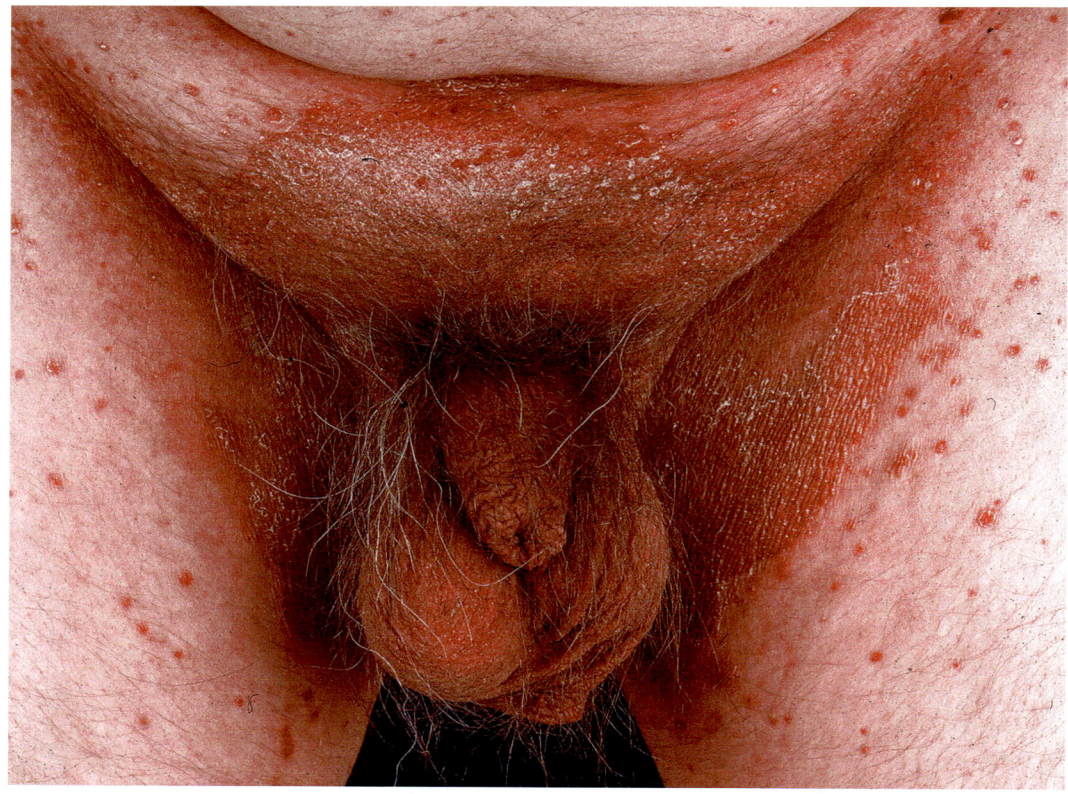

Abb. 4.67 Seborrhoisches Ekzem: gelblich-rötliche, unscharf begrenzte Flächen mit kleieförmiger Schuppung

- **Diagnose und Differenzialdiagnose**

Bereits der klinische Befund erlaubt meist die Diagnose. Die Probebiopsie kann zur Sicherung der klinischen Diagnose dienen. Candidose, Psoriasis vulgaris und allergisches Kontaktekzem sind auszuschließen.

- **Therapie**

Topische Azol-Antimykotika (Mykosert Creme, Mycospor Creme) sind meist wirksam. Bei ausgeprägten Entzündungszeichen können kurzfristig auch topische Glukokortikoide (Ecural Creme, Prednicarbat Creme) eingesetzt werden. Bei häufigen Rezidiven ist der Einsatz eines oralen Antimykotikums (Fluconazol Kapseln 50 mg/Tag für 1–2 Wochen) indiziert.

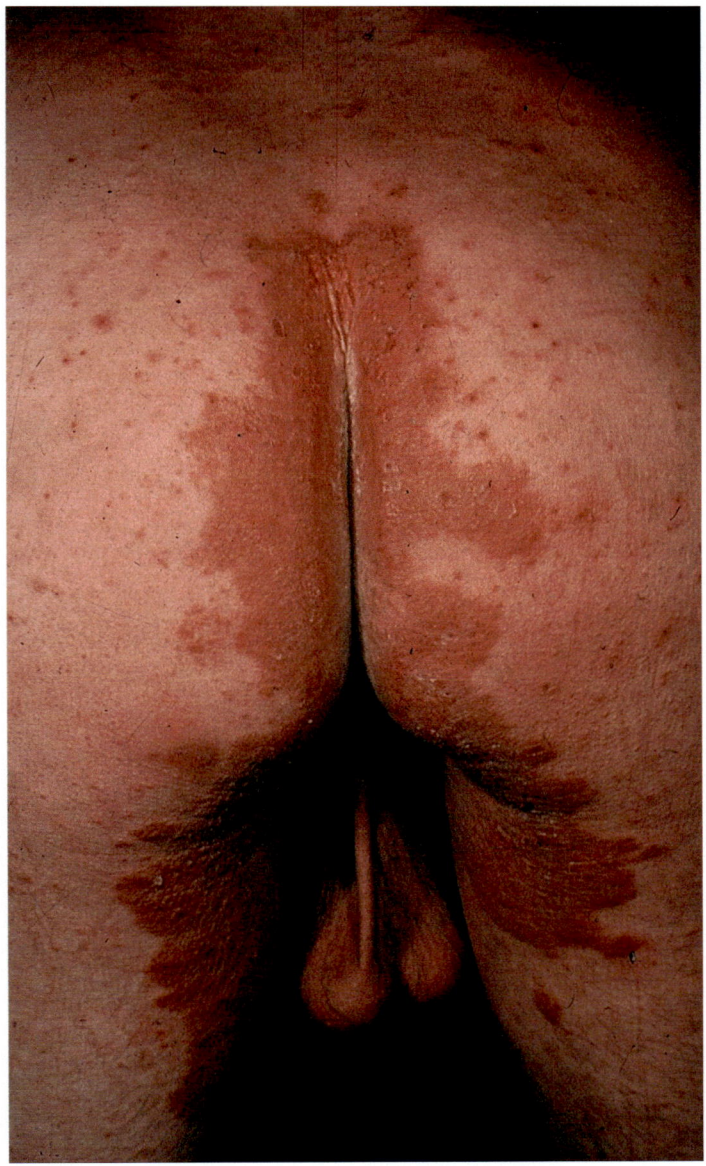

■ **Abb. 4.68** Seborrhoisches Ekzem: perianale, gelblich-rötliche Fläche mit geringer Schuppung

4.29 Seborrhoische Keratose (Verruca seborrhoica)

■ **Definition**

Es handelt sich um einen gutartigen, meist bräunlich pigmentierten Tumor der Epidermis, der sehr häufig bei Menschen ab dem 40. Lebensjahr vorkommt. Eine Virusgenese spielt keine Rolle, neuere

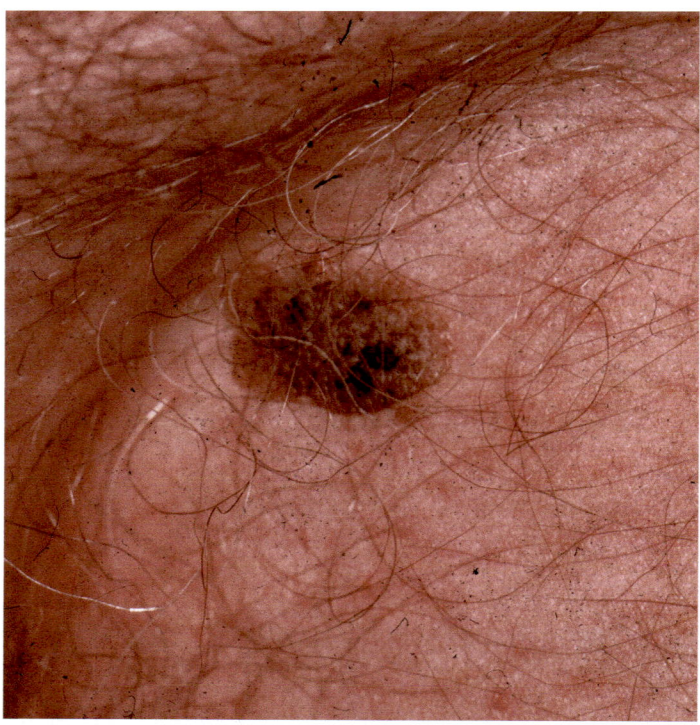

◘ **Abb. 4.69** Seborrhoische Keratose: dunkelbraun pigmentierter Tumor mit warziger Oberfläche

Befunde weisen auf Anomalien von Tumorsuppressorgenen oder Wachstumsfaktoren hin (Cai et al. 2014).

- **Klinik**

Es handelt sich meist um einen flachen oder verrukösen, breitbasig aufsitzenden, 0,5–2 cm großen, hell- bis dunkelbraunen, weichen Tumor mit gepunzter Oberfläche (◘ Abb. 4.69, ◘ Abb. 4.70). Er kann mit der Zeit an Größe zunehmen. Durch die Retention von Hornzellmassen in den Krypten entstehen komedonartige schwärzliche Keratosen. Andere klinische Erscheinungsformen sind möglich. Eine besonders dunkel pigmentierte seborrhoische Keratose wird auch als Melanoakanthom bezeichnet. Häufig kommt die seborrhoische Keratose an mehreren Stellen vor, Prädilektionsstelle ist der Stamm.

- **Histologie**

Es finden sich Orthohyperkeratose, Akanthose und Papillomatose. Bei der papillomatösen Form der seborrhoischen Keratose entwickeln sich stark proliferierende und sich verzweigende basaloide Zellstränge und weniger zahlreiche Hornzysten (◘ Abb. 4.71).

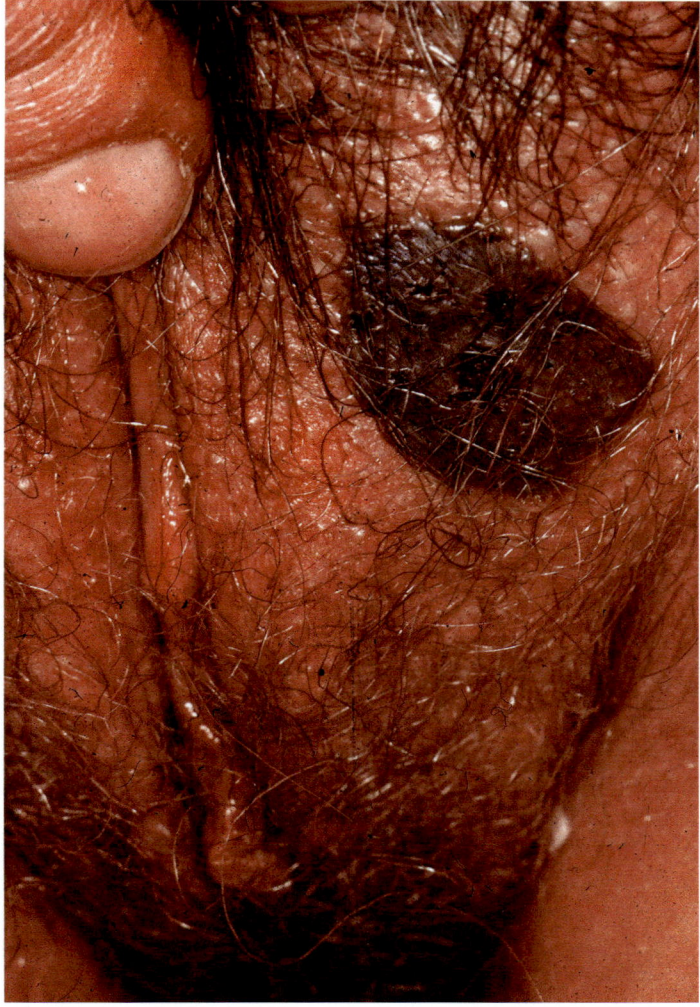

Abb. 4.70 Seborrhoische Keratose: dunkelbraun pigmentierter Tumor, der wie auf die Haut aufgeklebt wirkt (Melanoakanthom)

- **Diagnose und Differenzialdiagnose**

Die klinische Diagnose ist einfach, allein wegen der meist in Mehrzahl vorhandenen seborrhoischen Keratosen. Sie sitzen auf normaler Haut und wirken wie aufgeklebt. Differenzialdiagnostisch sind melanozytäre Nävi und ein pigmentiertes Basaliom in Betracht zu ziehen.

- **Therapie**

Da es sich um eine gutartige Erkrankung handelt, ist eine Behandlung nur aus ästhetischen Gründen indiziert. Die Entfernung kann mit scharfem Löffel, Kürette oder Laser erfolgen.

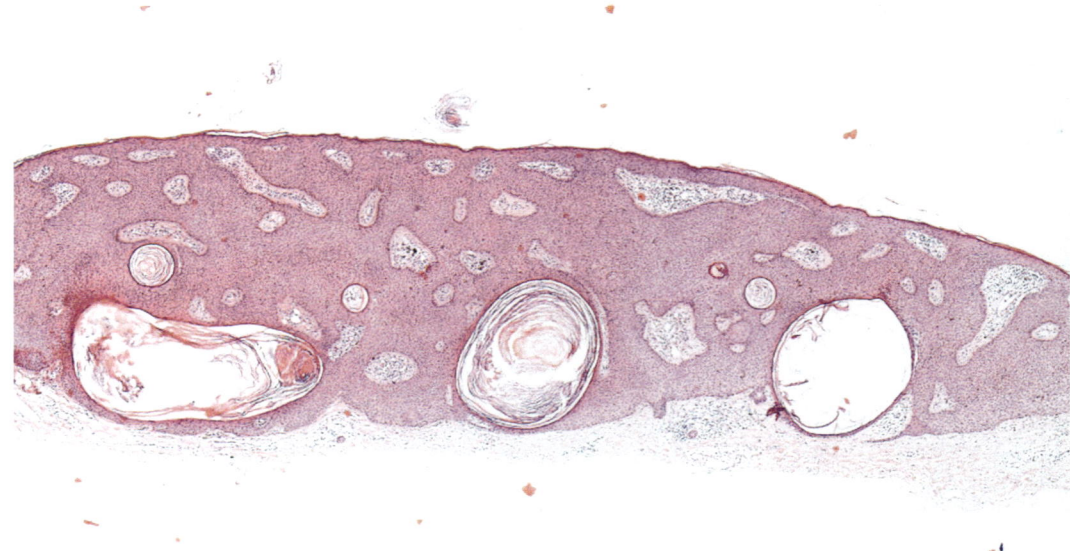

Abb. 4.71 Seborrhoische Keratose, Histologie: verbreiterte Epidermis aus reifen, spindelzelligen oder basaloiden Plattenepithelien mit ausgeprägter Hyperkeratose. Vergr. 10×, Färbung: HE. (Mit freundlicher Genehmigung von PD Dr. M. Nilles, Gießen

4.30 Urticaria pigmentosa (kutane Mastozytose)

▪ Definition
Die disseminierte kutane herdförmige Mastzellenvermehrung (Mastozytom) tritt oft im Säuglingsalter auf. Mädchen sind gleich häufig wie Jungen betroffen. Eine Manifestation im späteren Alter ist möglich, eine viszerale Beteiligung ist selten (Akin et al. 2006).

▪ Ätiologie und Pathogenese
Die Ursache ist nicht bekannt. Die herdförmig vermehrten Mastzellen (Mastozytom) setzen durch Reiben, heiße oder kalte Bäder Histamin frei, was zu urtikarieller Anschwellung der Läsion führt. Für die sekundäre Hyperpigmentierung der Herde ist die melanozytische Aktivität in der dermoepidermalen Zone verantwortlich.

▪ Klinik
Im gesamten Integument findet man bräunliche, meist 2–5 mm große, rundlich-ovale, disseminierte Flecken oder Papeln (◘ Abb. 4.72). Nach kräftigem Reiben schwillt der Herd urtikariell an, gleichzeitig tritt meist Juckreiz auf.

4.30 · Urticaria pigmentosa (kutane Mastozytose)

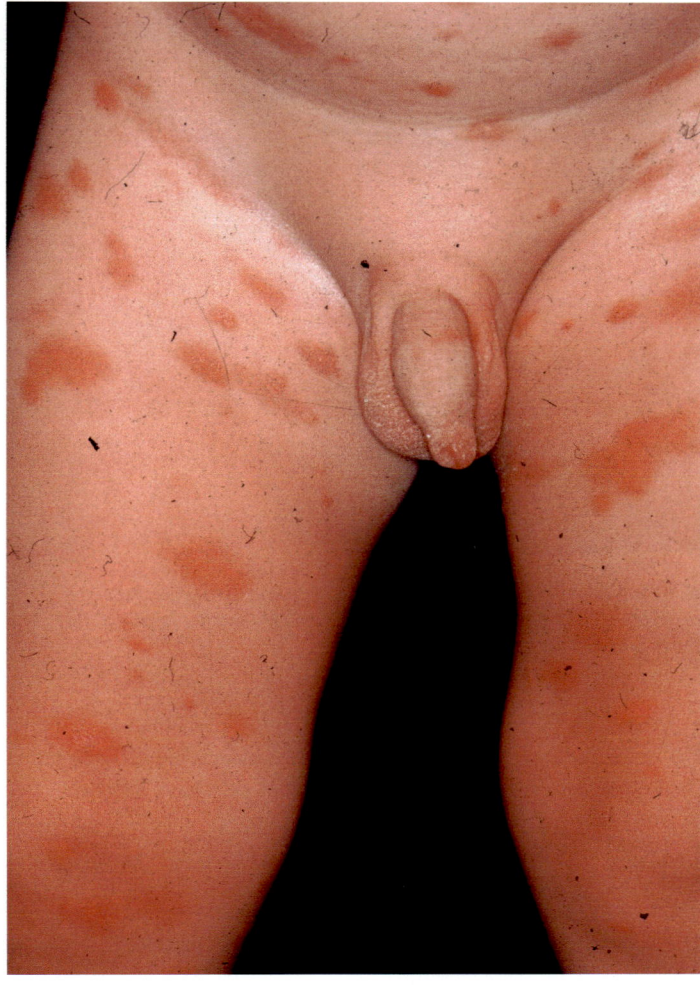

Abb. 4.72 Urticaria pigmentosa: kleine, bräunliche disseminierte Flecken, die nach starkem Reiben zu einer kleinen Quaddel werden

Histologie
Es finden sich Infiltrate aus Mastzellen im Korium, besonders zahlreich um die Gefäße herum. Mastzellen imponieren in der Toluidinblau-Färbung als relativ große, kubische, teils auch spindelförmige Zellen mit basophilen, metachromatischen Granula im reichlichen Zytoplasma (Abb. 4.73).

Diagnose und Differenzialdiagnose
Neben dem Provokationstest durch Reiben sichert eine Probebiopsie die Diagnose. Differenzialdiagnostisch sind Arzneimittelexantheme und Epheliden abzugrenzen

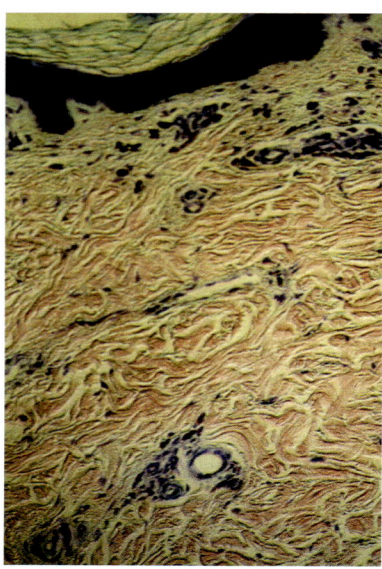

Abb. 4.73 Urticaria pigmentosa, Histologie. im Korium große, kubische oder spindelförmige Mastzellen mit basophilem Zytoplasma. Vergr. 25×, Färbung: Toluidinblau

- **Therapie**

Die spontane Remission ist vor allem bei Kindern möglich. Sonst ist die Behandlung mit PUVA bei Erwachsenen durchaus hilfreich.

4.31 Urtikaria

Diese Entzündungsreaktion der Haut ist durch Quaddeln (Urtikae), Rötung und Juckreiz gekennzeichnet. Die Urtikaria gehört zu den häufigsten Hautkrankheiten.

- **Ätiologie und Pathogenese**

Bei der allergisch-immunologischen Urtikaria lässt sich fast immer ein entzündlicher Fokus, eine subklinische Infektion (*Helicobacter*, Streptokokken) oder ein Autoimmungeschehen als Auslöser nachweisen. Aufgrund einer Typ-I-Reaktion treten Schäden an den peripheren Gefäßen auf. Ausgelöst durch Freisetzung von Mediatoren der Mastzellen und der basophilen Granulozyten entsteht ein umschriebenes Ödem in der oberen Dermis infolge einer Erweiterung und Permeabilitätserhöhung der Blutgefäße (Raap et al. 2004).

Daneben gibt es die Urticaria factitia, die cholinergische Urtikaria, die Kälteurtikaria und die Druckurtikaria, die durch nicht allergische Mediatorenfreisetzung entstehen.

4.31 · Urtikaria

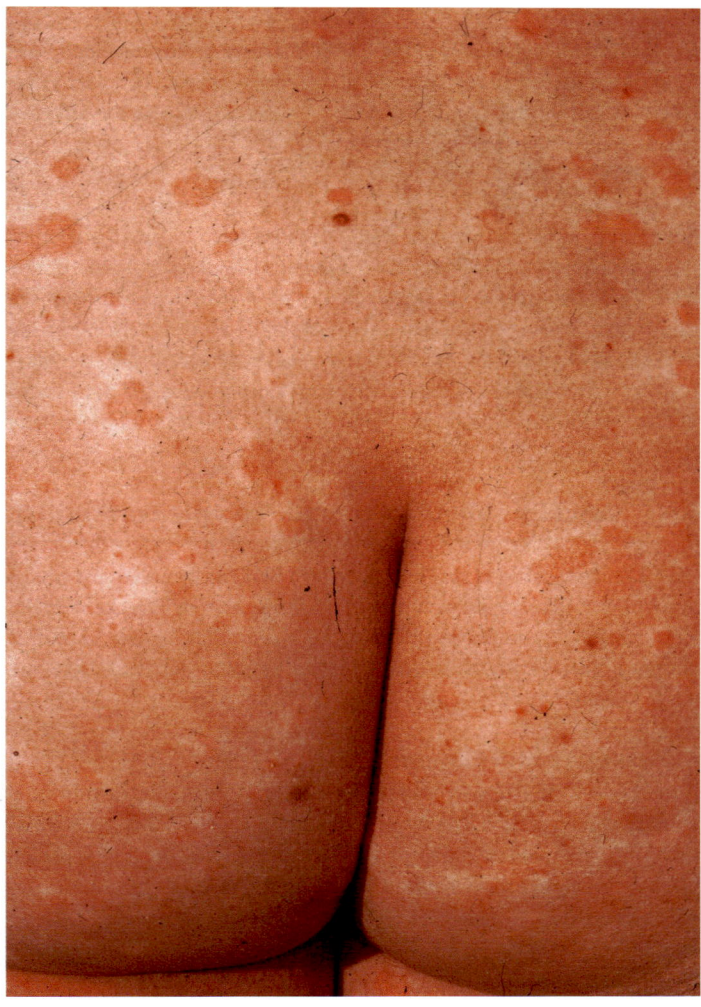

Abb. 4.74 Urtikaria: zahlreiche, disseminierte Quaddeln an der Haut

Klinik

Als Urtika (Quaddel) sieht man einen ödematös erhabenen, relativ derben, zirkulären bis rundlichen, hellroten Herd, oft mit randständiger Rötung. Die Größe ist unterschiedlich, ca. 5 mm bis 15 cm im Längsdurchmesser. Die Epidermis ist weitgehend unverändert. Es besteht dabei ein massiver Juckreiz. Die Quaddel tritt selten solitär auf, sondern es sind zahlreiche Effloreszenzen zu sehen (Abb. 4.74). Gewöhnlich bilden sich die Quaddeln innerhalb weniger Stunden spontan zurück. Bei einer allergischen Urtikaria können Schleimhäute beteiligt sein. Das folgende Glottis- und Larynxödem kann lebensgefährlich sein.

- **Diagnose**

Die klinische Diagnose ist einfach. Zur Klärung der auslösenden Faktoren sind ausführliche Anamnese, Fokusdiagnostik, Laboruntersuchungen mit Blutbild und C-reaktives Protein, *Helicobacter*-Diagnostik und Bakterienserologie erforderlich.

- **Therapie**

Bei akuter Urtikaria (weniger als 6 Wochen) werden (nicht sedierende) Antihistaminika der 2. Generation und Glukokortikoide eingesetzt. Eine chronische Urtikaria (länger als 6 Wochen) erfordert die Eliminierung und Meidung der auslösenden Faktoren (z. B. Pseudoallergene) sowie die Gabe von hochdosierten Antihistaminika. Bei hartnäckiger chronischer spontaner Urtikaria kann neuerdings der Einsatz des monoklonalen Antikörpers Omalizumab (Xolair) erfolgreich sein.

4.32 Vasculitis allergica (Immunkomplexvaskulitis)

Als Vaskulitis werden Entzündungen von Blutgefäßwänden unabhängig von der Ursache bezeichnet. Die Effloreszenzen (Flecke, Papeln, Knoten) korrespondieren mit der Größe der Gefäße. Bei Vasculitis allergica sind die kleinen und mittleren Venolen der Haut beteiligt. Auch weitere Organsysteme können betroffen sein.

- **Ätiologie und Pathogenese**

Eine Reihe von Faktoren kann für die Auslösung der Erkrankung verantwortlich sein, z. B. Antigene aus Medikamenten, Mikroorganismen, Autoantigene, maligne Tumoren. Pathogenetisch handelt es sich um eine Immunkomplexvaskulitis der dermalen Venolen (Pulido-Pérez et al. 2012).

- **Klinik**

Oft liegt ein symmetrisches, purpuriformes bzw. hämorrhagisches Exanthem vor, welches unter Glasspateldruck nicht wegdrückbar ist (Abb. 4.75). Die Hauteffloreszenzen können sich auch als hämorrhagisch-nekrotisch, papulonekrotisch, polymorph nodulär oder urtikariell zeigen. Prädilektionsstellen sind die unteren Extremitäten.

- **Histologie**

In der frischen Läsion findet sich im oberen Korium ein entzündliches perivaskuläres granulozytäres Infiltrat mit Leukozytoklasie, Schwellung der Gefäßendothelien und Erythrozytenextravasaten (Abb. 4.76).

- **Diagnose**

Die Purpura, ein oft positiver Rumpel-Leede-Versuch sowie die Histologie führen zur Diagnose. Eine allergologische Anamnese und der Ausschluss von Foci sind vorzunehmen.

4.32 · Vasculitis allergica (Immunkomplexvaskulitis)

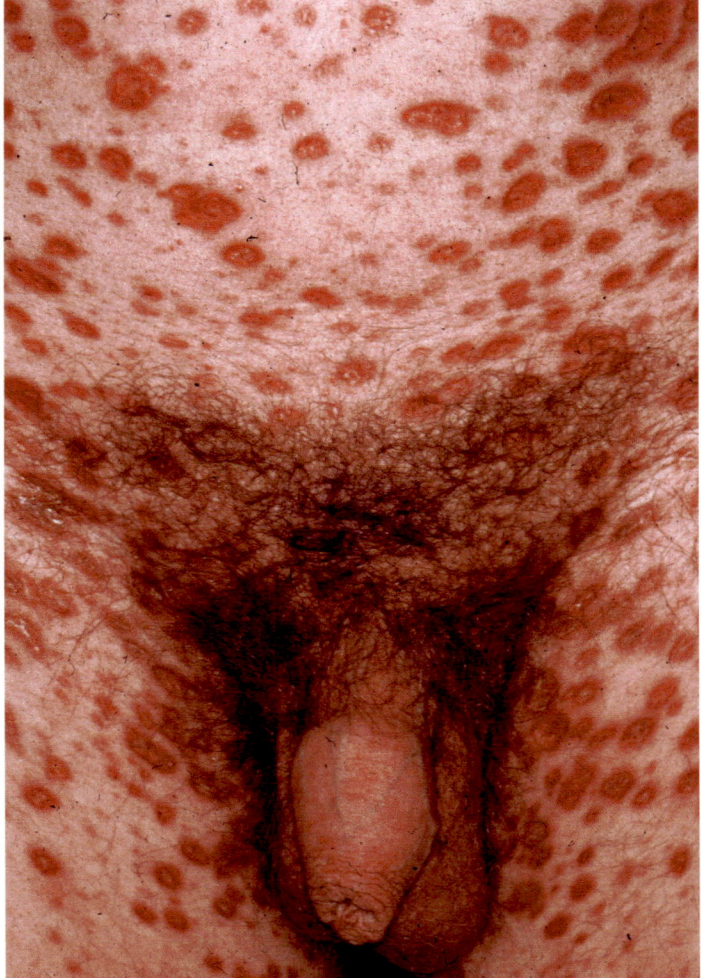

Abb. 4.75 Vasculitis allergica: purpuriformes Exanthem mit größeren, hämorrhagischen Knoten

Therapie
Bei eindeutigen Ursachen genügt oft eine Beseitigung der Noxe. Die symptomatische topische Behandlung erfolgt mit glukokortikoidhaltigen Cremes (z. B. Dermatop Creme, Diprogenta Creme). Gelegentlich ist bei schwereren Hauterscheinungen und bei tieferen Nekrosen eine kurzfristige systemische Gabe von Glukokortikoiden sinnvoll. Bei häufigen Rezidiven müssen weitere Immunsuppressiva eingesetzt werden (Goeser et al. 2014).

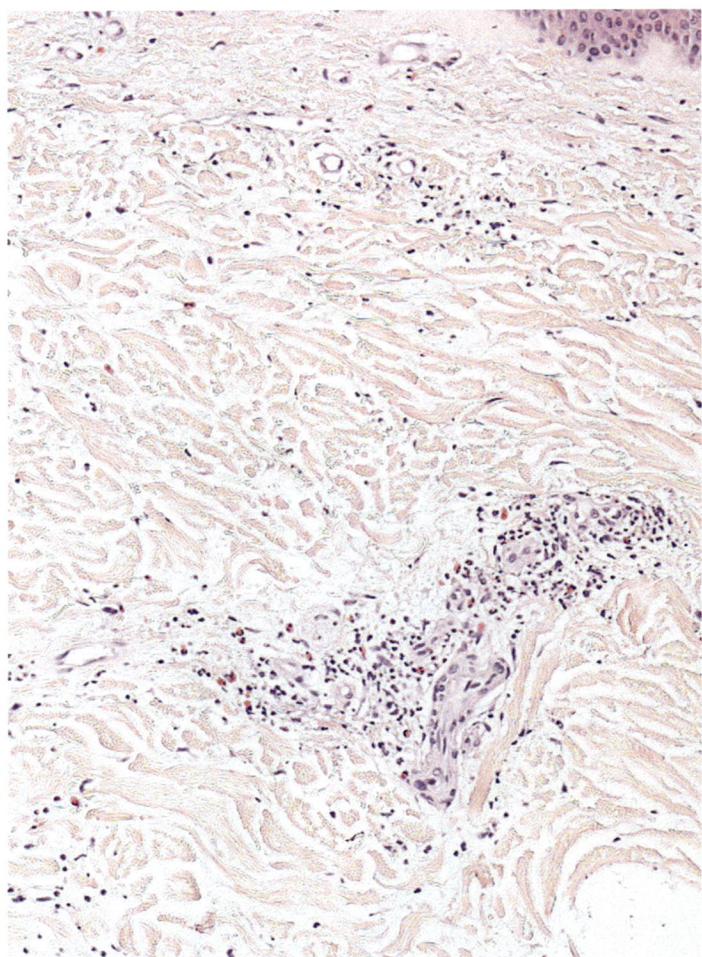

Abb. 4.76 Vasculitis allergica, Histologie. Vor allem perivaskulär gelegenes entzündliches Infiltrat mit zerfallenden Neutrophilen (Leukozytoklasie), fibrinöse Verdickung der Gefäßwände. Vergr. 25×, Färbung: HE. (Mit freundlicher Genehmigung von PD Dr. M. Nilles, Gießen)

4.33 Vitiligo (Weißfleckenkrankheit)

Vitiligo ist eine häufige erworbene, fleckförmige Depigmentierung der Haut infolge eines Melanozytenschwunds. Sie tritt zumeist im jüngeren Erwachsenenalter auf. Bei etwa einem Drittel der Patienten sind weitere Familienmitglieder ebenfalls betroffen.

- **Ätiologie und Pathogenese**

Die Ätiologie ist unklar. Eine immunologische oder autoimmunologische Genese wird vermutet. Pathogenetisch handelt es sich um eine Einstellung der Melaninbildung durch epidermale Melanozyten,

4.33 · Vitiligo (Weißfleckenkrankheit)

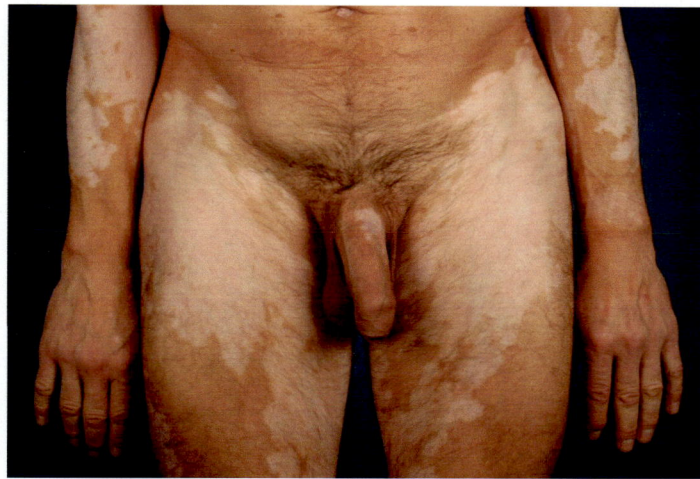

Abb. 4.77 Vitiligo: depigmentierte disseminierte Herde ohne Niveauveränderungen

welche später selbst verschwinden. Eine erhöhte Vitiligoinzidenz wird bei zahlreichen Erkrankungen beobachtet, z. B. bei atrophischer Gastritis, Schilddrüsenkrankheiten, Morbus Addison, Diabetes mellitus, Alopecia areata, malignem Melanom (Mohammed et al. 2015).

Klinik
Es finden sich anfangs mehrere, 0,5–1 cm große, scharf und unregelmäßig begrenzte, depigmentierte Flecken (Abb. 4.77, Abb. 4.78). Der Rand der Herde ist zumeist normal pigmentiert, nur selten gerötet oder hyperpigmentiert. Häufig betroffen sind Gesicht, Hände, Fußsohlen und die Anogenitalregion. Subjektive Symptome fehlen, die betroffenen Areale sind jedoch verstärkt lichtempfindlich. Eine spontane Repigmentierung kommt bei etwa 10 % der Fälle vor.

Histologie
Innerhalb der befallenen Haut fehlen Melanozyten und Melaningranula in den Basalzellen. In der Basalschicht finden sich Klarzellen, die Tyrosinase-negativ sind (Abb. 4.79).

Diagnose und Differenzialdiagnose
Anamnese und typischer Hautbefund ermöglichen die Diagnose, die durch eine Hautbiopsie gesichert werden kann. Differenzialdiagnostisch sind Piebaldismus, Leukodermie oder Lepra in Erwägung zu ziehen. Da die Depigmentierung bei Lepra ähnliche Bilder hervorruft, kann die Vitiligo bei dunkelhäutigen Menschen eine erhebliche soziale Belastung darstellen.

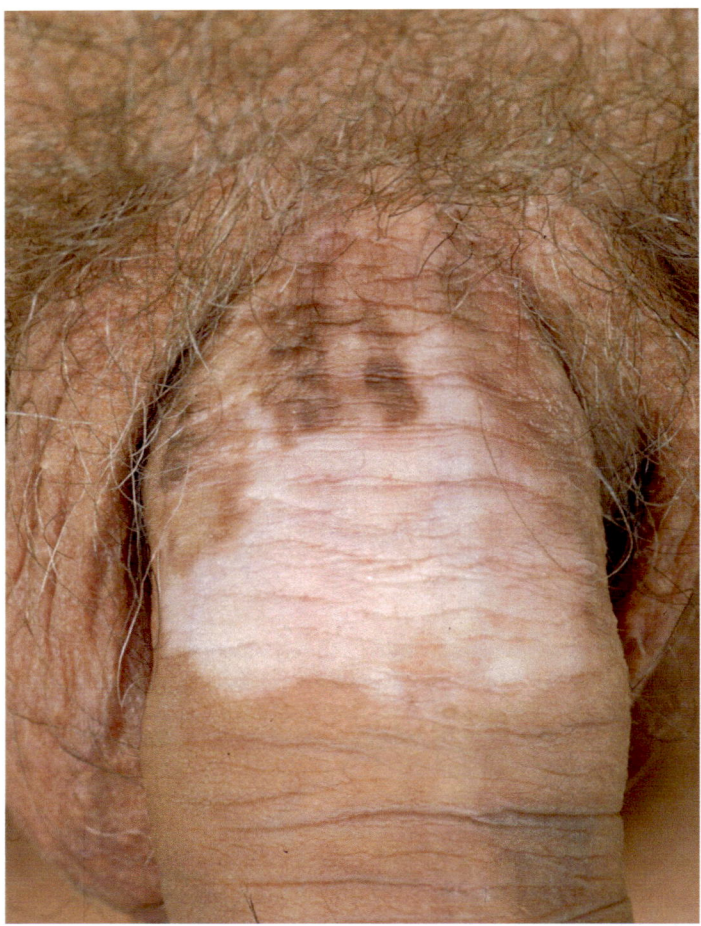

Abb. 4.78 Vitiligo: unregelmäßig begrenzter Herd mit Pigmentverlust. Die Haare sind mit betroffen

- **Therapie**

Die Behandlung ist insgesamt unbefriedigend. Ein Therapieversuch mit Psoralen- bzw. Phenylalanin-UVA sowie mit topischem Tacrolimus (Protopic 0,1% Salbe) unter Okklusivverband kann unternommen werden. Symptomatisch kann das Aussehen mit Camouflage gebessert werden.

4.34 Xanthoma eruptivum

- **Definition**

Xanthome sind gelbliche Tumoren, die meist durch Ablagerungen von Lipoproteinen, die die normalen Konzentrationen im Serum überschreiten (>1000 mg/dl; Chylomikronämie), in der Haut entstehen.

4.34 · Xanthoma eruptivum

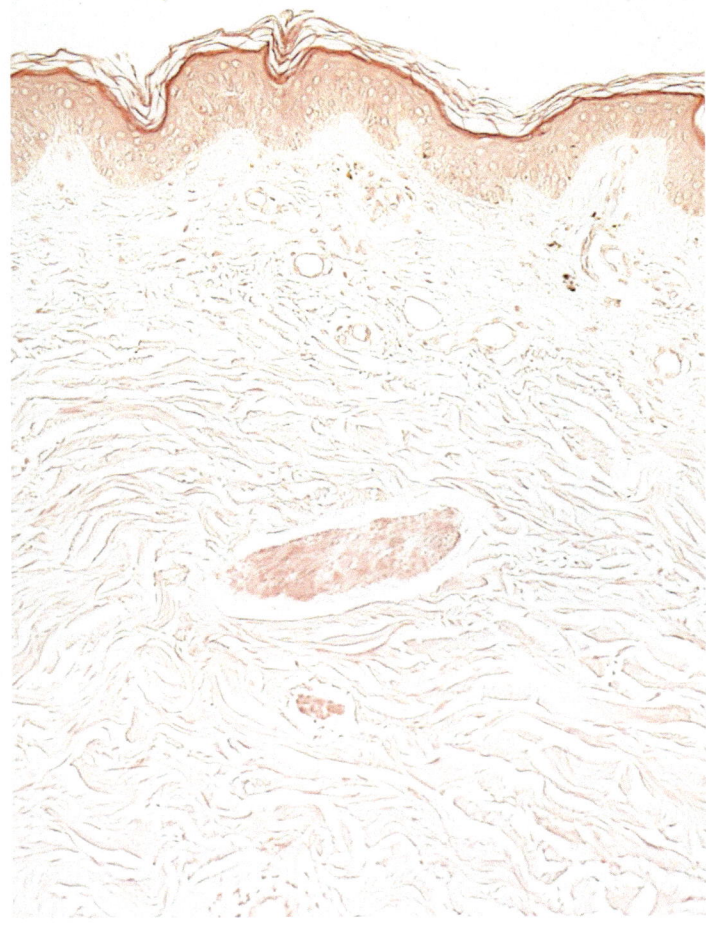

Abb. 4.79 Vitiligo, Histologie: keine oder Tyrosinase-negative Melanozyten sowie melaninfreie Basalzellen. Vergr. 25×, Färbung: Melanin. (Mit freundlicher Genehmigung von PD Dr. M. Nilles, Gießen)

▪ Klinik

Die Xanthome zeigen sich als disseminierte, ca. 3–5 mm große, rundliche, derbe, gelbe Papeln (◘ Abb. 4.80). Prädilektionsstellen sind Gesäßregion und Streckseiten der Arme. Die Lipoproteine (VLDL [»very low density lipoprotein«] und Chylomikronen) im Serum sind stark erhöht.

▪ Histologie

Es findet sich eine relativ schmale Epidermis mit abgeflachten Reteleisten. Zwischen den Kollagenfasern des Koriums liegen zahlreiche Zellen mit relativ kleinen Zellkernen und einem schaumigen Zytoplasma, die sog. Schaumzellen (◘ Abb. 4.81). Diese sind Makrophagen, die mit phagozytiertem Lipidmaterial angefüllt sind.

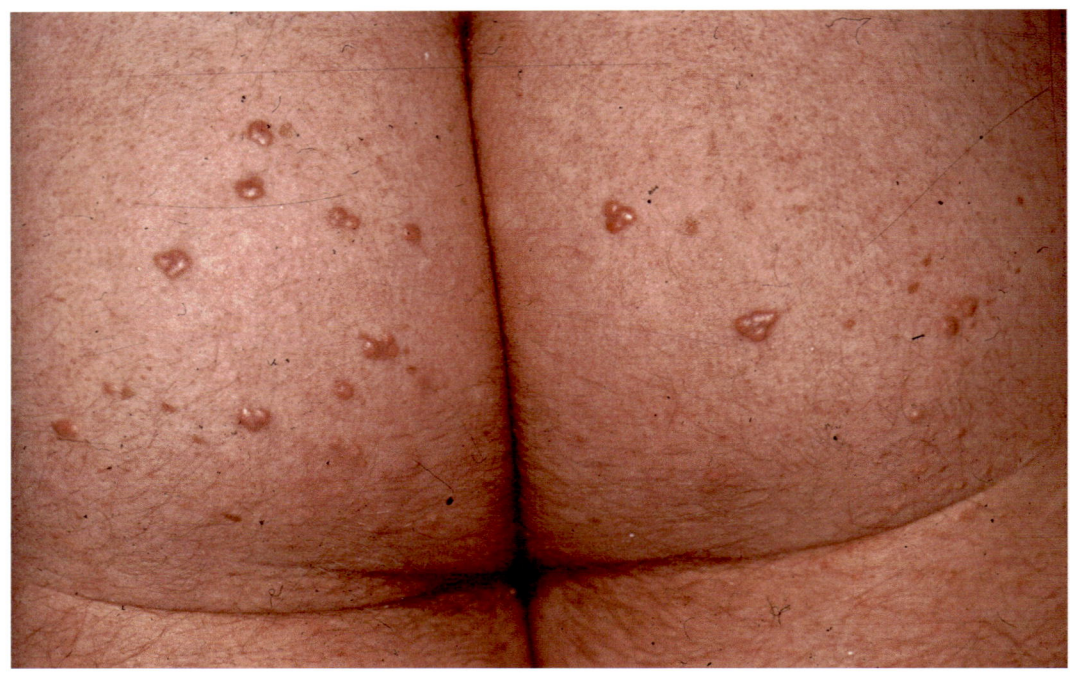

Abb. 4.80 Xanthoma eruptivum: disseminierte, derbe gelbliche Papeln

- **Therapie**

Entscheidend ist die Behandlung der Hyperlipidämie mit einer Diät, die vielfach ungesättigte Fettsäuren enthält, erhöhter physischer Aktivität, Fibraten und Nikotinsäure (Leaf 2008). Einzelne Tumoren können exzidiert werden.

4.35 Zoster (Herpes zoster)

Bei Reaktivierung der in den sensiblen Ganglien ruhenden Varicella-Zoster-Viren (VZV) bzw. Reinfektion treten im Ausbreitungsgebiet des Nervensegments (Dermatom) Bläschen auf. Bevorzugt betroffen sind ältere Menschen und immungeschwächte Patienten.

- **Ätiologie und Pathogenese**

Nach der Erstinfektion (Varizellenerkrankung, Windpocken) gelangt das VZV in die sensiblen Rückenmarks- und Gehirnganglien. Dort kann es über Jahrzehnte persistieren. Durch im einzelnen unklare Umstände wie Tumorerkrankungen, Immunschwäche, Stressbelastung kommt es zu einer Reaktivierung des Virus und einer Wanderung in die Haut.

4.35 · Zoster (Herpes zoster)

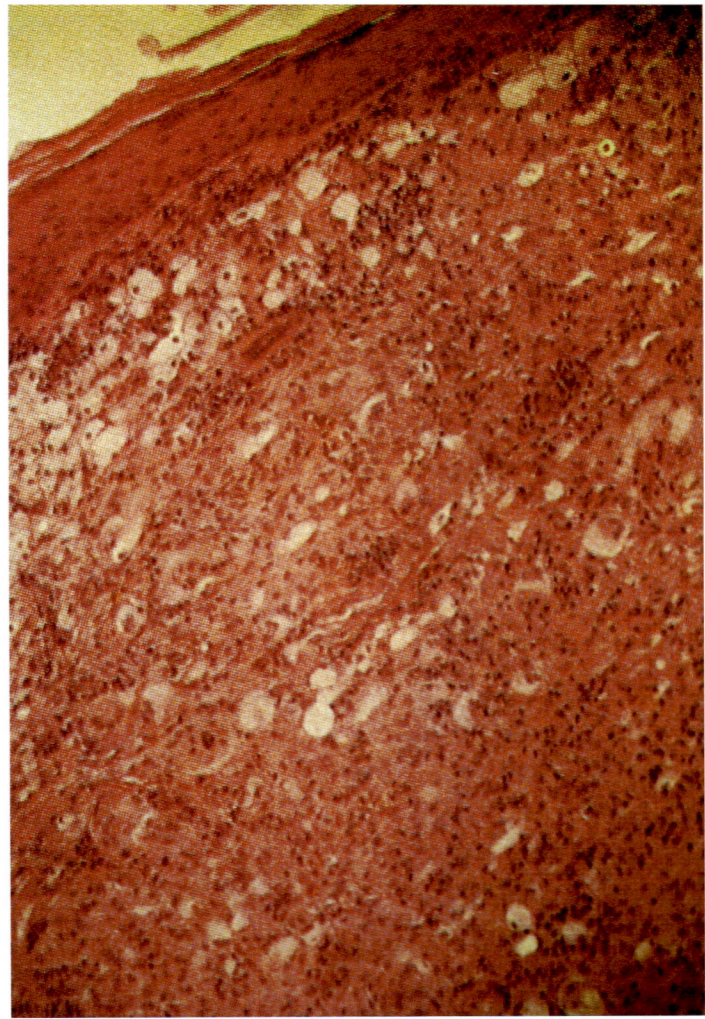

○ **Abb. 4.81** Xanthoma eruptivum, Histologie: Epidermis mit abgeflachten Reteleisten. Im Korium zahlreiche Zellen mit schaumigem Zytoplasma. Vergr. 25×, Färbung: HE

■ **Klinik**

Häufig bemerkt der Patient vor dem Auftreten der ersten Hauterscheinungen neuralgiforme Schmerzen. Einige Tage später tritt eine Eruption von gruppierten Bläschen auf gerötetem, oft leicht ödematösem Boden im Verlauf eines oder mehrerer Nervensegmente auf (○ Abb. 4.82, ○ Abb. 4.83). Der Befall ist immer halbseitig, außer bei einem Zoster generalisatus. Postzosterische Neuralgien sind als Komplikation möglich.

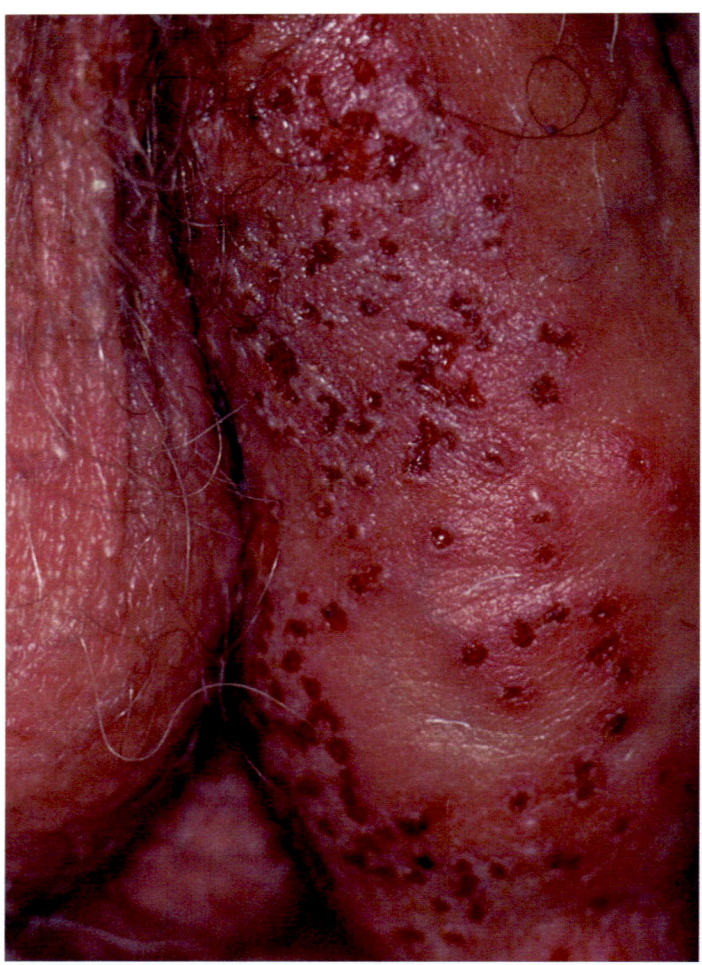

 Abb. 4.82 Zoster: im Ausbreitungsgebiet eines peripheren Nerven entstandene Bläschen

- **Histologie**

Es findet sich eine vakuolig-ballonierende Degeneration der Zellen des Stratum spinosum, wodurch eine intraepidermale Blase entsteht. In Blasenlumen sind Zellen mit hyperchromatischem Kern und einem Halo um einen eosinophilen Kerneinschluss enthalten, ähnlich wie beim Herpes simplex (s. ▶ Abschn 2.3, ▶ Abb. 2.4).

- **Diagnose und Differenzialdiagnose**

Die Diagnose beruht auf dem charakteristischen klinischen Befund. Der Virusnachweis aus dem Bläscheninhalt gelingt selten. Der Nach-

4.35 · Zoster (Herpes zoster)

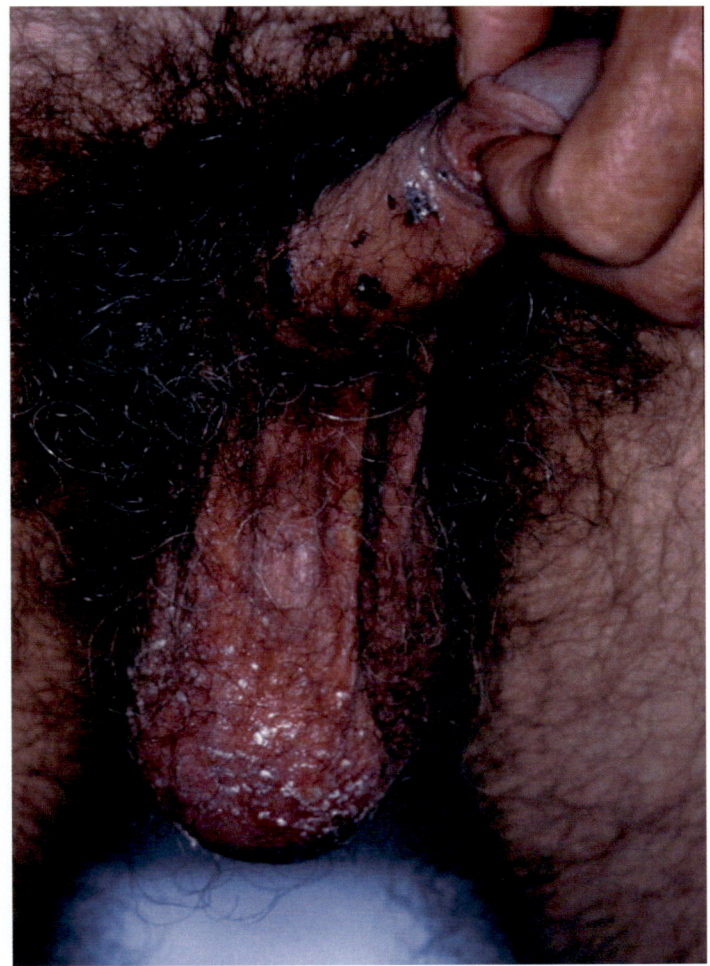

Abb. 4.83 Zoster: Bläschen und Erosionen auf gerötetem Grund

weis von VZV-IgM-Antiköpern gelingt frühestens 2 Wochen nach Erkrankungsbeginn.

- **Therapie**

Die Behandlung kann mit oralen Virustatika wie Brivudin (Zostex), Famciclovir (Famvir) oder Valaciclovir (Valtrex) bzw. parenteral mit Aciclovir-Infusion erfolgen und sollte so früh wie möglich begonnen werden. Gegebenenfalls ist eine konsequente Analgetikatherapie der neuralgischen Schmerzen sinnvoll (Wassilew 2006).

Literatur

Akin C, Valent P, Escribano L (2006) Urticaria pigmentosa and mastocytosis: the role of immunophenotyping in diagnosis and determining response to treatment. Curr Allergy Asthma Rep 6 (4): 282–8

Altmeyer P. Die Online-Enzyklopädie der Dermatologie, Venerologie, Allergologie und Umweltmedizin. ► www.enzyklopaedie-dermatologie.de

Arida A, Sfikakis PP (2014) Anti-cytokine biologic treatment beyond anti-TNF in Behçet's disease. Clin Exp Rheumatol 32(4 Suppl 84): S149–55

Aschoff R, Kempter W, Meurer M (2011) Seborrhoisches Ekzem. Hautarzt 62 (4): 297–307

Bhate C, Schwartz RA (2011a) Lyme disease: Part I. Advances and perspectives. J Am Acad Dermatol 64 (4): 619–36; quiz 637–8

Bhate C, Schwartz RA (2011b) Lyme disease: Part II. Management and prevention. J Am Acad Dermatol 64 (4): 639–653

Bolotin D, Petronic-Rosic V (2011a) Dermatitis herpetiformis. Part I. Epidemiology, pathogenesis, and clinical presentation. J Am Acad Dermatol 64 (6): 1017–24; quiz 1025–6

Bolotin D, Petronic-Rosic V (2011b) Dermatitis herpetiformis. Part II. Diagnosis, management, and prognosis. J Am Acad Dermatol 64 (6): 1027–33; quiz 1033–4

Bonciani D, Verdelli A, Bonciolini V, D'Errico A, Antiga E, Fabbri P, Caproni M (2012) Dermatitis herpetiformis: from the genetics to the development of skin lesions. Clin Dev Immunol 2012: 239691

Cai SQ, Dou TT, Li W, Li SQ, Chen JQ, Zhou J, Zheng M, Man XY (2014) Involvement of pituitary tumor transforming gene 1 in psoriasis, seborrheic keratosis, and skin tumors. Discov Med 18 (101): 289–99

Czernik A, Toosi S, Bystryn JC, Grando SA (2012) Intravenous immunoglobulin in the treatment of autoimmune bullous dermatoses: an update. Autoimmunity 45 (1): 111–8

Drago F, Broccolo F, Agnoletti A, Drago F, Rebora A, Parodi A (2014) Pityriasis rosea and pityriasis rosea-like eruptions. J Am Acad Dermatol 70 (1): 196

Eubel J, Diepgen TL, Weisshaar E (2015) Allergien im Genitalbereich. Hautarzt 66: 45–52

Fischer N, Hauser S, Brede O et al. (2010) Implantation of artificial penile nodules – a review of literature. J Sex Med 11: 3565–71

Gfesser M, Worret WI (1996) Paraffinome des Penis. Hautarzt 47: 705–707

Ghasemi A, Gorouhi F, Rashighi-Firoozabadi M, Jafarian S, Firooz A (2007) Striae gravidarum: associated factors. J Eur Acad Dermatol Venereol 21 (6): 743–6

Goeser MR, Laniosz V, Wetter DA (2014) A practical approach to the diagnosis, evaluation, and management of cutaneous small-vessel vasculitis. Am J Clin Dermatol 15 (4): 299–306

Gordon Spratt EA (1), Gorcey LV, Soter NA, Brauer JA (2014) Phototherapy, photodynamic therapy and photopheresis in the treatment of connective-tissue diseases: a review. Br J Dermatol [Epub ahead of print]

Happle R (1993) Klippel-Trenaunay syndrome: is it a paradominant trait? Br J Dermatol 128 (4): 465–6

Hauschild A, Breuninger H, Kaufmann R, Kortmann RD, Klein M, Werner J, Helmbold P, Rompel R, Petres J, Lübbe D, Marsch WC (1999) Kongenitale mealnozytäre Naevi. Hautarzt 50 (11): 779–84

Helmbold P, Rompel R, Petres J, Lübbe D, Marsch WC (1999) Kongenitale melanozytäre Naevi. Hautarzt 50 (11): 779–84

Hengge UR, Krause W, Hofmann H, Stadler U, Gross G, Meurer M, Frosch P, Moll I, Fritsch P, Müller M, Meykadeh N, Marini A, Ruzicka T, Gollnick H (2006) Multicenter, phase-II trial on the safety and efficacy of topical tacrolimus ointment for the treatment of lichen sclerosus. Brit J Dermatol 155 (5): 1021–8

Hertl M (ed) (2005) Autoimmune diseases of the skin: pathogenesis, diagnosis, management, 2nd ed. Springer, New York

Höger PH (2012) Hämangiome, neue Aspekte zu Pathogenese, Differenzialdiagnosen und Therapie. Hautarzt 63: 112–120
Holmes RC, Black MM (1983) The specific dermatoses of pregnancy. J Am Acad Dermatol 8 (3): 405–12
Kalayciyan A, Zouboulis C (2007) An update on Behçet's disease. J Eur Acad Dermatol Venereol 21 (1): 1–10
Khumalo N, Kirtschig G, Middleton P, Hollis S, Wojnarowska F, Murrell D (2005) Interventions for bullous pemphigoid. Cochrane Database Syst Rev 3: CD002292. Review. Update in: Cochrane Database Syst Rev 2010; 10: CD002292.
Kneisel A, Hertl M (2011a) Blasenbildende Autoimmundermatosen. Teil 1: Klinik. JDDG 9: 844–859
Kneisel A, Hertl M (2011b) Blasenbildende Autoimmundermatosen. Teil 2: Diagnostik und Therapie. JDDG 9: 927–949
Kreuter A, Krieg T, Worm M, Wenzel J, Gambichler T, Kuhn A, Aberer E, Scharffetter-Kochanek K, Hunzelmann N (2009) Diagnostik und Therapie der zirkumskripten Sklerodermie. JDDG 7 Suppl 6: S1–S14
Leaf DA (2008) Chylomicronemia and the chylomicronemia syndrome: a practical approach to management. Am J Med 121 (1): 10–2
Lopez-Alvarenga JC, García-Hidalgo L, Landa-Anell MV, Santos-Gómez R, González-Barranco J, Comuzzie A (2006) Influence of skin color on the diagnostic utility of clinical acanthosis nigricans to predict insulin resistance in obese patients. Arch Med Res 37 (6): 744–8
Lynch PJ (2004) Lichen simplex chronicus (atopic/neurodermatitis) of the anogenital region. Dermatol Ther 17 (1): 8–19
Mat MC, Sevim A, Fresko I, Tüzün Y (2014) Behçet's disease as a systemic disease. Clin Dermatol 32 (3): 435–42
Messerschmidt A, Schultheis K, Ochsendorf F (2014) Topische Therapie von Infektionen, Hauttumoren und Hyperkeratosen. Hautarzt 65 (3): 207–17
Mohammed GF, Gomaa AH, Al-Dhubaibi MS (2015) Highlights in pathogenesis of vitiligo. World J Clin Cases 3 (3): 221–30
Nast A, Boehncke WH, Mrowietz U, Ockenfels HM, Philipp S, Reich K, Rosenbach T, Sammain A, Schlaeger M, Sebastian M, Sterry W, Streit V, Augustin M, Erdmann R, Klaus J, Koza J, Muller S, Orzechowski HD, Rosumeck S, Schmid-Ott G, Weberschock T, Rzany B; Deutsche Dermatologische Gesellschaft (DDG); Berufsverband Deutscher Dermatologen (BVDD) (2012) S3 Guidelines on the treatment of psoriasis vulgaris (English version). Update. J Dtsch Dermatol Ges 10 Suppl 2: S1–95
Neill SM, Tatnall FM, Cox NH (2002) Guidelines for the management of lichen sclerosus. Br J Dermatol 147: 640–649
Ong PY (2014) New insights in the pathogenesis of atopic dermatitis. Pediatr Res 75 (1–2): 171–5
Pandey SS, Garg S, Dwivedi A, Tripathi R, Tripathi K, Bansal M (2014) Cutaneous T-cell lymphomas and their management strategies. Indian J Cancer 51 (3): 293–302
Pflugfelder A, Kochs C, Blum A, Capellaro M, Czeschik C, Dettenborn T, Dill D, Dippel E, Eigentler T, Feyer P, Follmann M, Frerich B, Ganten MK, Gärtner J, Gutzmer R, Hassel J, Hauschild A, Hohenberger P, Hübner J, Kaatz M, Kleeberg UR, Kölbl O, Kortmann RD, Krause-Bergmann A, Kurschat P, Leiter U, Link H, Loquai C, Löser C, Mackensen A, Meier F, Mohr P, Möhrle M, Nashan D, Reske S, Rose C, Sander C, Satzger I, Schiller M, Schlemmer HP, Strittmatter G, Sunderkötter C, Swoboda L, Trefzer U, Voltz R, Vordermark D, Weichenthal M, Werner A, Wesselmann S, Weyergraf AJ, Wick W, Garbe C, Schadendorf D, Deutsche Dermatologische Gesellschaft (2013) Malignes Melanom S3-Leitlinie »Diagnostik, Therapie und Nachsorge des Melanoms. JDDG 11 (s6): 1–126
Powell J, Wojnarowska F (2001) Childhood vulvar lichen sclerosus: an increasingly common problem. J Am Acad Dermatol 44: 803–806

Powell J, Wojnarowska F (1999) Lichen sclerosus. Lancet 353: 1777–1783

Pulido-Pérez A, Avilés-Izquierdo JA, Suárez-Fernández R (2012) Cutaneous vasculitis. Actas Dermosifiliogr 103 (3): 179–91

Raap U, Liekenbröcker T, Wieczorek D, Kapp A, Wedi B (2004) Neue Therapieoptionen der Urikaria und ihrer Subtypen. Hautarzt 55 (4): 361–6

Reifenberger J, Dirschka T, Garbe C (2013) Basalzellkarzinom der Haut. S2k-Kurzleitlinie. JDDG 11 Suppl 3: 10–5 (1)

Scheinfeld N (2013) Hidradenitis suppurativa: A practical review of possible medical treatments based on over 350 hidradenitis patients. Dermatol Online J 19 (4) : 1–10

Schmidt E, Zillikens D (2013) Pemphigoid diseases. Lancet 381 (9863): 320–32

Schmitt J, Bauer A, Meurer M (2008) Atopisches Ekzem im Erwachsenenalter. Hautarzt 59: 841–852

Seeger JD, Lanza LL, West WA, Fernandez C, Rivero E (2007) Pregnancy and pregnancy outcome among women with inflammatory skin diseases. Dermatology 214 (1): 32–9

Sellheyer K, Krahl D (2005) »Hidradenitis suppurativa« is acne inversa! An appeal to (finally) abandon a misnomer. Int J Dermatol 7: 535–40

Senger P, Sinha AA (2012) Exploring the link between herpes viruses and pemphigus vulgaris: literature review and commentary. Eur J Dermatol 22 (6): 728–35. doi: 10.1684/ejd.2012.1836

Sherard GB 3rd, Atkinson SM Jr (2001) Focus on primary care: pruritic dermatological conditions in pregnancy. Obstet Gynecol Surv 56 (7): 427–32

Sokumbi O, Wetter DA (2012) Clinical features, diagnosis, and treatment of erythema multiforme: a review for the practicing dermatologist. Int J Dermatol 51 (8): 889–902

Stein A, Sebastian G (2003) Acne inversa Hautarzt 54: 173–187

Torley D, Bellus GA, Munro CS (2002) Genes, growth factors and acanthosis nigricans. Br J Dermatol 147 (6): 1096–101

Wagner G, Rose C, Sachse MM (2013) Der Lichen ruber planus und seine klinisch-morphologischen Varianten. JDDG 11 (4): 309–19

Wassilew SW (2006) Zosterneuralgien. JDDG 4 (10): 871–878

Weatherhead S, Robson SC, Reynolds NJ (2007) Management of psoriasis in pregnancy. BMJ 334 (7605): 1218–20

Wollina U, Tilp M, Meseg A, Schönlebe J, Heinig B, Nowak A (2012) Management of severe anogenital acne inversa (hidradenitis suppurativa). Dermatol Surg 38 (1): 110–7

Yosipovitch G, DeVore A, Dawn A (2007) Obesity and the skin: skin physiology and skin manifestations of obesity. J Am Acad Dermatol 56 (6): 901–16; quiz 917–20

Serviceteil

Stichwortverzeichnis – 198

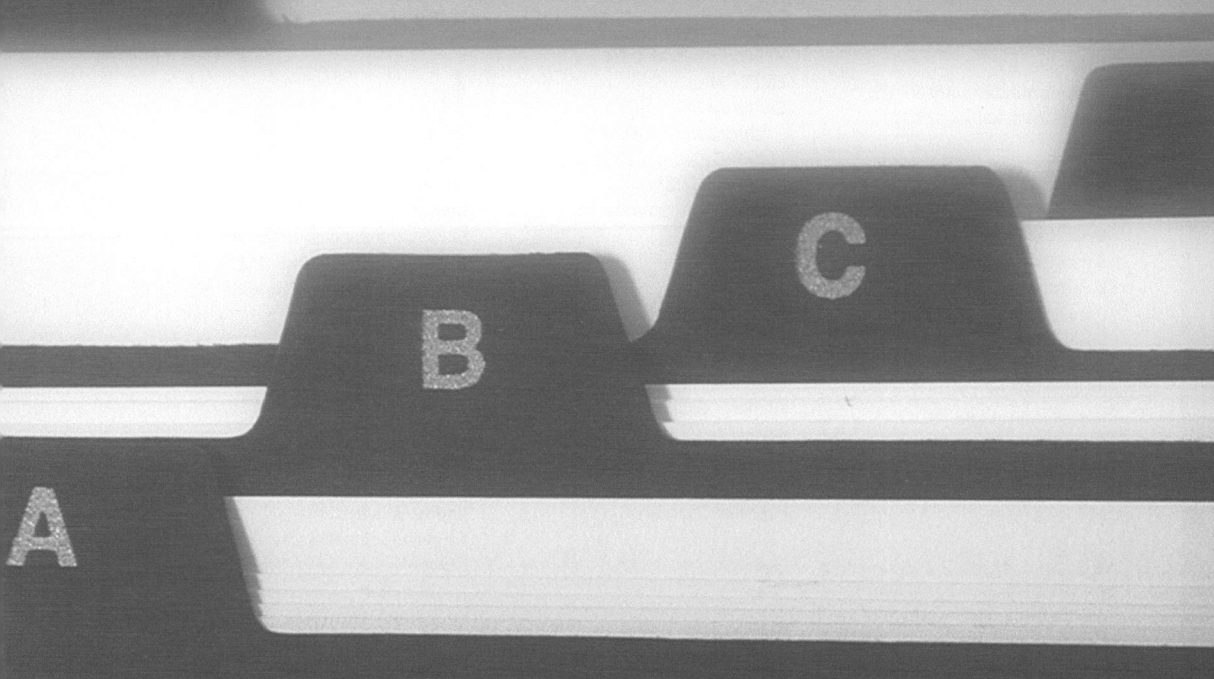

W. Krause, I. Effendy (Hrsg.), *Anogenitale Hautkrankheiten*,
DOI 10.1007/978-3-662-45331-5, © Springer-Verlag Berlin Heidelberg 2016

Stichwortverzeichnis

A

ABCDE-Regel 154
Acanthosis nigricans 101
Aciclovir 17, 21, 193
Acne inversa 102
AIDS 19
Akantholyse 115, 169
akutes retrovirales Syndrom 19
anale intraepitheliale Neoplasie (AIN) 56
Analkarzinom 56
Angiokeratoma scroti 57
Angioosteohypertrophiesyndrom 159
Antihistaminika 184
Aphthose, maligne 157
Argonlaser 59
Artefakte 106
Autoimmundermatosen 115
Azol-Antimykotika 128, 176

B

Balanitis 59
Balanitis plasmacellularis Zoon 63
Balanoposthitis 59
Basaliom 110
Basalzellkarzinom 110
Benzathin-Benzylpenicillin 49
Blutschwamm 136
Borrelienserologie 161
Borreliose 126
Bubo 23, 24
Buschke-Löwenstein-Syndrom 38

C

Calcineurinantagonisten 150
Calcineurininhibitoren 66, 109
Calcinosis scroti 91
Calymmatobacterium granulomatis 14
Candida 29
Candidabalanitis 62
chancroid 50
Chlamydia trachomatis 22
CO2-Laser 40
Colchicin 158
Condylomata acuminata 34

D

Dapson 120
Degeneration, ballonierende 16
Dermabrasion 169
Dermatitis herpetiformis Duhring 117
Dermatophyten 29
Dermatoskopie 45
Desmoglein 122
Donovanosis 14
Dyspareunie 147

E

Ekzem
– atopisches 109
– seborrhoisches 174
EMPD 74
Erythema
– chronicum migrans 126
– exsudativum multiforme 123
Erythrasma 127
Erythroplasie Queyrat 78
esthiomène 25

F

Feigwarzen 34
Feuermal 164
Filariosis 67, 129
Fluor
– urethralis 9
– vaginalis 9
Fournier-Gangrän 67

G

Genitalödem 66
Gestationsdermatosen 131
Glukokortikoide 9, 122, 150
Gluten 118
gonorrhoische Urethritis 15
Granulom 152
Granuloma
– gluteale infantum 69
– inguinale 14
gross cystic disease fluid protein 15 75

H

Haemophilus ducreyi 50
Hämangiom, kavernöses 136
Hautlymphom 162
Hefepilze 29
Hemidesmosomen 115
Hepatitis-C-Antikörper 145
Herpes
– genitalis 16
– zoster 19, 190
Herpesvirus hominis 16
Hidradenitis suppurativa 102
HIV 18
HPV-Impfung 41, 57
humanes Papillomavirus (HPV) 34
Hydrozystom 72

I

Imiquimod 28, 40, 75, 113
– Creme 95
Immundefekt 16, 26
Immunfluoreszenz 116
Immunkomplexvaskulitis 184
Impetigo herpetiformis 132
Infarzierung, hämorrhagische 82
Inguinalmykose 30
Insulinresistenz 102
Intimpiercing 107
Isonicotinsäurehydrazid 153

K

Kaposi-Sarkom 20
Keratose, seborrhoische 177
Klippel-Trenaunay-Weber-Syndrom 159
Knötchenflechte 145
Kokardenerythem 123
Kommensalen 7
Kontaktekzem 140
Kranzfurchenlymphangitis 72
Kranzfurchenphlebitis 74
Kratzspuren 86

L

Latexallergie 142
Lentigines 142

Stichwortverzeichnis

Lepra 187
Leukozytoklasie 184
Lichen
– chronicus simplex 109
– ruber planus 145
– sclerosus 146
Lupus vulgaris 152, 153
Lymphogranuloma venereum 22

M

Mastozytom 180
Melanoakanthom 178
Melanom, malignes 154
Meldepflicht 8
– Syphilis 45
metabolisches Syndrom 102
Mikrofilarien 130
Milbengänge 44
Molluscum contagiosum 26
Molluscum-Körperchen 27
Morbus
– Behçet 157
– Hailey-Hailey 167
– Paget 74
Morphaea 159
MSM 18
Mycobacterium tuberculosis 152
Mycosis fungoides 162

N

Naevus
– flammeus 159, 164
– melanozytärer 165
– naevocellularis 165
Nävuszellen 165
Nd
– YAG-Laser 40
Nd\
– YAG-Laser 139
Neisseria gonorrhoeae 14
Neoplasie
– anale intraepitheliale (AIN) 56
– penile intraepitheliale (PIN) 61, 78
– vulväre intraepitheliale (VIN) 92
Neurodermitis 109
Nikolski-Phänomen 115, 121
Nikotinabusus 103
Nissen 42

O

Okklusion 7
Okklusiveffekt 10

P

Paget-Zellen 74
Papillomaviruskrankheiten 34
– Impfstoffe 41
Papillosis glandis 76
Papulose, bowenoide 35
Paraphimose 80
Partnerbehandlung 8
Pemphigoid gestationis 132
Pemphigoid, bullöses 115
Pemphigus 120
– chronicus benignus familiaris 167
penile intraepitheliale Neoplasie (PIN) 61, 78
Penisblock 82
Penisgranulom, artifizielles 107
Peniskarzinom 77
Penisknötchen 106
Phimose 80, 147
photodynamische Therapie 75, 95, 113
Phthiriasis pubis 42
Phthirus pubis 42
Pigmentflecken 142
Pigmentnävus 165
Pityriasis rosea 170
Plasmazellen 65
Plattenepithelkarzinom 148
Podophyllotoxin 40
Polyphenon E 41
Portweinfleck 164
Postzosterneuralgie 191
Primäraffekt, Syphilis 46
Primärmedaillon, Pityriasis rosea 170
Proktokolitis 24
Propranolol 139
Pruritus 10
– ani 84
– genitalis 86
– gravidarum 133
Psoriasis
– inversa 172
– vulgaris 172
PUPPP 134

Q

Quaddeln 182

R

Repigmentierung 187
Röschenflechte 170
Roseola syphilitica 47

S

Sarcoptes scabiei 43
Säuglingshämangiom 136
Schaumzellen 189
Schuppenflechte 172
Seborrhö 174
Seminalplasmaallergie 142
sexuell übertragbare Infektionen (STI) 8, 13
Skabies 43
Sklerodermie, zirkumskripte 159
Steatocystadenomatosis scroti 91
Striae gravidarum 135
Syphilis 45

T

Taldrüsen, heterotope 3
Talgdrüsen, heterotope 71
Talgrüsen, heterotope 2
Tätowierungen 107
TPPA-/TPHA-Test 49
Treponema pallidum 45
Triazol-Antimykotika 33
Trichloressigsäure 40
Tuberculosis cutis luposa 152, 153
Tumeszenzanästhesie 106
Tyrosinkinaserezeptor 101
Tyson-Drüsen 71

U

Ulcus
– molle 50
– rodens 111
Urethritis, gonorrhoische 15
Urticaria pigmentosa 180
Urtikaria 182

V

Vaginalcandidose 30
Varicella-Zoster-Virus (VZV) 190
Vasculitis allergica 184
Verruca seborrhoica 177
Vismodegib 113
Vitiligo 186
Vulvakarzinom 92
vulväre intraepitheliale Neoplasie (VIN) 92
Vulvitis plasmacellularis 63

W

Weißfleckenkrankheit 186
Wickham-Phänomen 145
Windeldermatitis 31, 69
Wuchereria bancrofti 129

X

Xanthoma eruptivum 188

Z

Zirkumzision 34, 66, 83
Zoster 190
Zytokeratin 7 75

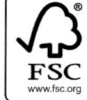

MIX
Papier aus verantwortungsvollen Quellen
Paper from responsible sources
FSC® C105338

If you have any concerns about our products,
you can contact us on
ProductSafety@springernature.com

In case Publisher is established outside the EU,
the EU authorized representative is:
**Springer Nature Customer Service Center GmbH
Europaplatz 3, 69115 Heidelberg, Germany**

Printed by Libri Plureos GmbH
in Hamburg, Germany